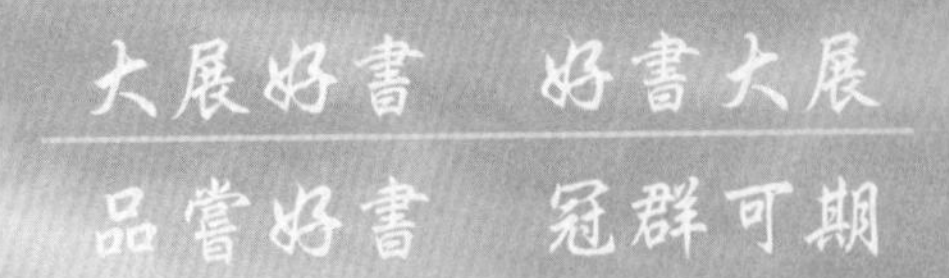
大展好書　好書大展
品嘗好書　冠群可期

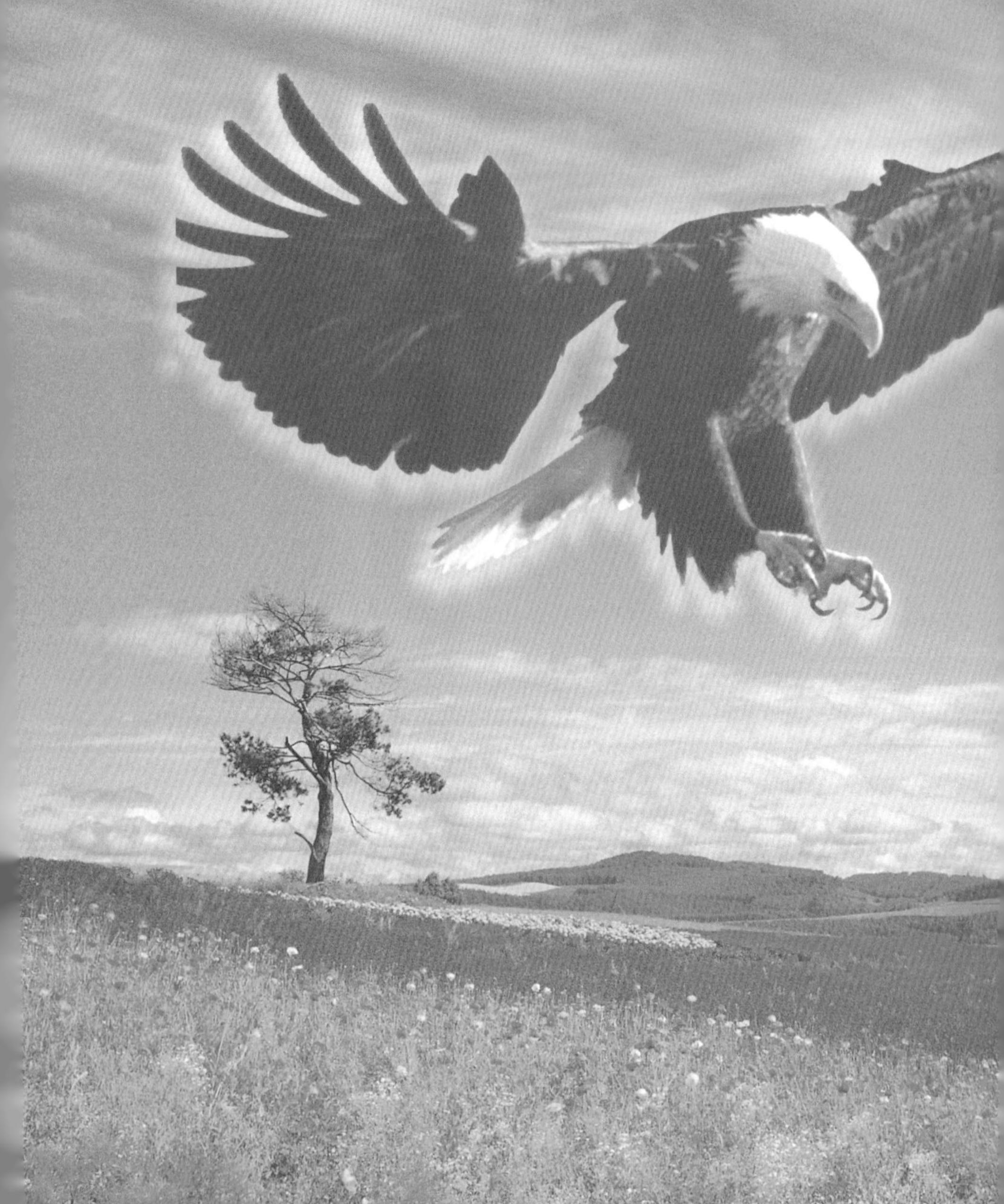

大展好書　好書大展

品嘗好書　冠群可期

休閒保健叢書 11

養生抗衰老指南

馬永興 耿洪森 主編

品冠文化出版社

序　　一

物有生、長、化、收、藏，人也有生、長、壯、老、死。人過了中年，機體的衰老就不可避免地開始了。衰老是生物界的普遍規律，細胞作爲生物有機體的基本單位，也在不斷地新生和衰老死亡。衰老是一個過程，這一過程的長短即細胞的壽命，它隨組織種類不同而不同，同時也受環境條件的影響。改變條件有可能調整衰老基因的表達，從而推遲細胞衰老，然而衰老總是要發生的。一般說來，細胞衰老時會出現水分減少、老年色素——脂褐色素累積、酶活性降低、代謝速率變慢等一系列變化。

遠在古代，人們就已經開始探索衰老的原因機制及遏制衰老的對策了。然而，衰老是機體長期緩慢發生的複雜變化，不是一個因素、一種理論與學說所能解釋清楚的。到目前爲止，衰老的機制仍是國內外老年醫學界尚未滿意解決的課題，是研究的熱點。不過，關於細胞衰老目前已有不少假說，主要包括遺傳因素學說、細胞損傷學說、生物大分子衰老學說等。人們由對細胞衰老的研究也瞭解了衰老的某些規律，找到了一些推遲和延緩衰老的方法。

實踐證明，運用健康「四大基石」——合理膳食、適量運動、戒菸戒酒、平衡心理和其他一些保健措施，服用一些藥物，還是能有效推遲和延緩衰老的。

馬永興教授是中國著名的老年醫學家。老年醫學家可視

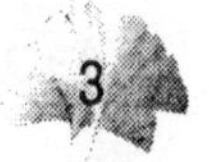

爲老人的第一線健康保護者，因爲我們目前還很缺少「熟知病人就如熟知疾病」的老年家庭醫生。如果說一個老年醫學家是專科醫生的話，那麼，他的專精領域就是整個老人。馬教授在老年醫學領域的臨床研究和基礎醫學研究方面，都取得了很多令人矚目的成績。他對提高老年人自我保健意識與能力，也十分重視，做過很多科學普及方面的工作，是一個在這方面十分有良知的專家。

馬永興教授還與華東醫院黃育萬教授、安徽省老年保健醫療研究所耿洪森教授等國內老年醫學界專家合作，就近年來國內外老年醫學的研究進展，從衰老機制、壽命學、老年疾病防治、老年人生活品質提高等方面作出綜述和評論，著成《養生抗衰老指南》一書。作者用系統的闡述告訴廣大讀者什麼是衰老，如何應對衰老，進而如何預防衰老，達到延年益壽。該書作爲高級科普讀物，十分可貴。謹以此序祝賀馬永興教授新著的面世。

中國科學院院士
中國老年學學會名譽會長　陳可冀教授
中華醫學會老年醫學分會主任委員

中華老年醫學學會名譽主任委員　王新德教授
中華神經病學學會名譽主任委員

序　二

2002年4月8日至12日，聯合國第二屆世界老齡大會在馬德里召開。聯合國秘書長安南在開幕詞中提到，非洲人說「一位老年人去世，如同一個圖書館的焚毀」，「老年人是過去、現在和未來的仲介，他們的智慧和經驗築成了社會的生命線」，由此可見老年人是社會的寶貴財富，應予重視和保護。

中國人口老齡化的特點是基數大、速度快，而又底子薄、負擔重，是未富先老，被稱爲「跑步進入老齡化」。在一個經濟不發達的國家，老齡化問題與人口問題狹路相逢，使中國處於兩難境地，只有認眞探討，才能找到出路。

2000年中國60歲以上老年人口有1.29億，占總人口12.658 31億的10.2%。2001年底，中國總人口爲12.762 7億人，65歲以上老年人口高達9062萬人，占7.1%。以上數據顯示，按60歲以上者≥10%和65歲以上者≥7%作爲老年人口分期標準，中國均已邁入老年型國家行列。

中國人口的平均壽命在2000年已達71.8歲。2001年底，北京市常住人口1327.14萬，其中大於等於60歲者246.61萬，占總人口18.58%，80歲及以上人口32.91萬，占總人口2.48%。北京市2003年平均期望壽命達到75.85歲。而上海市平均期望壽命（歲）1996年已爲76.11歲，2001年高達79.66歲（女性81.83，男性77.46），比1989

年提高 4.7 歲，已達世界最發達國家平均水準。

以上資料提示我們：

第一，老年人大量增加，已構成全社會的重大問題。這不是一個小問題，這不僅影響到每一個老年人及其家庭，同時也影響到社會的和諧與國家的穩定。因而政府和社會都應正確面對，使老年人能夠達到相對身體健康、精神愉快、生活滿意。同時，老年人也應該瞭解上述情況，爲國分憂。

第二，從一般老年人群跨入高齡老年人群，老年人自身應提前做好有關思想準備及體力準備以便愉快度過高齡期。

第三，高齡老人大幅度增加，提示我們必須做好有關工作及自我保健，使我們盡可能地達到健康延壽的目的。

必須指出，爭取高齡（≥80 歲）是完全可能的，爭取長壽（≥90 歲）也是很可能的，爭取百歲也不是不可設想的。可以說，老年人健康長壽的前景還是光明的，我們都應該有信心努力向這一前景邁進。

正在這一時刻，我們高興地看到了華東醫院、上海市老年醫學研究所衰老、抗衰老與認知功能研究室馬永興教授和華東醫院黃育萬教授及安徽省老年保健醫療研究所耿洪森教授等專家在多年來科研工作及臨床實踐的基礎上，寫出了有針對性、理論與實際並重、既全面關注當今現實又大力展示科研前景的一部保健抗衰老科普專著《養生抗衰老指南》。

作者將多年來的實踐體會及理論研究結果，結合國內外最近研究進展，包括保健、抗衰、防呆、益壽等四大領域，正是對準我們中老年人普遍關心的四大問題。

作者特別提到抗衰老必須採取綜合措施，注意做好日常生活保健，對記憶障礙及癡呆必須早診早治，強調老年性癡呆是可以預防的。最後，又指出認識中老年性功能改變及性保健的重要性，中老年人由性保健可以獲得快樂，健美人生。作者對以上四大領域都結合最新研究進展，展開了充分的系統的闡述，盡可能地做到深入淺出、引人入勝、語重心長、情文並茂。中老年朋友讀後一定會受益匪淺，且可大增見識。

這本書必將對中國解決老齡問題、制定積極健康的老齡化對策有所幫助，將造福於廣大中老年朋友們！我們讀後甚感欣慰，特爲之序。

華東醫院前院長
上海市老年醫學研究所前所長
王贊舜教授

中國老年保健醫學研究會副會長
上海市康復醫學會老年康復專業委員會主任委員
華東醫院院長
上海市老年醫學研究所所長
俞卓偉教授

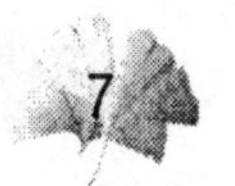

前　言

我們老年朋友都希望既長壽又健康，愉快享受夕陽紅，這正是本書編寫的目的。希望朋友們讀後能有所幫助，既知其然，又知其所以然。只有知其所以然，才能更好地把理論教條變爲樂於堅持實踐的準則。爲此，我們引用了國內外最新研究資料。

隨著老年人口所占比例的增加，中國已經進入老年社會，老年人健康問題已成爲一個重大的社會問題。2004 年 10 月 12 日衛生部公佈的 2004 年 10 月 7 日在重慶召開的「2004 年糖尿病防治論壇」資訊顯示，目前中國高血壓人數已有 1.6 億，糖尿病人數已達 5000 萬，血脂異常者 1.6 億，其中大城市高血壓患病率最高，達 20.4%，血脂異常患病率爲 18.6%，估計現有超重和肥胖人數分別爲 2.0 億和 6000 多萬。該資料充分顯示，老年常見慢性病已成爲威脅老年人健康的主因。另外，由於機體衰老，加上老年慢性病的影響，老年人的認知功能也在發生減退，給老年人的生活帶來了陰影。

聯合國世界衛生組織 2002 年年度工作報告指出，如果能做好有關保健工作，人類壽命可以延長 10～15 年。可見保健工作對於養生抗衰老有著重要的意義。老年人保健，必須重視勞逸結合，保持充足的睡眠，靈活運用健康四大基石。保護老年人的健康，還要積極防治老年慢性病，採用藥物干預衰老的措施。積極防治超重及肥胖症、老年營養不良、骨質疏鬆、高血壓、高血脂、糖尿病、代謝綜合徵、心腦血管病等老年人常見的慢性病。

老年慢性疾病的發生多與不良生活方式有關，做好老年保健、改善生活方式對老年慢性病的預防及治療也很有意義。老年保健與藥物治病抗衰老相輔相成，欲健康長壽，二者缺一不可。修復醫學的出現，更爲老年保健展示了全新的前景。

人體衰老是多因性、綜合性的，絕不是哪一種因素、學說所能解釋的，因而抗衰延壽也不能單靠某一種手段。綜合採取上述各種措施，才有可能更好地達到健康老齡化，大幅度延長健康壽命。

最後特別指出，本書作爲高級科普讀物，絕不僅是只供老年人看，同樣值得廣大中青年人一讀。大家細細品味本書內容，定能鼓足信心，堅持做好保健，實現健康長壽。

馬永興　寫於上海市華東醫院
耿洪森　寫於安徽省老年保健醫療研究所

目錄

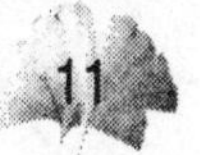

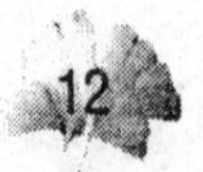

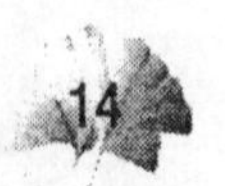

緒　論

第一節　人口老齡化

對於老年人口的年齡分段，目前國內一般以大於等於60歲為老年人，大於等於80歲為高齡老人，大於等於90歲為長壽老人，大於等於100歲為百歲老人。老齡化社會的判斷標準為大於等於60歲人口超過全人口10%，大於等於65歲人口超過全人口7%。國外大多採用大於等於65歲為老年標準，但聯合國經濟和社會部人口司統計世界各國人口老齡化時採用大於等於60歲作為老年年齡分段標準，亞太地區亦多採用該標準。中國2000年人口普查快速匯總將大於等於65歲作為老年標準。

從全球範圍（並非所有各國）來說，人類已經進入老齡化社會。2000年全球人口達到60億，大於等於60歲的老年人口占10%。2002年，全球老年人口（大於等於60歲）已達6.29億。預計到2050年，全球人口將達到89億，其中老年人可達到20億。

我們瞭解了全球老齡化、中國老齡化的概況。它向我們提供了一些重要信息。

第一，老年人大量增加，成為全社會的重大問題，這影響到每一個老年人及其家庭，甚至也影響到社會的和諧與國家的發展。因而政府和社會都應採取積極的老齡化對策，使老年人能夠達到相對身體健康、精神愉快、生活滿意。老年人也應該瞭解上述情況，為國分憂。

第二，作為老年人自己，瞭解這些資料也有助於看清某些問題，譬如說年齡逐漸增加，從一般老年人變為高齡老年人，如何進行有關思想準備及體力準備以便愉快度過高齡期。

第三，高齡老人大幅度增加，提示我們要做好有關防治保健工作，施行可行的抗衰延壽對策，使我們盡可能達到健康長壽的目的。應該說爭取達到高齡是完全可能的，爭取活到百歲以上也不是不可設想的，在國家、社會、家庭及個人的共同努力下，我們是有可能做到抗衰延壽的，也就是說能夠在相對健康的條件下進入更高的年齡段。

過去一般習慣用平均期望壽命作為判斷人口老齡化的一個主要指標，這有其合理性，但現在認為這一指標已不能完全反映健康老齡化和積極老齡化的概念。平均期望壽命只反映壽命的延長，而沒有考慮人的壽命裏有相當部分是不健康的壽命，特別是隨著年齡增加，其中不健康壽命的比例更加增長，而事實上人的健康素質並沒有提高。有些人雖然壽命較長，但沒有真正在生理、心理、社會多方面都調整到較為完好的狀態，我們不能認為這些人擁有健康的生命，或者就群體來說是健康的老齡化。我們最終的目標應該是延長人的健康期望壽命。

健康壽命與期望壽命不是一個概念，期望壽命是以死亡作為終點，健康期望壽命是以日常生活能力的喪失作為終點，二者顯然具有質的不同。只有用健康期望壽命作為指標，才能全面地反映人口健康老齡化的問題。要提高健康期望壽命，必須提高全國性衛生服務水準及其健康保障體系，同時也要做好老年人的自我保健，只有國家、社區和個人共同努力，才能進一步提高健康期望壽命。

第二節　老年人群常見慢性病患病率

我們統計近 6 年來雜誌報導的中國老年人常見非傳染性、慢性疾病患病的情況，結果顯示，高血壓患病率為 20%～40%，冠心病患病率為 10%～30%，糖尿病患病率為 5%～10%，代謝綜合徵（包括血糖、血脂及血壓偏高）患病率為 20%～40%，高血脂患病率為 20%～80%，腦血管病患病率為 5%～10%，慢性阻塞性肺疾患（肺氣腫）為 10%～20%，老年期癡呆患病率為 3%～7%（其中老年性癡呆為 2%～5%，血管性癡呆為 1%～2%），超重及肥胖症約 40%。

以上多種疾病如高血壓、冠心病、老年期癡呆及腦血管病都和高血脂及動脈硬化有關係。因而，防治高血脂及動脈硬化對防治這些疾病尤為重要。

而且，高血壓、冠心病、糖尿病及老年性癡呆等發病率逐年上升趨勢明顯，這些病均有從老年向中年甚至青年階段發展的傾向，因而防治這些老年病應從中青年開始。

另外，我們調查近 4,000 例物件顯示，在幹部人群中，上述老年慢性病患病率較一般人群高，對中老年高級知識份子及企業管理人員調查亦有類似結果，原因可能與工作緊張、心理壓力大、運動少、飲食習慣不良有關，因而這類人更應注意勞逸結合、堅持適量運動、調整飲食習慣、進行自我心理調節，做好自我保健及抗衰老工作。

第三節　聯合國對老年人的關懷

由於世界老齡化問題嚴重，聯合國於 2002 年在馬德里召開了聯合國第二屆世界老齡大會。這是一次有原聯合國秘書長安南參加的有關老年人問題的非常重要的會議，距離上次會議已經 20 年了。20 年來，世界的變化幾乎超出了當時的認識，不過基本目標沒有變，那就是「建立一個不分年齡、人人共用的社會」。會議主張用積極老齡化政策來解決全球老齡化問題。過去曾用過健康老齡化、成功老齡化、效益老齡化等詞，現在改用積極老齡化一詞，這顯示了聯合國解決老齡化問題決策的戰略性轉變，同時也對健康提出了新的觀念。

安南在大會開幕詞中提到非洲的諺語「一位老年人去世，如同一個圖書館的焚毀」，「老年人是過去、現在和未來的仲介，他們的智慧和經驗築成了社會的生命線」，又重提了第一屆世界老齡大會上提出的「建立一個不分年齡、人人共用的社會」，指出「預測 50 年後，發展中地區的老年人口數量將是現在的 4 倍」，「由於老年人口越來越多，以致挑戰越來越複雜」，強調「我們必須設計一個適應 21 世紀實際需要的老齡問題行動計畫」。「由於許多人受過良好的教育，壽命延長，而且能較長時間保持健康，現在的老年人能夠對社會作出比以往更大的貢獻。通過鼓勵他們積極參與社會和發展，可以保證他們的寶貴才能和經驗得到充分運用。能夠工作和需要工作的老年人應該有機會工作。」「通過提供足夠而且費用負擔得起的健康照料，包括衛生預防措施，我們可以幫助老年人盡可能長期地不依賴他人。」最後，安南激動地自問自答說：「是的，21 世紀老年人仍然會受到供養，21 世紀仍然需要老年人。」

大會的政治宣言提到：「我們祝賀世界許多地區人口預期壽命的延長，這是人類社會的一項重大成就。」「預測 60 歲及以上老年人口比重到 2050 年翻一番，從 10%上升到 21%。發展中國家老年人口的增長速度更快，預測老年人口在 50 年後將是現在的 4 倍。人口轉變對社會的挑戰，帶來了越來越多的機遇，特別是有利於老年人實現他們充分參與各方面生活的願望。」「我們還認識到進入老年的人應該享有充實的生活，包括健康、安全和積極參與他們所在社會的經濟、社會、文化和政治生活。我們決心增強對老年人尊嚴的認識，消除各種對老年人的怠慢、虐待和暴力行為。」「我們有責任有效地把老齡化納入到社會和經濟戰略、政策和行動之中。」「老年人的潛力是未來發展強有力的基礎。老年人利用自身的技能、經驗和智慧，不但能首先改善自己的條件，而且還能積極參與全社會條件的改善。」「老年人的期望和社會的經濟需要，都要求老年人能夠參與他們所在社會的經濟、政治、社會和文化生活。老年人應該有機會能夠從事令人滿意的和生產性的工作，希望幹多長時間就幹多長時間。老年人應該有繼續受教育和受培訓的計畫。對老年人的認可和對他們充分參與的促進，是積極老齡化的主要的內容。對老年人必須提供適當和可持續的社會支持。」「我們強調政府在促進、提供和保證獲得基本社會服務和關注老年人特殊需要方面，承擔主要責任。」

世界衛生組織向聯合國第二屆世界老齡大會提出《積極老齡化——政策框架》的書面建議。該建議分為導言、全球老齡化：既是成就又是挑戰、人口革命、發展中國家人口迅速老齡化、積極老齡化：概念的形成和理論基礎、積極老齡化政策和計畫、經濟老齡化在經濟方面的決定因素（收入、工作、社會保護）、應對政策（健康、參與、保障）等部分。大會接受了有關建議，並把積極老齡化的內容寫進了政治宣言。

中國社會科學院老年科學研究會會長熊必俊以《21 世紀老年人的作用——聯合國第二屆世界老齡大會的啟示》為題對此次會議做了評價：

1. 會議強調老年人參與社會發展。世界衛生組織把積極老齡化界定為參與、健康和保障。

2. 行動計畫著眼於老齡社會的可持續發展。

3. 會議給我們的啟示：

（1）中國是發展中國家，要解決老齡化超前於經濟發展的矛盾，就需要調動一切積極因素，包括為老年人提供參與社會發展的條件，促進經濟發展。

（2）中國屬於未富先老，養老保險覆蓋面不大，老年人參與發展是保障和補充老有所養的需要。

（3）實施可持續發展戰略需要有合理的人口年齡結構，目前中國勞動年齡人口比重較高，老年贍養係數較低，是發展經濟的有利條件。但是隨著老齡化發展，十幾年後這個有利條件將不復存在，老年人參與發展可彌補勞動力不足，變老齡化的壓力為動力。

（4）中國一向視老年人為財富，政府鼓勵和宣導老年人參與發展。為了避免在市場經濟衝擊下出現就業年齡歧視，建議把開發老年人力人才資源納入社會經濟發展規劃。維護有勞動能力的老年人的勞動權。

從以上內容我們可以看出，老年人要爭取健康，保持工作能力，努力爭取社會發展，這已成為全球老年問題專家及聯合國第二屆世界老齡大會的共識。

聯合國第46屆大會公佈了《聯合國老年人原則》檔，鼓勵各國政府盡可能將下述原則列入其國家方案之內。

1.獨立

（1）老年人應能在有收入、有家庭和社區的幫助以及自助的情況下，獲得足夠的食物、水、住房、衣著和保健。

（2）老年人應得到工作機會或有機會參加其他創造收入的活動。

（3）老年人應能參與決定何時以及何種步伐退出勞動力隊伍。

（4）老年人應能參加適當的文化課程和培訓班學習。

（5）老年人應能生活於安全並且既符合個人選擇又與其變化的條件相稱的環境。

（6）老年人應盡可能長期地在家居住。

（7）老年人應始終融合於社會中，積極參與制定和執行涉及其福利的政策，並應將知識和技能傳授給子孫後代。

（8）老年人應能尋找和發展為社會服務的機會，並以志願者身份擔任與其興趣和能力相稱的職務。

（9）老年人應能組成老年人的運動組織或協會。

2.照顧

（1）老年人應能得到家庭和社區根據社會和文化價值體系而給予的照顧和保護。

（2）老年人應得到保健服務來幫助他們保持或恢復身體、智力和情緒到最佳水準，並預防或延緩疾病的發生。

（3）老年人應能得到各種社會和法律服務，以提高其自主能力。

（4）老年人應能在適當程度上得到療養院的照顧，使他們在合乎人道並且安全可行的環境中得到保護、康復以及社會和精神上的鼓勵。

（5）老年人在居住於任何住所、療養院或治療院時，應能享有人權和基本自由，包括充分尊重他們的尊嚴、自信、需要和隱私，並尊重他們對得到照顧的方式和生活品質做出決定的權力。

3.自我實現

（1）老年人應能尋求機會來充分發揮自己的潛力。

（2）老年人應能獲得社會所提供的教育、文化、精神和娛樂資源。

4.尊嚴

（1）老年人應能過著有尊嚴和有保障的生活且不受到剝削和對其身心的虐待。

（2）老年人不論其年齡、性別、種族或民族背景，是否有殘疾或其他狀況，均應受到公正對待，而不以其經濟上的貢獻來加以評價。

第一章
人腦解剖與認知功能

人類被稱為萬物之靈，就是因為人類有高度發達的大腦。學習與記憶、行為與障礙、聰明與愚蠢、親情與敵意、快樂與痛苦、衰老與再生、健康與癡呆甚至於社會與國家都與大腦有關。

人腦最重要的特點是具有智力，能思維，會記憶。智力是什麼？智力是當你不知道怎麼辦的時候就會動用的「自動萬能」的軟體。智力是創造性能力，創造性是智力的核心。人腦是由 1,000 億（10^{12}）個神經元、100 萬億（10^{15}）個突觸組成的龐大神經網路及其往返回路。

大腦有 140 億～150 億個神經元。長期的進化過程已經賦予大腦無與倫比的創新潛力，而且是不斷發展的。人大腦皮質是神經系統的高級部分，由神經元、神經膠質細胞和一些神經纖維組成。神經元分層排列。

進化上出現較早的是原皮質和舊皮質，又叫異生皮質，分為三層。異生皮質包括嗅區和邊緣系統中樞，如海馬結構、前下托和內嗅區，這些邊緣部位與我們的記憶及某些認知功能和情感調節有關。

出現較晚的是新皮質，又叫同生皮質，分為六層。人類新皮質異常發達，占全部皮質的 96%。

第一節　神經系統

一、神經系統簡介

腦和脊髓統稱為中樞神經系統。成人大腦重1,200～1500g，脊髓重約25g，二者重量之比為98：2。腦重量為體重的2.5%。腦分為大腦、腦幹和小腦。

大腦分為左、右兩個半球，表面有很多溝回，中心溝和外側溝最長且深，中心溝的前部是大腦額葉，後部又分為頂葉和枕葉，外側溝下方叫顳葉。人腦的額葉和顳葉遠比其他動物發達。顯著發達的額葉是人類進化的標誌，是神經活動主要基地之一。左、右大腦半球由胼胝體連接，胼胝體由聯合神經纖維構成，它使左、右大腦半球的功能互相聯通。

腦幹從上到下分為間腦、中腦、腦橋和延髓。該部分被左、右兩大腦半球夾在當中，我們從外面看，只能看到腦和脊髓相連的延髓。

小腦位於腦橋和延髓的上方，它的表面都是橫行的細溝回，外觀較特殊。小腦上半部分被大腦半球的枕葉遮蓋。如果將左、右大腦半球從中間切開，可以看到上述結構的相互關係。

神經系統除了腦和脊髓外，另有周圍神經系統分佈全身。周圍神經系統根據功能不同又分為軀體神經系統和自主神經系統（植物神經系統）。自主神經系統的傳出部分又可分為交感神經和副交感神經，可以自主調節人體內臟和各種腺體的功能。

二、大腦解剖

人大腦皮質，按系統發育的先後分為原皮質、舊皮質和新皮質，人類大腦皮質主要由新皮質組成。大腦皮質表面有很多溝回，這些溝回展平面積相當於一張大報紙，約2,200 cm^2。人類大腦新皮質異常發達，使得人類位於腦進化的頂點，它是大腦皮層中最新的部分，位於系統發生較早的原皮質和舊皮質的前方。

大腦新皮層神經細胞由外向內分為六層，有140億～150億個神經元細胞。大腦皮層的最外層（Ｉ層）由神經纖維構成，其Ⅱ～Ⅵ層分別由大小形狀各異的神經元構成，這些神經元彼此通過突觸相互連接構成複雜的神經網路，進而又與下一級中樞互相聯通。

大腦皮質中複雜而龐大的神經網路是機體反射活動的高級中樞，是學習、記憶和認知等大腦高級功能的物質基礎。腦中神經細胞及其軸突、樹突互相連接，形成神經網路，隨著進化，神經網路逐漸向身體某一部分集中，從而使其相互連接及應答反應能夠協調和統一，形成中樞。

我們神經功能的最高級中樞是大腦半球，它是中樞神經系統中體積最大的部分。神經細胞的胞體聚集部位呈灰白色，軸突聚集部位因含有髓磷質的脂質部分反射光線呈白色，這兩個部位中樞神經系統被分別稱作灰質和白質。大腦半球和小腦皮層部分叫皮質，由灰質構成，中心部分叫髓質，由白質構成。白質中有一些神經細胞集團構成大腦基底核。

大腦半球分成大腦皮質、邊緣葉和大腦基底核三個功能區域。大腦基底核特別是其中的紋狀體接收來自大腦皮層及丘腦傳入資訊，這些資訊透過基底核之間複雜的神經回路處理，由豆狀核及黑質再傳入間腦。

隨著大腦半球的發育，新皮層逐漸將原皮質和舊皮質向內側擠壓並包圍，進而使之形成邊緣葉。邊緣葉是大腦半球與間腦相連的部分，有一些發達的神經細胞團。邊緣葉是與間腦一起構成大腦的邊緣系統，是控制生命活動的基本中樞。

海馬是形成和恢復記憶、認知功能的關鍵，海馬大錐體細胞排列規則。齒狀回主要接收由內嗅區發出的谷氨酸能穿通纖維通路的輸入，另一重要輸入來自基底前的膽鹼能核團。

下托指海馬旁回皮質和海馬之間的過渡區域。海馬與齒狀回、下托共同組成海馬體。海馬體埋在顳葉深部，是大腦中決定儲存和丟棄哪些資訊的重要部位。

內嗅區在海馬和經內嗅區之間，延伸到腹回和旁海馬回的前部。經內嗅區是人腦明顯特徵。

三、大腦各部位的分工

大腦各部位既有分工，也有相互協調。一旦某部分大腦出現損傷，經由訓練其他部位包括對側大腦皮層可部分起到代償作用。下面分述大腦各部位的分工。

1. 額葉：

負責高級抽象思維和決策解決問題，在同一時間可執行多項任務。額葉皮層後面有一個中心區域掌握人識別音樂的功能。前額葉皮質部分在人類學習、反應能力及情緒控制等方面扮演著重要角色。

2. 顳葉：

控制許多活動，包括聽力和說話。

3. 前扣帶回：

負責調控注意力時段的長度，調節情緒與控制衝動，其作用的神經遞質是多巴胺，它是一種感受開心愉悅的化學物質。

4. 視覺皮質：

該區域負責視覺傳入資訊的組合與解釋。

5. 小腦：

負責平衡和協調控制機械性動作。

6. 海馬：

負責記憶與部分認知功能。

第二節　神經細胞

神經細胞又叫神經元。神經元的功能是接收從其他神經元傳入的資訊，進而將這些傳入資訊轉換為傳出資訊並傳入別的神經元。

負責接收資訊並轉換傳入資訊的是樹突及神經元胞體，負責輸送、傳出資訊的是軸突。軸突也叫做神經纖維，末端再分為很多細微的分支，這些分支末端再由所謂突觸的結構，和其他神經元的樹突和神經元胞體相結合，形成神經通路。上行神經通路負責從周圍向中樞傳送資訊，下行神經通路負責從中樞向周圍傳送資訊。

一、神經細胞解剖

1. 神經元與神經膠質細胞

中樞神經系統主要由神經元即神經細胞和神經膠質細胞構成。神經元作為主角發揮神經功能，神經元細胞有10000類以上。而神經膠質細胞只是作為支援神經細胞的結構和功能的配角。神經元細胞通常還與星形膠質細胞相連接，另有少數膠質細胞或施旺細胞纏繞在軸突的髓鞘上，星形膠質細胞透過和腦血管系統的聯繫，提供神經元細胞營養。

最近研究發現，星形膠質細胞對神經遞質資訊傳遞亦有重要作用，不但與神經細胞營養有關，而且也有神經遞質受體並參與突觸可塑性。谷氨酸神經遞質在星形膠質細胞的資訊傳遞作用需要丙氨酸協同。

神經元本身（胞體）負責各種細胞成分的生物合成。神經元的活動與功能是我們產生意識、思想、感情及機體各部位活動與功能協調的基礎。既可以把神經元看成是機體內最小的資訊單位，也可以把它看成是機體內最小的分析綜合員，它是高度分化和具有資訊傳導功能的細胞。

整個神經系統有1000億個細胞，大腦有140億～150億個細胞，負責接受體內外各種刺激資訊，然後進一步分析、整合，通過突觸互相連接，形成極端複雜的神經通路即神經網路。它們負責將化學資訊或電資訊從某個神經元傳遞到其他神經元或體內的其他組織細胞。正是神經元產生的資訊傳遞到全身相應的器官，才使我們產生各種活動及感覺，適應瞬息萬變的內外環境。

神經元傳遞資訊主要依靠軸突和樹突。神經元的形態結構是多種多樣的。位於大腦皮質及海馬皮質等與記憶有關的神經元、脊髓的運動神經元及小腦的浦肯野細胞的神經元都屬於常見的大型神經元，由一條軸突和眾多樹突組成，這是比較典型的一種。

感覺神經系統的神經元只有單一的軸突，從細胞體傳出後，很快分成兩支，呈T字形，一支伸向周圍方向的皮膚與肌肉，另一支伸向中樞部位的脊椎，感覺神經元通過這種途徑將末梢神經感覺資訊傳輸給中樞，然後由中樞加以識別。還有些神經元從細胞體發出樹突和軸突各一支，視網膜的雙極神經元就是這一類型。

2. 軸突

軸突是從神經元內延伸出來的一條細長的神經纖維，末端再分成很多微支，叫終末。

軸突的作用是發出資訊傳遞電脈衝。神經元的軸突通過被稱為突觸的神經鍵的空隙與另一個神經元的樹突或胞體連通。軸突之外套有節段性的髓鞘，導致興奮傳遞在軸突上呈跳躍式，傳遞速度可達每小時500多千公尺。

3. 樹突

神經元內樹突數量多而短，樹突是鋸齒狀神經纖維，像蛇一樣生長在神經細胞體外，每個樹突上又有多個分支。樹突的功能是接收鄰近的神經細胞傳遞過來的資訊，樹突接收刺激衝動傳向神經元胞體。如果樹突密集，神經元之間的傳遞接通並持續的機會就會更大。

4. 突觸

軸突由神經纖維將衝動從神經元胞體傳向終端，也就是所謂的突觸區域。突觸功能正常，也就是神經鍵良好，資訊傳遞就會很快捷，學習和記憶的功能就好。

運動神經元上接受傳入資訊的突觸有 1 萬個，而浦肯野細胞上有 15 萬個，神經元由這些突觸接受來自其他神經元的資訊並予以分析綜合處理。

5. 神經網路

神經網路就是突觸互相連接形成極端複雜的神經通路。密集而有序的神經網路可以經由自控、回饋與相互諧調，使我們產生感覺、意識、思考、記憶、智慧，甚至做夢及各種不自主的習慣行為與生理功能等。

二、神經細胞老化

軸突及樹突因為自由基、缺血、炎症反應、澱粉樣蛋白聚集及纖維纏結等因素的損傷，可導致神經元功能衰竭，細胞凋亡，資訊傳遞速度降低，導致大腦處理資訊的效率下降，甚至完全喪失。

如果樹突大量減少，則神經元相互之間的交通就有可能減少甚至中斷，會引起記憶、認知功能減退。老化的神經元，接收並處理資訊的速度下降。對很多老年人來講，他們的大腦功能就像舊的電腦硬碟，雖然容量可能沒有大的改變，但它的運行速度下降了，以至於樹突無法接受到從其他神經元軸突發送來的資訊。

特定區域樹突數量減少，臨床上可表現為反應減慢，回憶以前學過的資訊以及學習新資訊的能力下降。如果神經元凋亡或壞死，神經纖維將失去傳遞資訊的能力，輕則導致記憶功能減退，重則形成癡呆。

三、神經細胞再生與神經幹細胞

神經細胞可不可以再生呢？近數年來的科研證實神經元還是可以再生的，否定了以前所講的神經元不能再生的結論。現在炒得很熱的幹細胞中有一種可以分裂的神經幹細胞，其在一定條件下可有定向分化的能力，這為治療帕金森病及老年性癡呆提供了可能。

我們剛才講到的神經元突觸，也就是神經元連接體或者叫神經鍵，神經鍵越用越靈，所以，反覆練習某種運動、樂器、語言，練習時間長了，就能不斷提高效率，熟能生巧，愈做愈好，達到出神入化的境界。正所謂「熟讀唐詩三百首，不會做詩也會吟」。這是神經網路互相連通、回饋、自調的結果，這時不但已有的神經傳導通路更加順暢便捷，而且由鍛鍊還會增加新的神經網路單元，也就是由側芽長出新的樹突，形成新的突觸。

近年研究發現，神經細胞損傷後，部分神經細胞並未死亡，而是處於瀕死狀態，喪失功能，這些瀕死狀態的神經元，可以修復並再生，恢復受損功能，這被稱為神經重塑，也就是神經的可塑性。神經元可以再生，神經細胞及其功能的可塑性，正是認為腦功能鍛鍊有好處及熟能生巧的實驗理論依據。

第三節　神經遞質

通過軸突，電資訊在神經細胞內可以沿著軸突迅速傳導到另外一個細胞。突觸是一種利用化學物質連通神經元的細胞結構，每個神經元和其他神經元聯絡所用的突觸數一般數以千萬計，人腦的突觸總數高達 10^{15} 個。突觸彼此有相似的組織學結構，這是突觸功能的基礎。

突觸之間用以相互傳導的化學物質稱為神經遞質，一般在神經元內合成，以後儲存在神經終末，神經遞質一般包在突觸小泡中，如有刺激資訊到來，即可由突觸前膜向突觸間隙釋放，在突觸後膜表面有感受特定化學資訊的受體蛋白分子，這些分子由離子通道將化學資訊轉換為電資訊傳遞到細胞內。

突觸間隙的傳導物質，也就是神經遞質，應能迅速消除，以便招之即來，揮之即去，從而做到正常「特快專遞」。大腦額葉基底部 Meynert 核、海馬區域直至 Papez 記憶環路，主要由乙酰膽鹼能神經元及其纖維組成。與記憶及認知功能有關的神經遞質主要為乙酰膽鹼，而 5- 羥色胺、去甲腎上腺素等單胺類遞質也起一定作用。中縫核主要為 5- 羥色胺能神經元，藍斑核為去甲腎上腺素能神經元。

上述腦結構可因腦缺血、腦梗塞、腦出血而受損，導致神經遞質的合成、分泌與傳遞出現障礙，從而誘發、加速認知功能障礙及癡呆病程。腦皮質內另有短神經元之間聯繫，由谷氨酸、神經肽Y、生長抑素、P 物質共同作為神經遞質，也與認知功能有關。這些遞質的缺損可在癡呆後期發生，與嚴重認知功能惡化都有一定關係。

現在介紹幾種主要的神經遞質。

1. 乙酰膽鹼

乙酰膽鹼是由乙酰輔酶A 和膽鹼結合生成的小分子化

合物，是唯一的非氨基酸代謝產物類神經遞質。控制神經元內乙酰膽鹼濃度的限速酶是乙酰膽鹼合成酶，有許多因素調控著該酶的活動。

乙酰膽鹼是周圍神經系統副交感神經傳遞的遞質。在大腦之中，前腦基底區有大量乙酰膽鹼能神經元，組合成三四個神經核，它們由軸突與新皮質或海馬形成有廣泛回路的神經網路。乙酰膽鹼能神經元是記憶和認知功能的物質基礎，它的遞質是乙酰膽鹼。

2. 兒茶酚胺

胺類物質多巴胺與去甲腎上腺素是盡人皆知的藥品名（二者都是心血管藥物），但同時也是神經系統的神經遞質。酪氨酸是多巴胺與去甲腎上腺素的初始合成原料，酪氨酸羥化酶是合成兒茶酚胺的限速酶，也就是負責催化酪氨酸變成多巴的酶，多巴脫羧即為多巴胺，多巴胺－β－羥化酶可使多巴胺轉變成去甲腎上腺素。

去甲腎上腺素在腎上腺素神經元終末部位，特別是在腎上腺髓質中在苯基乙醇胺 -N- 甲基轉移酶催化下，轉變成腎上腺素，腎上腺素也是常用的心血管藥物。去甲腎上腺素與腎上腺素都是交感神經傳遞的神經遞質，交感神經與副交感神經的功能正好相反。腦幹中兒茶酚胺能神經元主要以神經核的形式存在，且向新皮質、小腦、脊髓以及紋狀體發出細長的神經纖維。帕金森病患者大腦黑質部分的多巴胺能神經元功能顯著降低，給患者服用左旋多巴，可增加腦內多巴胺，減輕症狀。

3. 5- 羥色胺

血清素系統主要神經遞質為 5- 羥色胺（5-HT）。5-

羥色胺能神經元主要分佈於腦幹中縫核處，其神經纖維向腦和脊髓延伸。色氨酸是5-羥色胺的前身，5-羥色胺生物合成的速度受色胺酸羥化酶的調控。5-羥色胺的代謝受單胺氧化酶（MAO）的影響。腦內5-羥色胺的功能主要是調節情緒和情感，並參與睡眠控制。

老年性癡呆及血管性癡呆患者常有明顯的情緒症狀及抑鬱表現、睡眠障礙等，這些症狀均可能與中樞神經系統內5-羥色胺神經元系統、腎上腺素能神經元系統細胞變性老化及壞死有關。研究顯示，老年性癡呆患者大腦皮層額、顳、頂葉、邊緣結構中的5-羥色胺及5-羥色胺代謝產物5-羥吲哚乙酸（5-HIAA）平均濃度較正常人降低60%～80%，同時發現腦內頂顳葉、額葉及邊緣結構中的5-羥色胺受體密度下降60%～80%，提示腦內神經遞質5-羥色胺濃度下降可能與老年性癡呆及血管性癡呆患者的精神情緒症狀有關。

4. 氨基酸

谷氨酸及γ-氨基丁酸（GABA）都是氨基酸類神經遞質。谷氨酸脫羧形成γ-氨基丁酸，在神經組織中的濃度較高。谷氨酸是興奮性神經遞質，γ-氨基丁酸則形成抑制性突觸。

（1）**谷氨酸**：谷氨酸是腦內主要的興奮性神經遞質，門冬氨酸也是興奮性神經遞質。谷氨酸能神經元主要分佈在大腦皮質、小腦及紋狀體、皮層-皮層投射區和皮層紋狀體連接處。谷氨酸依賴鈣離子流動而釋放，高濃度的谷氨酸和門冬氨酸激活谷氨酸受體。谷氨酸能神經元突觸及其神經遞質谷氨酸是形成記憶功能的持久動作電位的化學基礎。谷氨酸是腦內主要興奮性神經遞質，大約是70%中樞神經系統興奮性突觸信號傳遞的神經遞質，是正常突觸功能的可塑性、學習記憶及認知功能所必需的神經遞質。

谷氨酸受體是學習與記憶初始階段必需的分子，它直接參與突觸可塑性的分子機制。有些谷氨酸受體是離子通道受體，另一些谷氨酸受體是G蛋白控制型的。谷氨酸受體有4種類型，16種之多。在谷氨酸能神經傳導過程中，有2種重要受體：

① NMDA（N-甲基-D-天冬氨酸）受體，當谷氨酸在突觸間隙與NMDA受體結合時，鈣離子特異性流入細胞內；

②AMPA受體，谷氨酸與AMPA受體結合後，使鈉離子內流，產生興奮性突觸後電位。

我們知道，記憶形成過程與長時程電位（LTP）有關，NMDA和AMPA受體在LTP產生過程中均發揮重要作用。

谷氨酸異常持續釋放會產生毒性作用。在缺血、缺氧及腦衰老時，谷氨酸異常持續釋放，局部谷氨酸濃度升高，除導致鈉離子內流外，可引起鈣離子大量內流，產生神經毒性作用，由谷氨酸受體導致神經元死亡。過高濃度的谷氨酸對神經元可產生破壞作用，引起神經元凋亡和有計劃的神經元死亡，是形成老年性癡呆及血管性癡呆的發病機制之一，因而谷氨酸受體阻滯劑可用於防治癡呆。

（2）γ-氨基丁酸（GABA）：谷氨酸脫羧酶是GABA合成的限速酶，與神經元功能的調控有密切的關係。GABA能神經元廣泛分佈在大腦許多部位及脊髓運動神經元，是對脊髓運動神經元起抑制作用的神經元及小腦浦肯野細胞的神經遞質，形成抑制性突觸。

綜上所述，神經遞質中與學習記憶及認知功能有關的主要是乙酰膽鹼。人衰老時，乙酰膽鹼能神經元減少，乙酰膽鹼合成減少，腦內乙酰膽鹼濃度降低，導致記憶和認知功能障礙，甚至老年性癡呆。所以用膽鹼酯酶抑制劑（如石杉鹼甲、安利申、艾斯能等）抑制膽鹼酯酶，減少膽鹼酯酶對乙酰膽鹼的破壞，可以起到對記憶及認知功能障礙的治療作用。上述其他神經遞質在大腦記憶及認知過程中也起一定作用。

第四節　神經細胞缺損與認知功能

神經細胞之所以能夠起到資訊員和分析綜合員的作用，主要是因為它能經由神經遞質啟動神經網路而發揮作用。膽鹼能系統對於認知功能來說是必不可少的，腦皮質膽鹼能活性主要由 Meynert 基底核和其他皮層下膽鹼能細胞群提供。

所謂膽鹼能系統，就是指這部分腦皮質、神經核、神經細胞間用以互相傳遞資訊的化學物質是乙酰膽鹼。乙酰膽鹼是神經細胞用來相互聯繫、溝通的主要分子之一。老年性癡呆的主要病理生理改變就是前腦基底處的海馬等部位膽鹼能神經元的大量變性、凋亡、喪失，這些細胞群的神經元丟失，導致中樞膽鹼能神經功能缺損。

換言之，老年記憶功能障礙和老年性癡呆患者認知功能下降是由於腦皮質、海馬等中樞乙酰膽鹼能神經元缺損所引起，進而導致膽鹼能神經功能的缺損，這裏包括乙酰膽酰合成酶（膽鹼乙酰化轉移酶）水準降低，大腦皮質中乙酰膽鹼水準的降低。

研究結果顯示，膽鹼能系統缺損只能部分地解釋癡呆的認知功能障礙與老年性癡呆（AD）。AD 病變時除了膽鹼能神經元系統缺損外，還有支配皮質和邊緣系統的去甲腎上腺能神經元系統與 5– 羥色胺能上行性神經元系統、新皮質以及海馬內谷氨酸及 γ – 氨基丁酸（GABA）能神經元缺損。谷氨酸能神經元缺損，在 AD、血管性癡呆（VD）的病理學中所起的作用已經得到證實。在缺血、缺氧狀態下，谷氨酸釋放增加，谷氨酸興奮性毒性反可損傷神經元。

第五節　大腦的衰老改變

衰老時大腦的結構與功能都要發生改變。

一、神經細胞老化

神經細胞有很長的軸突，軸突的外面覆蓋髓磷脂。髓磷脂是絕緣體，可以在神經細胞間電脈衝傳導過程中起絕緣作用，從而維持電脈衝的強度。增齡時髓磷脂減少，導致大腦資訊在傳遞過程中減弱，使認知過程變慢。老化的神經細胞處理資訊的速度下降，以至於人們發現自己隨著增齡逐漸不能再像以前那樣同時與兩個物件交叉進行討論有關問題了。

衰老時腦細胞會受到損傷，特別是受到自由基的攻擊。神經細胞軸突和樹突互相聯繫，人衰老時自由基代謝紊亂，自由基能夠減少樹突的數量及軸突和樹突的連接鍵即突觸的數量，以至於資訊傳遞產生阻滯故障。

老年性癡呆時，人的大腦包括海馬，被一種黏性很強的澱粉樣蛋白佈滿，神經細胞遭到破壞，神經纖維出現纏結而紊亂，使神經網路的傳遞與協調功能出現衰竭。

國內研究發現，大腦老化時腦細胞線粒體膜脂質出現過氧化損傷，抗氧化能力下降，磷脂代謝障礙，能量代謝障礙，氨基酸遞質及其受體異常。

有研究表明，滋養脾陰的中醫方藥，可以由增強腦細胞線粒體膜的抗氧化作用，提高線粒體呼吸酶——細胞色素氧化酶的活性，維持磷脂比例，改善腦細胞能量代謝障礙，延緩興奮性氨基酸受體（NMDAR-r）、GABA 染色陽性細胞神經元在衰老過程中的喪失，從而起到保護神經、延緩大腦衰老的作用。另外，神經節苷脂有助於修復神經元損傷，延緩神經細胞衰老。

二、大腦結構退行性變

40 歲以後，大腦開始逐漸萎縮，50 歲時大腦的平均重量為 1350g，15 年後可能只有 1200g，大腦皮層腦回溝變寬。大腦額葉是高級思維所在地，50 歲後每年缺失 0.55%，高於大腦其他區域 2 倍，所以，50～90 歲腦額葉會萎縮 30%，大腦深處的海馬可能萎縮 20%。

大腦萎縮主要是由於水分流失，另外一個重要原因就是樹突萎縮。衰老時神經元互相連接的突觸即神經鍵密度會下降，雖然神經細胞減少不多，但大腦神經元互相連接的程度也就是網路結構可能減少較多。

但應該說明，大腦隨著年齡增長，容易衰退的部分主要是那些收集資訊並對那些資訊進行加工處理的腦神經細胞及其神經網路，也就是所謂大腦的整個硬體，但長年積累起來的資訊並未減少，或者說不一定明顯減少，甚至隨著增齡在一定程度上還有可能變得更加精密，這也提示我們加強腦功能鍛鍊是有其理論及實踐意義的。

1. 額葉

有專家預測，增齡到 90 歲時，大腦額葉體積可能萎縮 30%，這種變化導致注意力時段的縮短，同時處理多個活動的能力下降。

2. 顳葉：

隨著增齡，顳葉可能萎縮 20%，老年人聽力減弱就是耳部通向大腦的神經元衰老所致。

3. 灰質

90 歲時灰質可能萎縮 30%，書寫、裁剪和需要高度協調的活動能力降低。

4. 前扣帶回

從青年開始，一種多巴胺受體即 D_2 受體每 10 年可減少 6%，使感受愉悅和美好景象的能力減退，以及連帶的記憶力下降，這時便會出現口無遮攔、口不擇言、脫口而出等現象。多巴胺受體減少，還會影響認知能力，增齡後可在額葉區和前扣帶回出現多巴胺新陳代謝降低。

5. 視覺皮質

增齡後雖然視力下降，但視覺皮質變化不大，視網膜和視覺神經的老化是視力下降的主要原因，其處理解釋視覺資訊能力下降。

6. 小腦

增齡時小腦無明顯萎縮，其細胞數亦無明顯減少。

7. 海馬

海馬的老化可能導致記憶及認知功能障礙，從進入老年到90歲，其細胞可能減少20%。大腦傳遞資訊過程中的主要遞質是乙酰膽鹼，乙酰膽鹼缺少會導致記憶力下降，甚至癡呆。

三、大腦功能衰退

衰老時，大腦新陳代謝減慢，可使大腦中最精密的調節系統即負反饋系統受到破壞。負反饋系統在體內的調節很常見，如皮質醇水準升高時，由負反饋系統作用使體內皮質醇產量減少，在皮質醇水準下降時，使體內皮質醇產量大增。皮質醇調節系統受到增齡的影響，失去平衡，皮質醇減少，導致不能清除廢物，從而影響大腦功能，包括學習與生理節律失調，如70歲後熟睡的時間減少，睡眠品質變差。

另外，持久的壓力可導致軸突和樹突的生長減緩，使學習和記憶能力下降，因此，任何減輕壓力的措施都有助於維護大腦的健康及其功能的恢復。

國外有人對大學生及65～84歲老年人用腦進行影像學實驗研究，年輕人在想人名字的時候，左腦額葉前部及顳葉近前沿部分特別活躍，而老年人顳葉相應部位的活動幾乎完全消失，其原因可能是人衰老後引起腦萎縮，使大腦活動區域變小所致。為此，應由運動及腦鍛鍊以恢復擴大腦活動領域，推遲腦衰老，改善認知功能。

第六節　老年性癡呆時的神經病理改變

老年性癡呆時，腦病理的主要表現除了正常衰老時出現的神經元及突觸大量丟失及腦萎縮外，還可看到腦皮質中的斑塊和β澱粉樣肽沉積，神經元纖維纏結，神經纖維網狀纖絲，啟動的小膠質細胞。

1. 細胞外澱粉樣蛋白沉積形成的老年斑（SP）

典型的老年斑就是神經炎性斑塊（NP），是以澱粉樣蛋白βA4沉積為核心，核心周圍是更多的βA4和各種來自神經或膠質細胞的細胞成分，腫脹的神經末梢含有大量緻密和片狀小體及其他變性結構。這種典型老年斑在腦皮質中只占少數，大多數為βA4均勻分佈的彌漫性斑塊，這種斑塊不含有明顯的異常Tau蛋白。

澱粉樣蛋白沉積分為三期，Ⅰ期沉積僅沉積在基底新皮質，Ⅱ期沉積擴展到新皮質附近及海馬，Ⅲ期沉積擴展到全部皮質。Ⅰ期可以出現在30歲左右。Ⅱ期出現在40歲左右，Ⅲ期出現在50歲左右。大量老年斑的沉積導致正常大腦神經元死亡，突觸破壞，神經網路及資訊傳遞缺損。

2. Tau蛋白過度磷酸化引起的神經元細胞內纖維纏結（NFT）

神經元細胞內出現因Tau蛋白過度磷酸化引起的大量雙股螺旋細絲（PHF-tau）纏結。Tau蛋白本是神經纖維內軸索微絲微管穩定的骨架蛋白，是和保持微管正常結構相關的磷酸化蛋白。老年性癡呆時，Tau 蛋白過度異常磷酸化，導致雙股螺旋纖維扭曲，纏結，異常迂曲，粗細不均，甚至凋亡，引起神經資訊傳導障礙及喪失。

其發展可分為六期：Ⅰ期病變主要在經內嗅區，Ⅱ期可擴展至內嗅區，Ⅲ期可擴展至海馬結構和顳葉前皮層，Ⅳ期達基底新皮層，Ⅴ期可向上側方擴展，Ⅵ期可擴展到新皮層主要區域。

3. 神經纖維網狀細絲

皮質神經纖維末端細絲扭曲變形，內含 Tau 蛋白，影響資訊傳遞。

4. 澱粉樣蛋白在腦血管壁沉積

形成腦內澱粉樣蛋白血管病（CAA），可影響神經元的血液供應，甚至導致神經元缺血引發嚴重後果。

第七節　腦科學的新進展

近來研究證明，大腦老化時，還是有可能產生新的神經細胞的。1998 年，神經科學家檢查 5 位剛去世的癌症患者大腦，認為有證據表明活的分裂的幹細胞仍然每天製造出成百上千的新的神經細胞，提示這些新細胞可能取代因壓力激素皮質醇和自由基毒害而凋亡的細胞，恢復神經鍵與記憶的機制。這可能就是所謂大腦和神經細胞可塑性的組織學與病理生理學的科學基礎。由持續的多元化、有序的資訊輸入包括各種學習及社會接觸，能減緩老年人記憶和認知功能減退，其機制可能就是以上的學習因素，誘發並加強了大腦和神經細胞的可塑性（包括神經細胞再生及原有神經細胞樹突與突觸的大量再生）的緣故。

事實上，很多著名科學家是 50～60 歲才有重大發明的，大部分作家的名著也是在 60 歲前後撰寫出版的。這正好驗證了上述理論。

大量國內外研究均證實，約 1 / 3 的老年人仍可維持相對較好的記憶力與智力，而且經由認知功能的鍛鍊，記憶力和智力還可進一步好轉。老年人施行各種防治措施可以維護自已較為正常的記憶力及智力。

不僅如此，老年人認知功能還有相當大的潛能，經過學習和訓練，其某種記憶和智力測定成績可達到未經訓練的青年人水準。老年人經過訓練，已經衰退的認知功能可以出現逆轉或者提高，老年人實用性日常認知能力隨著增齡也能保持較好。

國內研究顯示，在解決問題的能力，諸如對疾病、退休、職稱晉升等問題提出解決方案的有效性方面，老年人（60～74 歲）甚至高齡老人（75～85 歲）的平均得分和青年人相同，僅在所提方案的數量上，高齡老人略少於青年人。哈佛大學心理學家鮑威爾對年齡 25～92 歲的 1,583 人做認知功能檢查，包括理解力、記憶力、視覺和辨別空間位置等檢測，發現 20%～30%的 80 歲以上老人的認知功能與青年人相似，10%的老人仍可增加智力，只是認知的速度有所減慢。

21 世紀腦科學研究正醞釀著突破進展，美國霍華德·休斯醫學研究所科學家最新研究成果，首次揭示出老年人大腦中特別是左前腦皮質尚存在著大量未充分開發的認知資源，這些資源不僅沒有因為衰老而受損，而且還有可能用來部分恢復因增齡引起的記憶障礙。

另外，在大腦如何控制人由視覺識別物體以及大腦與語言和思維之間的關係上，科學家們也有重要發現。美國麻省理工學院神經學家希勒宣佈，他們研究發現，在大腦中存在著兩套信號處理系統，並相互作用，控制著眼睛，能完成連貫的掃視動作。

其他科學家對語言的產生、理解能力和大腦特定區域之間的關係進行了修正，以前曾被認為與語言功能無關的大腦結構可能在人的語言能力中有作用，麻省理工學院瓦格勒教授小組用先進的腦成像技術「拍攝」了記憶形成、存儲和刪除過程中大腦相關部位的活動方式，這為衰老時減緩記憶和認知能力衰退的防治提供了影像學依據，進一步可能對研究促智藥物提供線索。

第二章
衰老及長壽機制探秘

第一節　衰老及長壽機制

人體內同時存在著衰老及長壽兩種機制。衰老及長壽機制不是一個因素、一種理論與學說能夠全部解釋的。不少國內外及我們的研究工作顯示，與衰老有關的因素是多種多樣、互相聯繫、互為促進、互為影響的，也就是說存在形成衰老的惡性循環的網路機制。

同樣，體內也存在著對抗衰老的也就是延長壽命的有關機制。衰老及延壽機制，相互作用，相互制約，在某一生命階段達到相對的穩定關係，而這種相對的穩定關係一旦破壞導致失衡，會促使衰老機制活躍，破壞延壽機制，最終導致死亡。

然而，不論是衰老及長壽機制，還是抗衰延壽措施，目前都是國內外尚未滿意解決的課題，是研究的熱點。對一些問題，學術界尚且存在不同的看法，因而，我們加了「探秘」二字。

現在我們將衰老及長壽的有關機制分述如下。

一、遺傳與衰老及長壽

我們知道有的動物譬如烏龜、大象壽命很長，有的動物轉瞬即逝，這當然是由遺傳決定的。有長壽家庭史的（父母有一方死亡年齡大於 80 歲為長壽家族），他們的後代有 1 / 3 的機會較為長壽（年齡大於 80 歲）。遺傳和衰老及長壽的關係是研究衰老及長壽機制的重要內容，近年來又出現了對於衰老及長壽基因的研究，以下將分別就有關問題作較為詳細的介紹。

關於衰老及長壽基因部分，有的地方難以全部用科普語言敘述，大家看起來可能有點枯燥，有空時也不妨流覽一下，以便對所謂衰老及長壽機制的奧秘雖不能深究其詳，但也會有一點瞭解。

1. 基因

基因是遺傳的最小功能單位。生命科學的「登月計畫」，即「國際基因組計畫」於 2000 年 6 月和 2001 年分別公佈了人類基因組草圖和完成圖，2003 年 3 月公佈人類基因組的正式測序圖這本生命天書。

蘊藏著生命奧秘、決定人生老病死的天書，即人類染色體 DNA 序列的分析已完成，完成了對 30 多億個鹼基對排列順序的測定，人類基因組從 31.647 億個鹼基對中，共發現有 3 萬～3.5 萬個基因（另說為 2.5 萬～4 萬），共有 22、21、20 及 14 號染色體基因被破譯。

現經實驗確定，與衰老及長壽有關的基因達十多種，這些基因或與抗氧化酶類表達有關，或與抗壓力、抗紫外線傷害及維持脂代謝平衡、抗動脈硬化有關。

（1）「長壽基因」：研究發現沒有哪一種基因能獨立決定壽命。在一些關鍵基因中，每一種基因只能使壽命延長 10%～30%。

舊金山加利福尼亞大學科學家研究發現 daf-2 基因突變，由抗菌基因、代謝基因和細胞壓力反應發生作用，能夠抑制特殊的縮短壽命基因的活動而延長壽命，可使蛔蟲壽命延長 1 倍。人類亦具有此基因，這為延長人類壽命提供了線索。

辛西婭・凱尼恩博士說：「這項研究告訴我們，許多基因都影響壽命，但它們只能以各自的方式對壽命產生小小的影響。

daf-2 基因的美妙之處在於，它能把所在這些基因聯繫在一起，使其成為一種共同的調節回路，從而對壽命產生巨大影響。」

daf-2 基因把一些基因聯合起來即能使壽命大大延長。daf-2 基因由一種稱作 daf-16 的基因對壽命產生影響。daf-16 基因的作用是控制其他基因的表達。研究發現，許多影響壽命的基因都為抗氧化劑蛋白質編碼，另有一些基因幫助修復或降解受損蛋白質的蛋白質（稱作伴隨蛋白）編碼。一些老年病都涉及氧化損傷或蛋白質聚集。

日本科學家發現與長壽關聯的、存在於線粒體內的一種新的基因，可抑制隨著年齡增長的線粒體的 DNA 的突變，壓制動脈硬化，可對抗某些老年病的發生。

許多國家百歲老人研究中心都有關於 APOE、SOD1、SOD2 等基因與長壽關聯的研究。

2001 年佩爾斯報導，對 137 個長壽家庭中 308 位長壽物件（年齡 91～109 歲）研究發現，他們的第 4 號染色體有一段不同於一般人群的區域，這個區域可能包括 100～500 個基因，進一步分析認為，其中可能有一個至數個基因與長壽有關（或6～10個）。佩爾斯、昂克爾研究報導，他們由基因結構分析認為有可能研製出能夠「模仿」這些基因功能的藥物，從而做到抗衰延壽。

美國加利福尼亞理工學院吉斯貝・阿迪爾報導，對52名義大利老人進行研究，在白細胞中線粒體DNA相同的控制區域，發現了有17%的百歲老人存在一種被稱為C150T轉換的特殊基因變異，而在小於99歲的117名受試者中僅3.4%出現同樣基因變異。百歲老人中常見的該種基因突變較非百歲者高5倍。

這種基因變異改變了線粒體DNA複製的起始點，可能會加速DNA的複製，從而使個體能更快地更換受損的DNA分子。線粒體DNA位於線粒體內，只由母體傳代，線粒體是產生能量的結構。他們認為百歲老人線粒體DNA受氧化損害的影響可能較一般人輕。另發現該基因變異可透過母親傳於後代，亦發現有些人可後天獲得這類基因突變。結論認為，在百歲老人中存在的這種C150T選擇性基因突變，能夠延長人的壽命。

美國分子遺傳學家Kunkel、老年學家Perls等發現，第4號染色體D4S1565位點上一條狹長的區域可能含有幾個長壽基因，他們納入研究的長壽老人普遍沒有APOE ε 4基因。

中國西南醫院內分泌科陳兵教授研究發現一種可能延緩衰老的基因，經基因測序、基因庫比對和文獻檢索，認為是首次發現的。該基因可延長人體細胞的壽命。

（2）「衰老基因」：人染色體1、4、6、7、11、18號及X均可能與衰老有某些關係。

人4號染色體可使永生化HeLa細胞衰老。4號染色體中MORF4的基因與衰老密切相關。該基因是抑癌基因，可產生轉錄因子，該基因在衰老和生長靜止細胞中高表達（即其作用表現得特別強），其突變可致細胞永生化（不死亡）。Smith等發現人衰老時成纖維細胞中的抑制DNA合成的蛋白質（SDI）高表達。SDI也就是可被抑癌基因P53蛋白誘導的P21，P21不僅對細胞有直接影響，而且控制著其他與衰老和疾病有關的某些基因。

美國《科學》雜誌報導：對人體6000個基因研究顯示至少有61個基因可在人類9～90歲發生突變，導致人類衰老徵象。

細胞內有一種與品質控制有關的檢驗基因，可阻止基因缺陷，如檢驗基因失靈，去氧核糖核酸（DNA）缺陷就會延續下去，導致產生一系列基因缺陷，促成衰老，也可以說檢驗基因的「管理不善」會導致衰老。

Sugawara與Klein曾分別報導人第1號染色體長臂與X染色體中有促進細胞衰老的基因。Wistrom從人二倍體成纖維細胞中篩選出了衰老協同基因（SAG）。SAG在衰老細胞中的表達比年輕細胞高出3倍，其增高程度與細胞生長能力降低呈密切相關。SAG存在於多種組織，在永生化細胞中呈低表達。該基因與衰老相關性較高。

抑癌基因P16被認為是細胞衰老的主導基因，在細胞衰老過程中的表達較年輕時高10～20倍。北京大學醫學部童坦君教授研究室對此進行了研究，他們將其重組載體導入人成纖維細胞，結果細胞衰老加快；又將其反義重組載體導入細胞，抑制P16表達，結果細胞增殖能力加強且衰老表徵出現減慢，DNA 損傷修復能力增強且端粒縮短速度減慢，可使傳代細胞數增加 20 代。

分析原因發現抑制 P16 時並未啟動端粒酶，但可促進抑癌基因 Rb 蛋白的磷酸化，因而抑制 P16 時的延緩衰老作用與端粒酶無關，與抑癌基因 Rb 蛋白因磷酸化而失活有關，從而初步闡明了 P16 影響衰老進程的機制。

國外報導 APOEε4 基因與衰老關聯。我們對 1800 例脂蛋白載體 E 基因（APOE）進行衰老與長壽的研究，也發現 APOE ε 4 基因與衰老關聯。

2. 端粒與端粒酶

人細胞核中的染色體兩端叫端粒。端粒內含有特殊重複的 DNA 序列（TTAGGG），可以防止 DNA 降解和融合，被稱為細胞分裂的「定時鐘」。端粒的主要功能是維持染色體結構的穩定，防止其重組和丟失，保證生物遺傳性狀的穩定性，細胞分裂一次，端粒丟失 50～200 個核酶酸，到一定限度時，當端粒縮短到一定長度時，細胞出現複製性衰老徵象，停止增殖，細胞發生衰老並死亡。但端粒丟失並不與衰老速度呈絕對正相關。

研究表明端粒長度與細胞生命期的長短有關係，DNA 每次複製時，端粒就會縮短一些，端粒隨細胞分裂而變短，端粒過短時細胞停止分裂，端粒越長，細胞傳代次數越多，由這些細胞組成的器官及個體壽命就越長。

端粒酶是 RNA 核酸蛋白複合物，具有 RNA 依賴性 DNA 聚合酶活性，催化合成端粒，對端粒長度的維持起著重要的作用。正常體細胞的端粒酶活性處於抑制狀態，但在腫瘤形成和發展的過程中可被激活。端粒酶的調控是多因素的。端粒酶活性和端粒長度的維持可能有助於延緩衰老。端粒酶可修補端粒，隨著衰老，端粒酶及端粒損耗。由於端粒酶活性隨年齡增長而減低，導致端粒長度縮短，如能設法提高體內端粒酶活性，穩定端粒長度，將有可能有助於抗衰延壽。目前學術界對端粒、端粒酶與衰老的關係尚存爭議，仍需作進一步的研究闡明。

3. 人類白細胞抗原（HLA）

人類白細胞抗原，簡稱HLA，有A、B、C、DR等型，其中每一型又有很多亞型。每個人的HLA型別都和別人不同，因而用這個指標來研究衰老及長壽的機制應是很有價值的。臨床上進行腎臟及其他組織移植，必須進行HLA的配型，以避免移植的器官被排斥，就像對失血病人輸血時須作交叉配合試驗（A、B、O、AB）一樣。

我們調查研究青、中、老年人及百歲老人近千例，其中201例為長壽老人，211例為青中年人，顯示在上海市地區HLA-A_9與長壽高度關聯，HLA-A_{30}與長壽呈負相關。

日本報導，對著名長壽地區沖繩島上的82位長壽老人和20位90歲以上的老人進行HLA檢測，發現HLA-DR_{W9}出現率為8.5%，顯著低於一般成人，但長壽者HLA-DR_1出現率為6.1%，顯著高於對照組，認為遺傳因數可能是該地區居民長壽的主要原因之一。

綜上所述，人類衰老、長壽與遺傳及基因的關係是存在的。

因此，將來我們有可能由基因技術達到抗衰延壽的目的。我們前面說過HLA-A_9與長壽高度關聯，HLA-A_{30}與衰老相關，提示有可能由細胞與基因技術提取長壽因數以抗衰延壽。但是遺傳也不是衰老及長壽的唯一決定因素。我組研究物件中 HLA-A_9 陽性者只有 1/3，其他研究也顯示遺傳在長壽中也僅有 1/5～1/3 的作用。

二、自由基、糖基化、羰基毒害與衰老及長壽

1. 自由基

人不能沒有呼吸，不能沒有氧氣供應，氧進入體內經過代謝後產生超氧陰離子（O_2^-），在體內代謝後可產生羥離子（OH^-），雙氧水即含有羥離子。二者是有高度活性的離子，又叫自由基。

自由基是人體內的一把雙刃劍，對身體有一定的毒害作用，可以對細胞膜、細胞核及染色體造成損傷，損傷線粒體、基因及酶，因而可引起機體重要臟器功能障礙，包括心、腦功能。自由基還可以損傷毛細血管的內膜，促使血小板、紅細胞、白細胞聚集，阻滯血流通暢，引起微循環障礙，因而目前認為自由基是衰老的機制之一，同時又是中老年人認知功能障礙、老年性癡呆及血管性癡呆的重要疾病發病機制之一。

人進入老年後，負責對抗超氧離子保護機體的、有益的超氧化物歧化酶（SOD）相對偏低，體內自由基水準（以過氧化脂質 LPO 為代表）相對偏高。很多老年慢性病如高血壓、冠心病、糖尿病、肺氣腫、自身免疫性疾患等病，SOD 因代償作用而增高。LPO 是自由基與脂質氧化的產物，LPO 與蛋白質結合後的產物即是我們說的老年斑。

腦內的老年斑可對腦細胞造成損害。

自由基對機體的損傷，又叫氧損傷。為了對抗氧損傷，機體內有兩套系統，一套是以 SOD 為代表的酶系統，另一套是抗氧化劑維生素 E、維生素 C 等物質。自由基通過損傷細胞而導致衰老的理論叫自由基學說。

我們研究結果顯示，自由基學說與衰老有一定關係，但並不能完全解釋衰老，因為我們發現健康人雖然 40 歲後 SOD 水準下降，但到了老年後甚至百歲時仍可維持相對穩定水準，未見嚴重下降。這顯示人類經過 500 萬年的進化，已具有一定的對抗氧損傷的能力。但是，如果我們給老年人補充某些製劑或營養素使之提高 SOD，或補充抗氧化劑（維生素 C、維生素 E）直接對抗氧損傷，對機體延緩衰老可能是有幫助的。

前面我們提到自由基是雙刃劍。自由基可以損傷細胞，促進衰老並誘發某些疾患，如動脈硬化、腦損傷、認知功能障礙甚至老年性癡呆，但是自由基作為體內第一線的「武警部隊」，也可以殺死對機體不利的病毒、細菌等病原體以及腫瘤細胞，因而不能籠統稱之為垃圾，更不能說徹底清除垃圾就是有百利而無一害。如果真的把自由基全部「消滅」，那麼人就不能存活了。

我們認為它是導致衰老的機制之一，但不能據此認為自由基就是垃圾。有半數老人，SOD 水準不低，應該說他們體內抗自由基能力不差，對他們來講，自由基損傷不見得是衰老的主要原因。

2. 糖基化

非酶促糖基化及蛋白質、脂類氧化，形成高度糖基化終末產物（AGEs），是自由基的一個重要來源，因此可以認為衰老和機體壽命與體內自由基的產生、抗氧化能力及AGEs有關。自由基氧化和糖基化都是可以導致生物老化的翻譯的生化副反應，二者在衰老機制中互為交叉又互為補充。過量的自由基必將加速細胞老化，而抗氧化物則有助於緩解這一過程。某些藥物和營養製劑能在一定程度上改善機體的抗氧化能力。

3.羰基毒害

20世紀90年代留學瑞典的中國學者印大中和Brunk教授根據對老年色素逐步形成的生物化學過程的研究，提出了羰基毒化衰老學說。認為：

（1）老年色素的形成過程，羰－氨反應，是生物體內典型的和最重要的老化過程。

（2）與羰基交聯有關的多種生物成分的變化，已被發現可能是與生物衰老有關的自由基和糖基化反應的共同基礎。衰老重要過程羰基毒害（如蛋白交聯、醛－氨反應等）是自由基和糖基化的共同結果。儘管生物體本身有羰基降解酶和其他羰基解毒系統，然而，即使在健康組織中也還是有大量的有毒羰基化合物存在，特別是不飽和醛酮。這些不飽和醛酮在生理pH條件下就能與幾乎所有的重要生物分子（如蛋白質、核苷酸等）起反應，產生一系列與衰老相關的變化，如谷胱甘肽下降、細胞膜損壞、酶功能抑制、免疫混亂等。不飽和醛酮是糖基化終產物，也是老年色素、眼球晶體白內障及膠原組織交聯等老化現象的前體物質。因而認為不飽和醛酮的毒害可能是機體衰老的核心過程。

（3）老年色素的形成過程包括自由基氧化和糖基化兩大系列化學反應的主要內容，自由基氧化造成的早期傷害大部分易被生物體辨認、吞噬、降解、棄去或修復，而羰－氨反應產生的後果，尤其是結構的老化往往難於修復，不易逆轉，逐年聚積，終生為患。

（4）機體對羰基毒害導致的老化有多種防禦方法，動物和人類體內不飽和羰基化合物含量處於製造和清理之間的動態平衡狀態。

目前，羰基毒化過程到底是衰老的部分原因，還是衰老的核心過程正在引起深入的探討。羰基毒化與衰老可能成為21世紀衰老理論和應用研究的一個重要的突破點。

三、應激、心理因素與衰老及長壽

近年來，大家對應激、心理因素與健康及衰老與長壽的關係都可能有了一定瞭解。有幾句話說得好：笑一笑，十年少，愁一愁，白了頭；「忘老」老徘徊，「怕老」老早來。我們可以把它延伸一下，人老不一定心老，心不老則人不老。

2000年8月發表在《性格和社會心理》雜誌上介紹美國耶魯大學的心理學家研究結果證實：人的心理狀態能在一定程度上影響人的壽命，心理年齡越年輕，壽命就越長。他們對660名50歲以上的老年人調查後發現，積極樂觀對延年益壽的作用比控制血壓和降低膽固醇更重要，甚至比不吸菸、喜好體育鍛鍊等保健措施更加有效。對衰老現象持樂觀態度的人平均壽命要比那些持悲觀態度的人長7.6歲。的確，心理狀況對健康與長壽來說是太重要了。

多年來研究證實，人對應激的反應、人的心理因素不但與一些老年病的發病有關係，而且與衰老及長壽也有關係。有充分證據顯示，慢性應激狀態可以導致微循環障礙及血流量減少，降低免疫、腦及性功能，更可成為某些心血管疾患，特別是高血壓、動脈硬化、心腦缺血性疾病及腦出血的發病機制之一。這些疾患可能加速衰老的進程，當然不利於長壽。

以下從性格類型、人際關係兩方面說明心理因素與長壽的關係，並簡單討論性格調控問題。

1. 性格類型

我們知道人的性格類型有很多分型的方法，有一種分型方法叫 A 型問卷調查，將人的性格分為 A 型、B 型、A⁻型、B⁻型。A 型性格對於一些應激可作出超常反應，這種人比較急躁、易怒、爭強好勝、嫉妒心強，要求做事特別完美，行動快速。B 型性格較為緩和，只有在強烈刺激下，才有 A 型性格的反應。我們調查 896 名青、中、老及長壽老人的性格，發現長壽老人中 B 型性格占 55.5%，而一般老年人中 B 型性格僅占 26.6%，所以認為 B 型性格與長壽高度相關。

2. 人際關係

良好的人際關係有助於延年益壽。至今已有 100 多項研究證明，友誼有益於健康延壽。洛杉磯加利福尼亞大學心理學研究員余莉· 泰勒說：「相對於強身健體可延長壽命來說，友誼所產生的效用遠比一般人所想像的更大，友情是治療心理創傷的最便利的特效藥。」好朋友多可能有很大好處，如心理健康狀況更佳，免疫力更強，能抵抗更多疾病，和朋友少的人相比壽命較長。

有資料顯示，喜愛社交活動的老人和不喜愛甚至很少參與社交活動的老人相比，患癡呆症的概率低 40%。人一旦精神緊張，體內免疫、內分泌、心血管等系統的運作都會受影響，而友誼能舒緩精神緊張，減輕情緒緊張所帶來的生理影響，改善免疫功能，穩定機體防禦能力。

美國密歇根大學研究人員調查某一特定地區 2700 名居民，並進行了 10 多年追蹤，發現與他人融洽相處者預期壽命顯著延長，特別在男性中更為明顯，他們認為幫助他人可以激發友愛的感情，使腦中產生類似自然的鎮靜劑，使人獲得內心的舒暢，緩解煩惱，同時發現與人為善、助人為樂有益於免疫系統，免疫系統和情緒緊密相關。有研究發現，不容易聽取別人意見，動不動就大發雷霆的人，血壓易比常人高。可見，溫和的性格、充滿友愛的心對老年人的健康是很重要的。

近來研究證實，性格固然與遺傳有關，但更與後天因素關係密切，我們可以由性格調控來改變性格，以有利於心腦血管病的防治，並有利於長壽。古話講「江山易改，本性難移」，但科研證實性格是可以改變的。

美國報導對一批軍官進行性格調控的訓練，最終實現性格改變，而並不影響工作效率。所以一定要做好自我性格調控。有一次在杭州參加某國際會議，外國專家曾說：「你們國內老年人早晚提著鳥籠到公園，說說笑笑，這就是抗衰老、延年益壽的法寶。」當然調控性格有很多措施，包括一些體育、文藝活動，都可能有所幫助。

最近有一篇報導提及看球使老將軍健康長壽。在大連有個「紅軍村」，有個球迷部落，參加者都是德高望重的老紅軍、老將軍。其中年齡最大的是原瀋陽軍區顧問、95歲的賀健老將軍。有人向賀老打聽養生之道，老球迷樂呵呵地說：「足球給了我歡樂，足球給了我健康。」他們講，經常觀賞足球比賽，可以放鬆身體，放鬆心態，緩解疲憊，延緩人的衰老。尤其是欣賞一些高水準的世界大賽，球星們的精彩表演常常使賀老處於最佳心態中，十分有利於身心健康。

四、免疫功能與衰老及長壽

大家都知道，免疫功能與衰老及長壽有關係，我們自己的科研結果也說明了這個問題。我們用天然殺傷細胞（NK 細胞）活性作為指標，研究免疫功能狀態與衰老及長壽的關係。NK 細胞是一種存在於體內的、不經免疫或事先患病就具有對抗病毒及細菌感染甚至殺傷腫瘤細胞的作用的淋巴細胞，它屬於非特異免疫效應細胞，能夠識別感染性病原體，並起到免疫監視等重要作用。

NK 細胞活性是否與長壽、衰老有某種關係顯然值得探索。我們對 232 例健康的青、中、老及一般長壽老人的檢測研究發現，NK 細胞活性在 70～79 歲組較 60～69 歲組降低，但 90 歲後反而高於 70～90 歲組及青、中年組，這提示 NK 細胞活性可能與長壽有一定關係。換言之，正是因為他們 NK 細胞活性較高，免疫功能較好，對抗病原體及腫瘤的功能較好，所以他們能長壽。

另外發現，女性 NK 細胞活性在青、中年期明顯低於男性，這是由於雌激素的作用。但進入老年後，出現高於男性的趨勢，這和長壽老人中女性多於男性的現象是吻合的。我們一方面提出免疫功能好，有利於長壽，但長壽對象中部分對象 NK 細胞活性並不較一般老年人高，因而他們長壽可能另有原因。

由於免疫功能與衰老及長壽有關，我們可以由補充某些製劑（如某些中藥、微量元素及核酸製劑），提高免疫功能，以達到抗衰延壽的目的。

五、微循環與衰老及長壽

我們最早調查研究了微循環與衰老及長壽的關係。調查結果顯示，長壽老人的血流變、紅細胞聚集級數及血小板聚集率均相對較好，並不差於正常中老年人，這顯示較好的微血流狀態可能與長壽相關。結論為良好的微血流不但與長壽有關，而且是長壽者壽命較長的最重要生理基礎。微血流狀態與前述的氧損傷及體內 SOD 水準有相互關係。自由基損傷毛細血管及大、小循環血管內皮細胞，引起微循環障礙，自由基損傷及微循環障礙又可觸發動脈硬化。自由基損傷、微循環障礙及動脈硬化共同促進體內重要臟器功能障礙，進而促進衰老，不利於長壽。

另外前面提到的脂蛋白載體 APOEε4 可促使脂蛋白代謝異常，容易導致高血脂的形成。高血脂又能促進微循環障礙及動脈硬化的形成。應激、心理因素與動脈硬化及心血管疾病發病有相關關係。這樣，應激、心理因素、微循環狀態與氧損傷之間相互作用，互為因果，造成惡性循環，共同促進衰老及臟器功能障礙。

國內對微循環障礙防治進行了多方面的研究，一些中西藥物包括血管擴張劑、抗血小板聚集及降低血黏度的製劑以及某些近紅外、遠紅外、奈米等理療製品都有助於改善微循環狀態。

六、動脈氧分壓與衰老及長壽

衰老機制有一種器官學說，即身體某一器官結構及功能的改變會誘發、加重全身的衰老進程。動脈氧分壓是指動脈血液中氧氣的壓力，也就是氧氣的分壓，簡稱動脈氧分壓。它反映動脈血液氧氣飽和程度，反映肺功能的狀態。衰老時肺組織及功能的改變導致空氣中的氧氣不能很好地由肺泡彌散進入血液，可導致動脈氧分壓降低。

動脈氧分壓降低後又可以誘發並加重機體某些衰老的進程，誘發小動脈及毛細血管內皮損傷，使動脈硬化加重，進而引起微循環及自由基代謝障礙，導致大腦認知功能、神經內分泌功能的減退，免疫功能下降，促進整體衰老進程。提高動脈氧分壓，則有助於延緩衰老。另外提高動脈氧分壓也有助於提高人體的免疫功能，並有助於防治微循環障礙及動脈硬化。

七、動脈硬化與衰老及長壽

動脈硬化是威脅中老年人健康的重要病理改變，它的原因很複雜，主要有高血脂、高血壓、糖尿病、遺傳因素及缺乏運動等危險因數，但動脈硬化的發生與發展並不完全是由上述原因引起的，即使沒有上述疾患，隨著年齡增長，動脈硬化過程也會從兒童期開始就在機體內持續地、緩慢地進行。

我們曾檢測近千例相對健康的青、中、老年人脈搏波傳播時間，動脈硬化較重者，脈搏波傳播時間較短，也就是說傳播速度較快。該項檢測可反映動脈硬化程度，結果顯示這些物件雖都沒有高血脂、高血壓、糖尿病等症，還是能看到他們的脈搏波傳播時間隨著增齡而縮短，也就是說動脈硬化隨增齡而加重。因為動脈硬化涉及全身各器官的組織及功能改變，勢必誘發並加重全身臟器的衰老進程。有人提出，動脈硬化是衰老機制的器官學說之一，並認為如能防治動脈硬化，就能夠延緩衰老。這就是早年保加利亞學者提出的衰老機制的動脈硬化學說。

動脈硬化與衰老二者的關係實質上是惡性循環。自由基損傷既是衰老機制之一，也是動脈硬化的機制之一。前面我們已提到老年時動脈氧分壓下降可加重動脈硬化，因而可以設想，提高動脈氧分壓，改善自由基代謝，結合平衡膳食，增加運動，防治高血脂及高血壓都可能對防治動脈硬化，進而對抗衰老有所幫助。

八、膠原蛋白與衰老及長壽

組織中膠原蛋白總量相對穩定，但部分膠原蛋白處於持續的合成和降解之中。膠原蛋白衰老後，物理性質改變，抗降解、抗變性能力增加，其中老年色素亦隨增齡而增多，顱內外動脈僵硬度均隨增齡而增加，膠原三螺旋間共價交聯鍵形成增多。這就是所謂的膠原蛋白衰老學說，與自由基氧化損傷和非酶糖基化損傷有關。

膠原蛋白出現上述變化，可加重動脈硬化及對組織細胞的壓迫，降低肺活量，加重動脈氧分壓降低，而促進衰老進一步發展。

九、維生素、微量元素與衰老及長壽

維生素C、維生素E有抗氧化作用，因而長期缺乏可能與細胞及器官衰老有一定關係。人胚胎二倍體纖維母細胞傳代實驗發現，維生素 B_1、維生素C、維生素E可延長細胞傳代次數，維生素 B_1、維生素 B_2、維生素C等與機體多種代謝及生理功能有密切關係，因而可以設想，缺乏上述維生素可能與衰老進程有某些聯繫，據此可對中老年人補充適量的上述維生素。微量元素鋅、硒缺乏可減弱機體免疫功能及抗氧化功能，也與衰老有一定關係。

武漢調查證實，富硒地區的水、土、糧食、果菜含硒量較高，因而與貧硒地區相比，百歲老人較多。如某些地區缺鋅或硒，當地居民應適量補充。

第二節　衰老及長壽機制的系統複雜性

過去多年來醫學及生物學科研方向主要是從宏觀走向微觀，近年來雖然還在繼續深入進行微觀研究，但同時也出現了由微觀向宏觀研究的發展趨勢。我們在前文的分析，也充分顯示衰老及長壽機制是多因性、綜合性的，任何一種機制或者學說都不能完全解釋衰老與長壽的奧秘。

前文介紹的衰老及長壽機制，關於遺傳方面的，長壽者中有家庭長壽史（父母年齡大於 80 歲）者僅約 1 / 3 具備。脂蛋白 Eε2（APOEε2）是長壽相關基因，但也只有少

數長壽老人中具有，APOEε4 雖與導致衰老有關，但是卻有相當多的長壽老人體內也含有。

氧損傷與衰老有一定關係，這就是衰老的自由基學說。我們調查不同年齡組 542 例健康人血紅細胞 SOD 含量，發現血紅細胞 SOD 含量中年後有顯著下降，這說明 SOD 下降即氧損傷與衰老的確有一定關係，但同時又發現 60 歲後直至 90 歲以上的老年人的紅細胞 SOD 水準並未顯著下降，這說明僅用自由基學說也不能全部解釋衰老機制。

我們研究顯示，作為免疫重要指標的天然殺傷細胞（NK 細胞）活性，在 70～90 歲組降低，90 歲後反而升高，提示免疫功能較好，也就是說 NK 細胞活性較高可能與長壽有一定關係，但在長壽物件中，NK 細胞活性偏高者也只占一部分。除上述之外，心理因素也是一個十分重要的因素。

由此可見，衰老機制是多因性的、綜合性的。可以設想，即令科學再怎麼發展，似乎也不可能用一種學說或理論完全解釋衰老問題。

現在我們想借用「系統複雜性」的理論對此略加探討。人們多年來是以還原論為基礎的科研思想及方法論為指導進行有關研究工作的，這對推動科學研究的發展曾經起到了重要作用。運用還原論探討問題時，人們常常把物質從整體分割為局部，即分子、原子、粒子等，進行極端精細的觀察、測量和分析。

我們都知道在醫學科學研究中，以往也是遵循這樣的研究方法，將人體還原並分割為系統、器官、細胞及亞細胞器、分子、基因、元素等不同的層面與組分進行深入研究，以至於形成經典的解剖學、生理學、病理學、生物化學、細胞生物學、分子生物學、人類基因組學、蛋白質基因組學等分科。

隨著科學技術的飛躍式發展，後來逐漸發現僅用還原論為基礎進行醫學研究的局限性逐漸暴露出來，譬如說，我們已經掌握了人類免疫缺陷病毒（HIV）的全部基因和蛋白質的結構及功能，但是愛滋病（AIDS）仍然在全球嚴重流行，病人的治療問題也未能得到滿意解決，因為愛滋病的流行不僅有生物學的原因，同時還涉及到更為複雜的社會因素及人們的生活行為方式，從而促使人們提出人體特別是人類健康和疾病的過程，完全符合複雜系統的基本特徵。

系統複雜性理論的一個重要論點是整體大於局部之和，也就是說人體複雜的功能和行為遠遠大於細胞之整合，人體的健康和疾病也遠較單純生物學之和更為複雜。

人體的系統複雜性首先在結構的複雜性上表現出來，進而人體具有自組織性和自適應性。另外，系統複雜性還在於它的不確定性和混沌狀態。現在人們經過嘗試探索，逐漸認知到系統複雜性研究在醫學科研中同樣具有重要性，如當初認為解決了致癌基因就能解決癌症問題，但多年來臨床實踐證實，癌症涉及到一系列基因的動態改變、基因網路相互影響、基因與細胞及整體以至與環境因素的關係，是一種非常複雜的疾病。人體內既有多種致癌基因，也有多種抑癌基因，二者相互影響。

細胞癌變是極為複雜的過程，癌細胞長成腫瘤，不僅是癌細胞的集合，而且有快速成長的血管和其他組織，腫瘤本身已經變成一個腫瘤器官。

應用系統複雜性理論研究衰老問題，不但要研究有關生物學的因素，同時還要把人體及人體與環境的關係作為研究的重要領域，也就是說從還原論走向並結合系統複雜論，不應該忽視機體的系統性和複雜性，不應以局部代替整體，以單一學說解釋整個衰老機制。

根據系統複雜性理論來回顧以上討論的有關衰老及長壽機制，不難看出它牽涉到某些基因（當然還有尚未發現的一些基因）、基因與基因間的網路關係以及基因與細胞、細胞與器官、器官與整體之間的複雜相互關係，雖某個因素可能只限於某一環節，但衰老機制的確牽涉到從基因到細胞、器官及整體的改變並互相影響，因而不能奢望某一個機制就可以解釋人體衰老及長壽這麼複雜而相互影響的奧秘。

第三節　女性壽命較男性長的可能機制

各國女子的壽命都比男子長。近年來，科學家曾對此進行過相關研究，目前尚無肯定結論，認為可能與遺傳因素、免疫功能的差別、能量代謝率的差異、精神壓力的差異、男性危險行為較多等因素有關。茲簡單討論如下。

一、遺傳因素

遺傳可能是女性長壽的主要原因之一。我們知道人類細胞有 22 對常染色體，男女都一樣，但性染色體有差異，男性性染色體為 1 條 X 染色體和 1 條 Y 染色體，女性性染色體 2 條全為 X 染色體。

目前，在 X 染色體上，已定位的基因有 202 個，而在 Y 染色體上，已定位的基因只有 20 個。參與修補去氧核糖核酸的修補基因是與 X 染色體有關的基因。女性有 2 個 X 染色體，而男性只有 1 個 X 染色體，因而女性的修補基因比男子多一倍。因而，有 2 條 X 染色體的女性較只具有 1 條 X 染色體的男性生命力更強。

同源染色體成對存在的，染色體上的基因也是成對存在的。成對存在的基因可分為顯性基因與隱性基因，一般情況下顯性基因效應可以顯現出來，隱性基因的效應則被遮蓋。

人類的壽命受多種等位基因控制，只有顯性等位基因與決定人類壽命有關，而隱性等位基因可能僅與控制衰老有關。攜帶決定長壽的顯性等位基因數越多，則壽命可能越長。這些決定長壽的顯性等位基因分佈在常染色體及 X 染色體上。

所以說，有 2 條 X 染色體的女性攜帶的長壽的顯性等位基因數多於只有 1 條 X 染色體的男性。引起人類遺傳病的致病基因隨機分佈在 22 對常染色體和 X 染色上。

男女顯性致病基因的致病作用是相同的，而隱性致病基因的作用則不同。同一隱性致病基因，在男女個體的表現上可能不同。因為男性只有 1 條 X 染色體，因而沒有等位基因，不會被遮蓋，就可能表現出疾病，女性有 2 條 X 染色體，如果其中 1 條 X 染色體帶有隱性致病基因，而另 1 條 X 染色體上帶有該基因的顯性等位基因，可導致其致病基因的作用被遮蓋而不表現，所以，一些遺傳病男性的發病率遠大於女性。

二、免疫功能的差別

最近 Moore 等提出男性壽命較短，在一定程度上與男性的免疫功能較差（如導致男性寄生蟲易感性較高）有關。美國、英國和日本人口統計學資料顯示，男性寄生蟲感染的病死率約為女性的 2 倍。在哈薩克斯坦和阿塞拜疆，寄生蟲感染病死率均較高，其中男性寄生蟲病病死率超過女性 4 倍。比較性研究表明，死亡率性別差異最大的哺乳動物往往是雄性間競爭最激烈的動物。

以上顯示，人和動物研究資料都提示免疫力的性別差異可能是導致男性死亡率增高的原因。反之，女性死亡率較低的原因，或者說她們壽命較長，正是由於她們免疫力較強。

三、能量代謝率差異

從青春期開始，男性的基礎代謝水準明顯高於女性。男性的勞動與運動強度均較女性大，消耗能量多，這就使男性本來就高的代謝率進一步提高。眾所周知，能量代謝率的高低影響生物的壽命。代謝率高的生物壽命，一般低於代謝率低的生物。

四、後天因素

以下因素可能也與女性壽命高於男性有一定關係。

（1）人口統計學資料顯示，死於車禍、兇殺、自殺和槍傷的男性要比女性多。男性容易衝動，並容易產生冒險行為。

（2）男性的勞動強度及精神負擔一般要高於女性。

（3）男性吸菸、酗酒較多。

（4）有人提出，女性在極度悲傷時，容易哭泣，便於宣洩情緒，可能與女性長壽有關。

第三章
抗衰延壽的含義及常用措施

衰老是多種因素綜合作用的結果，故抗衰須採取綜合措施，包括合理營養（必要時飲食限制）、體育鍛鍊（包括太極拳與氣功）、心理衛生、力戒菸酒、定期檢查、診治疾病等。至今尚無長生不老藥及萬靈滋補藥可以代替上述保健延壽措施。

在注意上述原則基礎上，按體檢情況及醫師建議，選用某些上述療法可能有所補益，但必須正確應用，趨利避（防）害。用基因療法及激素療法延緩衰老是國際老年學研究的熱點。鑒於國際基因組研究工作取得重大階段性成果，因而並用基因研究衰老及長壽機制，定能較快地使衰老及長壽奧秘大白於天下。

由於科學發展，醫學進步，未來人類壽命極有可能接近或達到應有的水準———115～120歲。

第一節　抗衰延壽的含義

所謂抗衰延壽，主要包含兩層含義，第一是延緩生理老化過程，使機體在遺傳決定的壽限內，保持較好的智力和體力，第二是糾正病理性紊亂，調整重要臟器功能失調，重建機體內環境平衡。

由於衰老及長壽機制是多因性、綜合性的，所以，抗衰延壽應該採取綜合措施以達到目的。

抗衰延壽的措施主要分為兩個方面，藥物干預和非藥物干預。老年人由於機體老化，組織器官功能下降，易患各種慢性疾病，應根據體檢結果按醫生的建議選用抗衰延壽的藥物製劑，即衰老的藥物干預。

另外，自我保健在老年人的養生抗衰老中也發揮著重要作用，特別是做好保持心理健康、堅持體育鍛鍊、做到合理營養、適當限制飲食、戒菸酒、定期體檢、早期防治疾病這些「老生常談」的問題，是多年來國內外研究的老年人保健及抗衰延壽的重中之重。至今尚無長生不老藥及萬靈滋補藥可以代替這些保健延壽措施。

第二節　長壽的十條規則

我們知道，年齡增長並不等於衰老，有的人年齡很大，但是精神和體力都很好，有的人年齡並不大，整天愁眉苦臉，認為「死之將至」。

科學家研究發現，好奇心是最佳的保護劑，老年後仍能進行經常性學習，甚至重新做一些工作、讀書、進老年大學等都有利於身心健康。

有人提出了通向長壽的10條規則，內容為在今後半年中每個月對生活的某些方面做10%的調整。

（1）增加10%的體育鍛鍊。

（2）每餐增加攝入10%碳水化合物，包括穀類和麵粉。

（3）增加10%的纖維攝入量。

（4）減少 10%的熱量。

（5）減少 10%的脂肪攝入量。

（6）增加 10%的睡眠或小睡。

（7）減少 10%酒精攝入量。

（8）減少 10%的壓力。

（9）增加 10%的閱讀和其他拓展思維、增加智力的活動。

（10）減少 10%的香菸吸入量。

第三節　衰老的藥物干預

衰老干預或稱之衰老的藥物干預，亦即所謂「抗衰延年」，指使用藥物或製劑抑制、延緩及預防機體衰老過程，促進整體健康。

一、藥物干預所用的中藥或中成藥製劑

1. 延長平均壽命及人胚胎二倍體纖維母細胞傳代次數

如黃芪、靈芝、首烏、人參、枸杞子、刺五加、黃精、女貞子、菟絲子、黨參、補骨脂等 46 種單味藥。

2. 主要作用於中樞神經系統

如人參皂苷、刺五加等。

3. 作用於內分泌系統

如人參、三七、刺五加、附子、何首烏、蜂膠、蜂乳等均可興奮腎上腺皮質功能，人參皂苷、花粉製劑、淫羊藿能興奮性腺功能。

4. 作用於物質代謝

如人參、刺五加、靈芝、黃芪、花粉製劑等均可改善蛋白質、核酸代謝。

5. 強壯作用

如鹿茸粉、何首烏、花粉製劑、紅景天、複方海蛇膠囊（R. S. C. ）。

6. 調整免疫功能

如黃芪、人參、枸杞子、靈芝、刺梨、絞股藍、首烏、黨參、沙棘、白朮、女貞子、西洋參、柴胡、菟絲子、山藥、玉竹、三七、杜仲、桑葚、蜂膠等79味中藥可啟動T淋巴細胞；人參、刺梨SOD、黃芪等可啟動天然殺傷細胞；枸杞子、西洋參、柴胡、菟絲子等可改善B淋巴細胞功能；人參、山藥、玉竹等可促進干擾素生成；另有不少單味中藥及中藥製劑，如人參、刺梨SOD、心腦舒通、黃芪、桑葚、杜仲等，對免疫系統功能有雙向調節作用。

7. 改善微循環

中成藥製劑如心腦舒通、銀杏製劑、人參、刺梨SOD、羅布麻、昂立舒腦液等。

8. 改善自由基代謝

如人參、靈芝、刺梨SOD、心腦舒通、複方海蛇膠囊（R.S.C.）、黃精、紅景天、當歸、玉竹、淮山藥、熟地、絞股藍、銀杏製劑、枸杞子、五味子、五加皮、肉桂、丹皮、女貞子、漏蘆、花粉、羅布麻、刺梨、蛤蚧、首烏等58味中藥具有抗氧化作用，可提高細胞內SOD含量，降低血清LPO，使腦、肝組織中SOD活性提高，脂褐素含量減低，改善自由基代謝。

9. 綜合作用

如人參、絞股藍、首烏、刺梨 SOD、心腦舒通、羅布麻、銀杏製劑、沙棘、刺五加、靈芝、黃芪、複方海蛇膠囊（R.S.C.），複方製劑如「青春寶」、「還精煎」、「衡法二號」、「養生寶」、「活力蘇」、「羅布麻茶」、女貞子、五味子、菟絲子、黃精、黨參等。

10. 中藥複方

有百餘種，常用的有以下 5 種。

（1）首烏延壽丹（益齡精）：補肝腎，養陰血，主治肝腎陰虛。實驗顯示其可延長果蠅平均壽命，降低心肌脂褐素，提高紅細胞 SOD 含量。該方中首烏、菟絲子、桑葚等 7 味中藥，另有降脂、降壓、提高免疫功能等作用。

（2）龜齡集：為明清宮廷方，由人參、鹿茸、枸杞子、生地、海馬等 29 味藥組成，有補陽固腎、填精補腦等功能，主治腎陽虧損等，可增強動物腎上腺皮質功能，有促性激素樣作用，改善免疫功能及記憶辨別能力。

（3）六味地黃丸：補腎養陰，主治肝腎不足，可提高免疫功能，其中熟地、淮山藥可改善自由基代謝。

（4）金匱腎氣丸：係六味地黃丸加肉桂、附子等，補腎溫陽，用於腎陽虛，可提高體內性激素水準，調整下丘腦－垂體－性腺軸功能。

（5）四君子湯：由人參、白朮、茯苓及甘草組成，可補氣健脾，明顯改善肝細胞超微結構，增加胸腺重量，提高免疫功能，降低血清 LPO 及肝中脂褐素含量。

用中藥抗衰老須注意辨證施治。

二、藥物干預所用的西藥製劑

1. 改善腦部血液循環及腦功能的藥物

能延緩大腦衰老，維護大腦功能。

（1）改善腦血流的藥物：如心腦舒通、環扁桃酯、二氫麥角鹼（海得琴）、尼莫地平、腦通、鹽酸氟桂嗪、腦益嗪、銀杏製劑、二十碳五烯酸（EPA）+二十二碳六烯酸（DHA）等，國內還有多種製劑，包括多烯康、魚油烯康及深海魚油類製劑等。特別應提到，小劑量應用阿司匹林（25 mg），每日2～3次。可由降低血小板聚集率而改善腦血流，因而可以減緩大腦功能衰退。

（2）改善腦代謝、腦功能的藥物：如腦復康、茴拉西坦、石杉鹼甲（雙益平、哈伯因、亮邦）、DHA+EPA、CAMP、氯酯醒、吸氧療法及神經生長因數（NGF）等。花粉製劑亦可能有改善腦功能的作用。

2. 抗氧化劑、針對自由基及交聯形成的藥物

如維生素E、維生素C、β-胡蘿蔔素、L-Deprenyl即丙炔苯丙胺、刺梨SOD、人參、心腦舒通、紅景天、絞股藍、銀杏製劑、氯酯醒、丁基羥甲基苯（BHT）、二十碳五烯酸（EPA）+二十二碳六烯酸（DHA）、茶多酚、紅葡萄酒、硒化物、還原硫、空氣負離子及超氧化物歧化酶（SOD）等。花粉製劑也可減輕老年斑，褪黑素亦有抗氧化作用。

3. 改善免疫功能、增加機體防病抗衰功能的藥物

如核酸、維生素C、維生素E、鋅、有機硒、鍺等。刺梨SOD、心腦舒通、銀杏製劑等可提高天然殺傷細胞

（NK 細胞）活性。

4. 激素

如尼爾雌醇（包括加少量雄性激素）、脫氫表雄酮（DHEA）、生長激素、11– 酸睾酮及松果體素（褪黑素）等。褪黑素亦有抗氧化作用。對雌激素使用的安全性問題近來有不同看法，特予說明。激素療法作為抗衰老研究的熱點，可望取得一些進展。

5. 核酸製劑（DNA、RNA）、胎盤組織液、細胞療法及內分泌腺體製劑等可幫助細胞修復，改善內分泌功能。

6. 膜穩定劑

如維生素 E、普魯卡因（如福康樂CH3 及 H3）、氯酯醒、鋅鹽等。

7. 某些微量元素如硒、錳、鋅及多種維生素、花粉製劑、蜂膠。

8. 複方製劑

包括維生素（A、B、C、E）、微量元素、普魯卡因與人參、黃芪、黃精、靈芝、首烏、丹參等配伍的複方製劑。

9. 改善微生態製劑

益生菌主要包括乳酸桿菌、雙歧桿菌及腸球菌。應採用固體製劑以保證活菌數量（活菌類益生菌保健食品在其有效期內活菌數目不得少於 10^6 / g（或 10^6 / ml），這些有益菌可以補充老年期人體內有益菌的減少，從而有助於微生態的改善，減少腸道細菌毒素量而有益於健康。

10. 基因療法

Sohal 等將銅（Cu）、鋅（Zn）、SOD與過氧化氫　基因導入果蠅，所得轉基因株中這兩種基因比野生型（2 個拷貝）多 1 個拷貝。它們的 SOD 活性比野生型高 26%，過氧化氫　活性高 73%。轉基因株不僅平均壽命延長 1 / 3，最高壽限亦有所延長，與增齡相關的 DNA 及蛋白質的氧化損傷現象減輕。DNA 內源性氧化損傷產物 8氧 OHdG（8 氧-7，8 二氫 α 脫氧鳥苷，一種線粒體 DNA 脫氧鳥苷自由基加成物）隨增齡增多的現象減緩，易遭氧化損害的 6- 磷酸葡萄糖脫氫酶隨增齡活性下降現象延緩。此外，DNA 對 X 線照射的抵抗力增強，照射後 DNA 氧化損傷較輕，果蠅的行動加快，代謝潛力（以成年後單位體重耗氧量計）增強了 30%。

根據最近發表在《科學》雜誌上的一篇報告，美國研究人員成功地修改了一種小蠕蟲的基因組成（Daf-2 和 Daf-16 基因），同時避免通常會引起喪失生殖能力的副作用，從而使它的壽命延長 1 倍。該技術修正控制激素活性的基因，這種基因控制一種胰島素受體和一種激素生產啟動子密碼，這種激素生產因數對老鼠和果蠅的壽命有影響，部分鈍化 Daf-2 基因有可能使蠕蟲的壽命延長 1 倍。這種影響可能對人類同樣重要，人類亦有此種基因，科研人員據此提出這一研究可能是延長人類壽命的一個突破。

另外，常用的基因療法還有克隆技術（細胞核移植技術）、人類胚胎幹細胞培養和誘導技術、組織工程（器官重建技術）等。

傅文慶提出「去衰老實施方案」，對以上幾點提出了某些設想，認為所提出的技術方案有可能由科研使老年人群的器官和機體實現修復與復壯（去衰老），並指出「去衰老工程」是極為誘人的工程，即使困難重重，但只要去做，就有成功的希望。

11. 必須同時重視防治動脈硬化，必要時應及早採用降脂藥物，包括他汀類藥物。有學者曾提到，動脈硬化是各種臟器衰老的重要誘因。防治動脈硬化也應作為抗衰延壽的重要內容之一。

第四節　重點介紹某些抗衰老製劑

上一節列出了很多抗衰延壽的中西藥物及製劑，本節將重點介紹某些藥物製劑。這裏必須說明，本節介紹的製劑，一般講國內外都曾有過研究，而且有一些結論性意見，我們對其中的不少製劑也曾進行過研究，儘管如此，對這些製劑的評價也只能說是初步的，包括對抗氧化劑的評價。但是，我們認為作為目前國內外研究熱點的抗衰延壽問題，當然應該也有可能提出一些初步看法，僅供大家參考。抗衰老製劑有很多種，在此難以一一介紹，但應該說一些有代表性的製劑還是盡可能地予以介紹了。

1. 抗氧化劑

自由基氧化損傷作為衰老機制之一，目前仍在進行深入研究，衰老及機體壽命與體內自由基的產生及高度糖基化終末產物（AGEs）有一定關係，與體內抗氧化能力有相關關係。機體記憶體在天然的抗氧化系統，與攝入的抗氧化食物及製劑共同發揮著抗氧化的作用，二者互補，維持著機體自由基代謝的平衡。但是，增齡可使機體的抗氧化系統能力減弱。如果不能制止自由基對細胞的破壞作用，那麼，自由基的損傷作用就會逐漸增大，最終導致機體衰老。

自由基可損傷去氧核糖核酸（DNA），蛋白質及脂類。儘管細胞隨時都在清除被破壞的DNA基質並修復它們，但老年人機體DNA基質受損的程度仍在增加。針對自由基氧損傷，近年來對抗氧化劑進行了廣泛深入的研究。

（1）體內抗氧化酶：我們機體細胞內有超氧化物歧化酶（SOD）、過氧化氫酶及谷胱甘肽過氧化物酶（GSH-px）。這三種酶由對自由基代謝的作用，使體內自由基與抗氧化劑維持平衡。氧分子經代謝後，產生超氧離子，即過氧化氫（H_2O_2）。SOD由化學反應將超氧離子轉化為H_2O，過氧化氫酶和谷胱甘肽過氧化物酶則使H_2O_2轉換成H_2O。上述三種酶與機體攝入的維生素E、維生素C、β－胡蘿蔔素及合成的松果體素，均可經由抗氧化作用而延緩衰老。一些中藥製劑可提高紅細胞SOD、過氧化氫激酶及谷胱甘肽過氧化物酶含量。

（2）維生素E、維生素C及β－胡蘿蔔素等抗氧化劑：

①維生素E：維生素E易被氧化而阻止超氧化離子過氧化氫的氧損傷作用。脂褐素是細胞中類脂質在自由基的作用下生成的類脂質過氧化合物，即過氧化脂質（LPO），可導致細胞衰老。維生素E和類脂質自由基作用形成α－生育酚自由基，類脂質自由基轉化成不飽和類脂質，α－生育酚自由基再與其他類脂質自由基作用，使之轉化成不飽和類脂質，最後α－生育酚自由基轉化為α－生育醌，故1個分子的維生素E可使2個分子的類脂質自

由基轉化成多不飽和類脂質。谷胱甘肽進一步將帶有自由基的中間產物還原為維生素 E。維生素 E 由反覆循環使用而起抗氧化作用。

② 維生素 C 及 β－胡蘿蔔素：維生素 C 及 β－胡蘿蔔素在機體內同樣起著重要的抗氧化作用。體內維生素 C 水準下降，與動脈硬化、認知功能衰退，甚至腫瘤的發生，都有一定關係。

③ 抗氧化劑的補充：

Ⓐ從正常飲食中可以得到一定量的抗氧化劑，如維生素 E、維生素 C 及 β－胡蘿蔔素等，中老年人必須保證每日進食 500g蔬菜及 2～3 個水果；

Ⓑ中老年人有必要另外補充一些維生素 E、維生素 C，但劑量不宜過大。一般可用維生素 E，每日 60～100 mg，維生素 C，每日 300～600 mg。不贊成補充大劑量維生素 E，如超過 100 mg。近有報導，補充大劑量維生素 E 反而對健康不利。

④其他改善機體抗氧化作用的中藥製劑：下文將要介紹的很多製劑，如人參、絞股藍、刺梨濃縮液、心腦舒通、銀杏製劑、複方海蛇膠囊、松果體素及核酸等，經研究發現，均可改善自由基代謝，提高紅細胞 SOD、GSH-Px、過氧化氫激酶含量，降低血清過氧化脂質（LPO）含量。

2. 免疫增強與調節劑

前文曾提到免疫功能狀況（以天然殺傷細胞即 NK 細胞作為觀察指標）與衰老及長壽有一定關係。國內外其他研究也已證實，人體衰老時免疫功能下降，免疫功能下降又經由誘發疾病和自身免疫變態反應反過來促進衰老。因此，免疫增強、免疫調節可能有助於抗衰延壽。

胸腺激素有增強免疫作用，能提高免疫細胞功能。胸腺激素亦可增強體外培養淋巴細胞功能。胸腺五肽（TP5）、胸腺素、白細胞介素-1（IL-1）、白細胞介素-2（IL-2）和γ-干擾素均可改善老年人免疫功能。胸腺五肽（TP5）可改善老年人延遲型變態反應。

3. 魚油製劑

魚油製劑內含有二十碳五烯酸（EPA）及二十二碳六烯酸（DHA），二者都是不飽和脂肪酸，因而可用於降低血脂和防治動脈硬化，亦有助於防治心腦血管病、老年性癡呆及抑鬱症。

最近，英國科學家彼特博士發現，深海魚油具有明顯的抗抑鬱症功效。我們用魚油烯康研究發現該製劑可降低血漿黏度及血小板聚集率，可使人紅細胞SOD、過氧化氫激酶、谷胱甘肽顯著升高，血清過氧化脂質（LPO）顯著降低，微循環改善，另使天然殺傷細胞活性顯著提高，心血管動力學顯著改善，記憶商增加，反映大腦功能的光反應時間縮短，因而我們認為可用魚油製劑作抗衰延壽之用。該類製劑無明顯副作用。

4. 阿司匹林

研究顯示，阿司匹林在預防一過性腦缺血對象發展為中風及預防不穩定性心絞痛和心肌梗塞對象中，對於預防非致死性心肌梗塞及降低心血管病死亡率是有效的。但是，阿司匹林應主要用於有高危因素的老年人，如患冠心病、一過性腦缺血或曾患過中風與心肌梗塞者，而不建議應用於無症狀性、無上述情況的非高危物件。

當然，作為老藥新用，小劑量阿司匹林已廣泛用於老年人防治心腦血管病，其作用機制主要為減少血小板聚集率，改善微血流狀態。我們前面談到微循環障礙是衰老的機制之一，因而阿司匹林有可能起到防治心腦血管病、改善微循環及抗衰延壽的作用。

美國國立衛生研究院衰老研究所哈甫里醫生等發現，阿司匹林還能有效減緩老年人大腦功能的衰退。患關節炎的老人中的老年性癡呆患者比例較低，認為很可能是因為他們經常服用阿司匹林等解熱鎮痛藥之故。

我們體會所謂小劑量阿司匹林是每天服 50～75 mg，如每日服 25～50 mg 則劑量偏小。如此小劑量是比較安全的。但老年人服用時必須注意有關事項：

① 有胃及十二指腸潰瘍出血史、潰瘍性結腸炎、痔瘡、肝硬化、食管靜脈曲張者應禁用；

② 有出血性腦血管病及血壓過高者禁用；

③ 近期內做過眼科、內臟、顱內手術者禁用；

④ 有出血史者應慎用；

⑤ 手術前 1～2 週停用；

⑥ 有特殊情況者應定期復查血小板；

⑦ 注意皮膚黏膜有無出血傾向，必要時查大便隱血試驗；個別對象如有服用小劑量即皮膚出血病史，以後應禁用。

5. 人參、絞股藍、銀杏製劑

中國部分老年人有用人參長期進補的習慣。絞股藍亦含有人參皂苷，故又稱南方人參。二者都可使人紅細胞 SOD、過氧化氫激酶、谷胱甘肽含量顯著升高，血清過氧化脂質（LPO）顯著降低，微循環改善。另使天然殺傷細胞活性顯著提高，心血管動力學顯著改善，記憶商增加。我們體會這幾種中藥製劑都有抗衰延壽之用，大劑量絞股藍另有降脂作用。

但是，人參的服用劑量不可過大，以免產生高血壓、失眠、腹瀉等人參綜合徵的副作用。一般講這些製劑是較安全的。人參須是人參細支根及鬚根，含有人參皂苷量並不低於人參且價格便宜，我們研究結果顯示其也具有上述作用，因而值得推薦。

銀杏製劑亦可改善自由基代謝、心血管動力學及微循環，降低血黏度及血小板聚集率，改善認知功能，用藥較安全。以上三種製劑可視為有一定抗衰作用。

6.刺梨濃縮液

刺梨濃縮液是從中國貴州省一種天然水果刺梨汁中提取並濃縮的，另加入SOD而成，含有SOD、多糖、維生素C、維生素E和多種微量元素。我們運用雙盲法臨床觀察發現，該製劑可提高天然殺傷細胞（NK細胞）活性，增加血液紅細胞SOD、過氧化氫激酶、還原型谷胱甘肽含量，降低血漿LPO水準，使微循環及心血管功能好轉，可使光反應時間縮短（簡單反應時及選擇性反應時），記憶商（WMS測定的MQ值）較對照組顯著提高。

由此可見，該製劑有抗氧化作用，可改善免疫功能及大循環與微循環，改善認知功能，因而認為有一定抗衰作用。該製劑無副作用。

7.羅布麻製劑

我們發現羅布麻茶可以顯著提高SOD，可使人紅細胞

SOD、血清過氧化脂質（LPO）顯著降低，改善微循環；使天然殺傷細胞活性顯著提高，心血管動力學顯著改善，心電圖上反映動脈硬化指標的 RP 間期縮短（好轉），認知功能改善；還有降低血壓、降低血清膽固醇及血清三酰甘油、提高血清高密度脂蛋白、降低血小板聚集率的作用，長期服用有防治動脈硬化及抗衰延壽的作用。

8. 心腦舒通

心腦舒通係從傳統中藥蒺藜全草提取的甾體皂苷製劑，含有生理活性的呋甾皂苷等 10 種皂苷，並含有甾醇、槲皮素、黃酮醇苷、生物鹼等多種成分，具有降血脂、抗動脈硬化、增強心肌收縮、緩解心絞痛、降低全血黏度等作用。

我們研究發現除上述作用外，心腦舒通還可以顯著提高 SOD，可使人紅細胞 SOD、過氧化氫酶、谷胱甘肽含量顯著升高，血清過氧化脂質（LPO）顯著降低，微循環改善，還使天然殺傷細胞活性顯著提高，心血管動力學顯著改善，心電圖上反映動脈硬化指標的 RP 間期縮短（好轉），記憶商增加。我們體會該藥既可增加天然殺傷細胞活性，增強機體的免疫功能，又可增加部分抗氧化酶活力，降低 LPO 值，有可能減輕自由基損傷的作用，且對微循環狀態有顯著改善作用，可改善動脈彈性，提高記憶商，因而認為該製劑有延緩機體生理性與病理性衰老進程的作用。該製劑較為安全，無明顯副作用。

9. 維生素與微量元素

我們用代謝方法研究發現，維生素 B_1、維生素 C 及複合維生素 B 在老年人中呈現相對缺乏狀態。不少老年人主訴乏力、消化功能不好、食慾不佳、下肢浮腫，但全面檢查後並未發現特殊情況，經補充維生素B_1、維生素C或複合維生素B 1～2個月後症狀消失。

有報導人二倍體纖維母細胞的衰老與上述維生素缺乏有關，維生素可增加人二倍體纖維母細胞的傳代次數。維生素C另有抗氧化作用。因而老年人應該補充上述維生素。

建議維生素C每次服用200 mg，每日3次，共600 mg；維生素B_1每次服用10 mg，每日3次，共30 mg；複合維生素B每次2粒，每日3次。

另外，維生素E有抗氧化作用，結合前面討論的氧損傷與衰老的關係，認為補充維生素E是必要的（90～100 mg / d），但不贊成特大劑量。微量元素鋅、硒可改善老年人免疫功能，硒亦可改善自由基代謝。

10. 普魯卡因製劑

普魯卡因是對氨基苯甲酸的β－二乙氨基乙酯，pH值為7，口服或肌注吸收後30分鐘被血液和肝臟中酯酶分解，產物對氨基苯甲酸PABA（稱為H_1）、二乙氨基乙醇DEAE（稱為H_2）均迅速由尿液排出體外。

普魯卡因在體內的水解產物PABA和DEAE均無毒，並能與普魯卡因分子一起對神經系統起作用，H_3對神經系統有親和力，對大腦皮層有直接營養作用，對自主神經紊亂有調節作用。

治療後心排血量（CO）、射血分數（EF）明顯增加，周圍血管總阻力（TPR）有明顯降低，甲皺微循環有改善，短時記憶功能測定好轉，可使血漿CAMP濃度增高，間接地反映細胞內CAMP產生增多。關於普魯卡因製劑的抗衰延壽作用仍需做長期科學觀察。

11. 複方海蛇膠囊（R.S.C.）

複方海蛇膠囊可以顯著提高SOD，可使人紅細胞SOD、過氧化氫激酶、谷胱甘肽含量顯著升高，血清過氧化脂質（LPO）顯著降低，微循環改善，另使天然殺傷細胞活性顯著提高，心血管動力學顯著改善。

由千餘例對比研究觀察發現，複方海蛇膠囊可提高記憶商，改善認知功能，另發現對提高中老年男性性激素水準有一定作用，對增齡相關記憶障礙（AAMI）及輕度認知功能障礙、老年期癡呆（包括老年性癡呆、血管性癡呆）有改善作用。我們體會該藥對老年可有保健及抗衰延壽作用。該藥較安全，未發現明顯副作用。

12. 核酸製劑

核酸分為去氧核糖核酸（DNA）和核糖核酸（RNA）兩大類，與蛋白質等一樣是構成人體細胞的生物大分子，由鹼基、核糖和磷酸組成。鹼基又分嘌呤和嘧啶兩種。一個鹼基連上核糖就是核苷，再連上一個磷酸就是核苷酸，許多核苷酸按一定順序連接起來就構成核酸。核酸具有編碼遺傳命令的功能，攜帶基因。而內源性和外源性的鹼基、核苷、核苷酸都沒有遺傳功能，不帶有任何遺傳信息，但它們有許多生理和營養功能。

在身體代謝下降及增齡衰老時，體內核酸合成能力下降，天然食物中核酸的含量是不夠用的，可以導致出現一系列衰老徵象，此時可以補充食物核酸。

許多研究結果支援補充食物核酸對上述狀態有營養作用，如提高免疫力，抗疲勞，抗氧化，調節血脂，促進細胞再生與修復，抗放射性和化療損傷，調節其他營養素的利用等。核酸營養的作用是由改善細胞的活力而提高機體各系統的自身功能和自我調節能力，達到動態生理平衡，因而認為補充核酸可以延緩衰老。對此仍需做長期雙盲觀察。補充核酸須注意量不能過多，以免導致高尿酸血症和痛風。

13. 茶葉與紅葡萄酒

茶葉含有茶多酚，可提高紅細胞 SOD 含量，降低血清 LPO，改善自由基代謝，提供某些微量元素及維生素。我們以人二倍體纖維母細胞為模型研究，發現茶多酚可促進細胞代謝，改善細胞核衰老，故認為長期飲茶有助於改善自由基、細胞代謝。

另外，長期飲茶有一定抗癌作用，可作為保健、抗衰、延壽之用。但是，我們發現過高濃度茶對細胞有一定損傷，故不宜長期服用濃茶。

國外多次大量報導，長期服用紅葡萄酒可降低血小板聚集率，對防治血栓、動脈硬化及心血管疾病有一定作用（有報導冠心病危險性可能減少 1 / 2，心血管病死亡率可能降低 1 / 4），可延緩認知功能減退，亦可能降低老年期癡呆發病率。

它含有可改善自由基代謝的成分（白藜蘆醇），有報導紅葡萄酒的抗氧化作用強於維生素 E，適量（每日 50g左右或 3～4 小杯）飲用對身體有益，但不宜過量。

14. 性激素

女性更年期後雌激素水準下降，與老年女性老年性癡呆、性功能減退、骨質疏鬆及心血管疾病有一定關係。多年來研究顯示，在醫生嚴格指導、監護下，服用小劑量雌激素對改善老年女性生活品質及防治上述疾患有一定作用。國內常用雌激素為尼爾雌醇（含少量雄性激素）。

但最近一些研究結果對這一提法有某些不同意見，認為必須個體化對待。對於男性老年部分性雄性激素缺乏（PADAM）患者，適當給予脫氫表雄酮（DHEA），對延緩男性性功能減退有一定幫助，必要時可用11-酸睾酮。關於性激素的抗衰延壽的作用及其安全性仍有待作進一步研究。

15. 松果腺素

松果腺素（MLT，褪黑色素）是哺乳類動物松果腺合成的重要激素，類似5-羥色胺，使蛙皮膚顏色變淺的作用較去甲腎上腺素強10倍，亦稱褪黑色素。MLT合成受控於環境光照－黑暗週期反應，光照刺激由視網膜下丘腦束到達視交叉上核，再傳遞到松果腺，抑制MLT合成。

MLT有24小時節律與季節性節律，24小時節律峰值在晚間正常睡眠時間。日夜MLT的差異，青年人顯著高於老年人，老年人MLT水準較低。血清MLT隨增齡含量降低，但個體差異很大。

MLT對多種激素分泌具有調控作用，可調節器官功能，有助於內環境的穩定。MLT是強有力抗氧化劑，有清除自由基的作用，是內源性抗氧化劑。MLT對因自由基導致的許多增齡相關的疾病可能有一定的緩解作用。MLT可提高人體免疫功能，改善應激反應，降低患心血管疾病的危險性，對某些癌腫的發展可能有一定的緩解作用。MLT可逆轉APOEε4對老年性癡呆（AD）β-澱粉樣蛋白酶作用，可能有延緩腦衰老作用。

60 歲後，MLT 的血清濃度可能僅有年輕時的一半，故中老年人可以適量補充，但長期大量服用亦需考慮有促使松果腺分泌功能退化的影響。

以上製劑中，抗氧化劑（包括刺梨濃縮液）、維生素、魚油製劑、小劑量阿司匹林或人參、絞股藍、銀杏製劑、羅布麻、心腦舒通可在醫生指導下作為一般選用，必要時再進一步考慮其他製劑，包括核酸及性激素。茶葉與紅葡萄酒作為保健食品，建議常規飲用。

近有報導認為尚無充分證據可證實市場上銷售的一些抗衰老干預產品能夠顯著地減緩、阻止或逆轉人類的衰老，並指出生物醫學研究的主要目標和延長壽命不應該僅是延長生命，而應該是延長人們健康生活的時間。

第五節　衰老的非藥物干預

衰老的非藥物干預主要是採取各種保健措施，增強身體素質，提高老年期生活品質，延緩生理衰老，延長壽命。世界衛生組織將各種保健措施概括為四點，稱為健康四大基石，即合理膳食、適量運動、戒煙限酒、心理平衡。根據世界衛生組織 2002 年年度報告，長期堅持做好健康四大基石可延長壽命 10～15 歲。作好自我保健是抗衰老和延緩衰老的基礎。

關於健康四大基石，我們將在下一章重點介紹。此處著重介紹限食、吸氧療法及其他一些衰老的非藥物干預措施。

一、限 食

多年來研究已經證實，限制熱能攝入量，可以延緩齧齒動物的衰老，延長壽命。過去曾做過用大劑量維生素E餵食齧齒動物的實驗，結果觀察到實驗動物壽命延長，有人認為這實際上是因餵食大劑量維生素E而引起食物攝入量減少的結果。限食是否會延遲非人類靈長類動物的衰老呢？有作者報告，對小部分恒河猴進行預期壽命研究，在最初4年限食過程中，未見有關衰老的指標如中心體溫下降、糖耐量及胰島素敏感性改善、T細胞活性增強等有明顯變化。至於是否可在更長治療過程中顯示其干預效果，顯然值得進一步研究。

但是，關於人類能否透過限食延長壽命，這個問題較難進行相關研究。因為如從幼年或兒童時代開始，人必然長期處於相對饑餓狀態，從而影響生長發育，必將令人們無法接受。另外，嚴重饑餓必定會使體力降低，不能維持正常的生活、學習與工作。當然，適當減少食物及能量攝入量，盡可能避免超重及肥胖，對健康顯然是有益的。每天只吃七八分飽，更不要大吃大喝，要常帶三分饑，堅持下去，對抗衰延壽是有益的。

二、吸氧療法

作為衰老器官學說的一種，動脈氧分壓降低與衰老時染色體損傷、畸變及眼底動脈硬化有相關關係。Ardenne等認為衰老與動脈血氧飽和度、動脈血氧分壓降低有一定關係。老年人PaO_2（動脈氧分壓）降低後可導致組織缺氧、毛細血管變狹窄、血流量降低，可進一步加重組織缺氧，形成惡性循環。

他認為肺的這種特殊功能的減退是導致人體衰老的重要因素。氧氣是人體組織所必需的第一能源，PaO_2 降低及組織血流量減少導致紅細胞變形能力減退、僵硬、聚集，血小板聚集及黏附性增高及微循環障礙，使心力儲備相應減少，加重腦功能及肺功能的減退，加重血液循環障礙、心肌梗塞及腦溢血等導致的器官損傷，削弱機體免疫能力（可導致癌症）。

由吸氧、氧氣多步療法及高壓氧治療使因年齡增長、缺乏運動、疾病或精神負擔而降低的 PaO_2 升高，且維持數月之久，使閉塞的毛細血管暢通，人體器官和組織又能得到充足氧供應，腦代謝增高，可達到抗衰老的目的，使腦功能改善，體力、精神及機體抵抗力增強，且能減少心絞痛發作，預防心肌梗塞及腦血管意外的發作。

吸氧療法可以作為動脈氧分壓偏低的物件的抗衰老措施之一。近幾年市面上出現了制氧機，方便家庭應用。不過，吸氧療法與市場上一度流行的氧吧風馬牛不相及。氧吧的氧氣流量極低，且無一定的療程。隨便短時吸幾次低流量氧絕對達不到使氧分壓「返老還童」的目的。

三、氣功與太極拳

國內中老年人中，多年來流行用氣功及太極拳健身。研究顯示，這兩項運動除有一般健身作用外，對抗衰老也很可能有一定作用。

堅持練習氣功與太極拳，首先是做了一定量的運動，其次對心理及精神有很好的調節作用，對提高神經系統的靈活性及協調性及改善神經——內分泌系統的功能都可能有良好的影響，不失為一種很好的抗衰延年措施。

四、近紅外、遠紅外與奈米製品

我們體會這些理療方法有助於改善微循環，能提高紅細胞 SOD 含量，改善免疫功能，可作為老年人日常保健之用。

五、環境因素

1. 香味

有人研究測試，人經常處於蔥郁芬芳的花木叢中，皮膚溫度可以降低 1～2℃，脈搏每分鐘減少 4～8 次，心臟負擔減輕。常年生活勞動在百花叢中的園藝人員、護林人員一般健康狀況較好。

西班牙《生活》週刊報導，西班牙目前在世的長壽者中有 31%是園林工人。另有報導，保加利亞一個擁有 60 多個百歲老人的山村，森林蒼翠，鳥語花香，進入花叢樹林，花香撲鼻，沁人心脾，情緒不佳和疲勞都會很快消除，使人覺得輕鬆、寧靜。

這些顯示香味對老年人健康是有益的。種樹養花，定會使您生活愉快、身強力壯、延年益壽。

2. 綠地

東京醫科大學高野、中村報導，他們進行了歷時 10 年的都市綠化與健康關係研究，從 1992 年起跟蹤 3144 名分在 1903、1908、1913、1918 年出生的東京老年居民，調查其健康長壽與住宅區綠地面積的關係。

研究結果顯示，與住宅區無綠地的老年居民相比，有綠地的居民健康壽命明顯增加。排除年齡、性別、婚姻及社會經濟狀況等因素後，至今存活的 2211 位老人中，有兩個因素顯著地與他們的健康長壽相關：住地建有可供鍛鍊活動的綠色公園及居民對綠色住宅區的珍愛。住宅區有綠地不僅增加社區居民鍛鍊活動和相互交流機會，且居民有一種主人公的好心態，這些都有益於身心健康。

第四章
老年保健的四大基石

第一節　不良生活方式的危害

近年國內外研究證實，不良生活方式包括不良飲食習慣及缺乏運動，是「亞健康」、高血壓、冠心病、糖尿病、高血脂、肥胖症、代謝綜合徵及慢性阻塞性肺疾患、某些腫瘤發生的重要誘因。而上述老年常見慢性病正成為威脅老年人健康的主因。

一、不良生活方式與慢性病及腫瘤

2004年10月12日衛生部公佈2002年8～12月「中國居民營養與健康狀態調查」結果顯示，中國15～64歲勞動人口中，慢性病的發病率已達52%，死亡率已占30%，其中高血壓患者人數已有1.6億，糖尿病人2,000多萬，血脂異常者1.6億。成人高血壓患病率為18.8%，患病人數較1991年增加7,000多萬，人群高血壓知曉率、治療率和控制率僅分別為30.2%、24.7%及6.1%。

大城市高血壓患病率最高，達20.4%。成人糖尿病患病率為2.6%，血脂異常患病率為18.6%，估計現有超重和肥胖人數分別為2.0億和6,000多萬，大城市的超重率和肥胖率分別高達30.0%和12.3%。由於超重比率較大，2002

年城市居民每人每日油脂消費量由 1992 年的 37g 增至 44g，脂肪供量比達 35%，超過世界衛生組織推薦的上限。城市居民穀類食物供量比僅為 47%，明顯低於 55%～65% 的合理範圍，另外奶類、豆類製品攝入過低，這些仍是普遍存在的問題。以上均極易導致肥胖及多種慢性疾病。

心血管病占中國人群死因首位。衛生部衛生統計年鑒資料顯示，2001 年中國人群因心腦血管病死亡占人口總死亡的比率城市為 38%，農村為 32%。中國人群冠心病病死率呈上升趨勢，腦中風病死率較為平衡，經 CT 診斷的腦中風病例中缺血性腦中風與出血性腦中風的比例約為 2：1，顯著高於西方人群。

中國人群心血管病的主要病因有高血壓、糖尿病、吸煙和血脂異常，如能將上述因素控制到正常水準，可以使冠心病和缺血性腦中風發病率降低 80%，出血性腦中風降低 63%。今後 20 年中國人口老齡化加速，60 歲以上的人口數將增加 65%，達到 1.7 億，老齡化帶來的慢性疾病患病人數將增加 55%。

我們調查 3 508 例兩組生活方式有所不同的人群，乙組運動量較少、心理壓力較大，老年常見慢性病如高血壓、冠心病、糖尿病、高血脂等的患病率均顯著高於運動量較多、心理壓力較小的甲組（見表 4–1）。

《2002 年世界衛生組織年度報告》指出，有 25 種危險因素導致數以百萬計的人過早死亡，每年大約有 3,200 萬人患冠心病或中風，死亡人數約為 1,200 萬，並導致數千萬人不健康地活著，而這些因素是可以預防的。世界衛生組織指出，這些因素包括吸菸、飲酒、高膽固醇、被動吸

表 4-1 兩組生活方式有所不同的中老年人群某些常見慢性患病率比較

組別		例數	高血壓患者數%		冠心病患者數%		糖尿病患者數%		慢性支氣管炎患者數%		高血脂患者數%	
甲組	<60	297	97	32.66	34	11.45	10	3.37	16	5.39	149	50.17
	≥60	891	296	33.22	74	8.31	34	3.82	157	17.62	320	35.91
	共計	1188	393	33.08	108	9.09	44	3.70	173	14.56	469	39.48
乙組	<60	467	237	50.75	94	20.13	26	5.57	205	43.90	320	68.52
	≥60	1583	1040	56.13	846	45.66	305	16.46	858	46.30	1491	80.46
	共計	2320	1277	55.04	940	40.52	331	14.27	1063	45.82	1811	78.06
甲乙比之P值	<60			<0.01		<0.01		>0.05		>0.01		<0.01
	≥60			<0.01		<0.01		<0.01		<0.01		<0.01
	共計			<0.01		<0.01		<0.01		<0.01		<0.01

煙和肥胖等。這些因素可使人類的健康壽命減少 1 / 3。全世界特別是中高收入國家有 10 億成年人體重超重或肥胖。北美和西歐每年有 50 萬人死於肥胖及其相關的疾病。

以上數據顯示防治老年慢性病的重要性和緊迫性。而防治這些老年病仍應以改變生活方式為主要措施。許多國家如美國和芬蘭的研究都表明，哪怕是相關生活方式的適當改變，就可預防 50%～60%的 2 型糖尿病的發生。

一個人的一生中，由保持合理的飲食，正常的體重以及適當的體力活動，1 / 3 的癌症是可以預防的（全球每年出現 1 000 萬癌症患者，半數以上在發展中國家。全球每年有 600 多萬人死於癌症）。健康生活方式可使高血壓發病率下降 55%，腦中風發病率下降 75%，健康的生活方式是世界上花錢最少、最方便和效果最好的養生之道。

二、不良生活方式與亞健康

亞健康也可以說是區別於健康即第一狀態與疾病即第二狀態的第三狀態，所謂疲勞綜合徵就屬於亞健康。

近年來，由於不良生活方式及其他因素導致中老年人面臨亞健康的威脅，特別是高級知識份子、企事業高級管理人員更是首當其衝，不同程度亞健康狀態在以上人群中占 50%～70%。世界衛生組織估計目前有 60%～75%的人處於不同程度的亞健康狀態。

中華醫學會調查發現，高級知識份子、企業管理者的亞健康發生率高達 70%以上，沿海城市高於內地城市，腦力勞動者高於體力勞動者。調查顯示，這些人常常感到疲勞、乏力、頭暈、頭痛、失眠、精神不振、情緒欠佳、懶於應酬、效率下降、自閉傾向、食慾減退、耳鳴、胸悶、思想渙散、渾身不適、記憶力下降、免疫功能降低、容易感冒、性功能減退、體重增加、頸椎僵硬、心悸氣短、容易暈車等。亞健康最突出的表現就是容易疲勞。

亞健康狀態可分為生理性（軀體性）亞健康、心理性亞健康及社會適應性亞健康。

亞健康的發生因素是多方面的，有生理性、心理性及社會性因素（包括人際關係受到壓抑、打擊）等，但持續處於緊張、高壓力狀態是主要因素之一。亞健康一般可分為輕、中、重度 3 個層次。輕度者生活品質降低，經過適當休息、適當運動、外出旅遊，就可消除有關症狀。中、重度亞健康會出現上述多種症狀，嚴重時會大大影響人們的生活與工作，而且可能逐步造成機體的器質性損害。但這些人體檢時常常查不出真正的病因，這一人群如不儘早改變生活方式，長期下去將可能導致一些慢性病。

對這些人的處理原則是勞逸結合，適當運動，採取有規律的生活方式，學會以輕鬆的心態對待生活，不要自我加壓，要吃好睡好，學會自我心理調節，必要時也可考慮服用某些保健品，但主要還是應以調整生活方式為主，做好自我保健。

三、慢性疲勞綜合徵

美國疾病控制預防中心（CDC）1988 年認為「慢疲」是指包括疲憊感、頭痛、睡眠障礙、注意力集中困難及肌肉疼痛等在內的症狀群，1994 年更將標準定為：持續 6 個月及以上的無法解釋的嚴重疲勞，有明確的發作表現，不是由於持續工作所致，休息並不能使之緩解，功能性改變；同時存在 4 個或 4 個以上的症狀，如記憶力下降、注意力不集中、咽痛、淋巴結腫大、肌肉酸痛、多處關節疼痛、頭痛，睡眠後頭暈疲乏等。過勞死可能與長期疲勞過程中神經內分泌紊亂有關。

研究表明，機體長期高強度、超負荷勞作，缺乏及時的恢復和足夠的營養補充，而導致神經及肌體細胞的功能障礙及超前老化，其超過一定限度即可發生過勞死。這是過勞死的主因，故慢性疲勞綜合徵者（CFS）可以說是過勞死的潛在候選者。

四、不良生活方式與代謝綜合徵

近來受到普遍關注的代謝綜合徵，除與遺傳因素有關外，也與生活方式有一定關係。

1. 代謝綜合徵的 4 個重要表現：

（1）肥胖，尤其是中心型肥胖；

（2）糖耐量減退或 2 型糖尿病；

（3）脂代謝異常；

（4）血壓偏高或高血壓。

2. 1999 年世界衛生組織正式提出代謝綜合徵的名稱及初步診斷標準：

（1）糖耐量或空腹血糖異常（IGT 或 IFG）或糖尿病；

（2）胰島素抵抗：由高胰島素葡萄糖鉗夾技術測定的葡萄糖利用率低於下位 1 / 4 位點；

（3）高血壓：BP≥140 / 90 mmHg；

（4）高甘油三酯（≥1.7 mmol / L）和 / 或低 HDL 膽固醇（男性＜0.9 mmol / L，女性＜1.0 mmol / L）；

（5）中心性肥胖：男性腰臀比＞0.9；女性腰臀比＞0.85 和 / 或 BMI＞30；

（6）微量白蛋白尿：尿白蛋白排泄率≥20 μg / min 或白蛋白 / 肌酐≥30 mg / g。

3. NECP-ATPⅢ標準：美國 2002 年公佈的國家膽固醇教育計畫成人治療組第三次指南（NCEP-ATPⅢ）提出了代謝綜合徵的診斷標準，符合以下 3 個或 3 個以上條件者即可診斷為代謝綜合徵。

（1）中心型肥胖：男性腰圍＞102 cm，女性腰圍＞88 cm；

（2）TG≥1.69 mmol/L；

（3）低 HDL-C：男性＜1.04 mmol / L，女性＜1.29 mmol / L；

（4）空腹血糖≥6.1 mmol / L；

（5）血壓≥130 / 85 mmHg。

我們體會美國診斷標準較適合臨床應用及中老年人參考。從美國診斷標準看，若有肥胖+高血脂＋空腹血糖偏高（未達糖尿病診斷標準）＋血壓偏高（未達高血壓診斷標準）4 項，即可診斷為代謝綜合徵，也就是說，儘管沒有高血壓、糖尿病，而只要符合上述 4 條就是代謝綜合徵了。代謝綜合徵已經不再屬於亞健康範疇了，而是向慢性病邁出了一大步。儘管它的發病原因及流行病學還需要進一步研究，但對廣大中老年朋友來說，改善生活方式以便更好地防治代謝綜合徵，已經是刻不容緩的事了。

代謝綜合徵雖從廣義上講，除肥胖症外，也可包括高血壓與糖尿病，但是從狹義來說，主要是指患慢性病前的最後一步。從健康走到亞健康，再從亞健康走到代謝綜合徵，最後從代謝綜合徵發展到患上慢性病，這整個過程中我們都是可以發揮主觀能動性，在各階段都大力堅持進行自我干預，改善生活方式，爭取收到較好的預防效果的。

第二節　自我保健在抗衰延壽中的地位

人的健康最珍貴，失去後不能用金錢贖回。世界衛生組織界定人的壽命 15%由遺傳基因決定，10%取決於社會外界因素，8%取決於醫療條件，7%取決於氣候及環境的影響，60%取決於自己即自我保健。所以說，健康靠自己，不做好保健工作，不能防治上述有關疾病，就根本談不上抗衰延壽。因而要想取得較好的抗衰延壽效果，首要條件是必須做好保健防病的工作，不然就會輕重不分、本末倒置，難以取得較好的效果，甚至可能會釀成苦果。

我們在這裏列舉一個現實的例子。國民黨元老陳立夫於 2001 年 2 月在台中病逝，享年 103 歲。他 90 多歲時仍經常參加一些社會活動。他笑談他的 48 個字的養生之道，「養身在動，養心在靜；飲食有節，起居有時；物熟始食，水沸始飲；多食葉菜，少食肉類；頭部宜冷，足部宜熱；知足常樂，無求常安。」這位百歲長壽老人為自己的長壽揭秘，實際上就在於堅持貫徹了自我保健，其中很多是符合健康四大基石的道理的，如養身在動就是說明運動的重要性，養心在靜就是說明心理平衡的重要性，同時談到了合理營養、飲食衛生以及勞逸結合的重要性，這充分顯示了自我保健的重要性。

一、身心健康的標準

WHO 憲章的前言中將健康分為身體、精神和社會 3 個方面，也就是說健康應包括軀體健康、心理健康和社會適應健康。據此制定身心健康的 8 條判斷標準為：① 吃得快；② 睡得快；③ 排便快；④ 說話快；⑤ 走路快；⑥ 個性好：溫柔和順，能適應環境，樂觀、坦蕩；⑦ 處世好；⑧ 人際關係好：寬大為懷，與人為善。

新修正案提出增加「心靈」的新提法，即健康標準應包括：軀體健康、心理健康、社會適應健康和心靈健康 4 項。

關於心靈健康問題，日本大阪大學人間科學研究所柏木哲夫教授強調心靈健康的重要性。他提出，新修正案有三大特點：① 追加心靈健康才是人類真正的健康；② 心靈健康已列健康內容的第三位，即依次為身體、精神、心靈、社會適應的健康，將人類的存在作為身體、精神、心靈的有機整體存在，而社會適應健康指參與社會的情況；③ 新加入「動態」是考慮到身體、精神、心靈、社會各因素相互影響方面。

心靈傷害主要表現為：① 不平衡感（為何如此對我？）；② 無價值觀（不想負擔家庭或他人的費用）；③ 絕望感（即使那樣做也沒有意思）；④ 罪惡感（遭報應）；⑤孤獨感（誰也不知道我的實際情況）；⑥ 脆弱感（我不行）；⑦ 遺憾感（誰也救不了我）；⑧判刑治罪感（為了正當地過日子）；⑨ 困惑感（如果有神為何受苦）；⑩ 無趣味感（我的人生白白浪費）。

評估心靈傷害的要點為：① 生命意義；② 人生價值；③ 苦惱的意義；④ 罪責感；⑤ 死後世界。

診斷心靈傷害應從過去、現在、將來入手，瞭解過去有無痛苦經歷和罪責感，現在有無孤獨、生氣，對未來有無恐懼和絕望。對待心靈傷害者應注意保持傾聽、支持、正直、直率、適應、接受、不舉證的態度。

二、做好保健工作對防治老年病的重要性

加強預防保健能提高老年人的預期健康壽命，據世界衛生組織最新年度報告，如果政府和個人共同努力對付影響人體健康的危險因素，人類的預期壽命可能延長 5～10

歲。《2002年世界衛生組織年度報告》指出，有25種危險因素導致數以百萬計的人過早死亡，並導致數千萬人不健康地活著，而這些因素是可以預防的。做好保健工作主要注意以下幾點：

（1）應做好病前一級預防與病後及早診治，必須重視常規體檢，包括預防性定期健康檢查和有針對性的重點檢查。透過定期檢查，可以及時瞭解和全面估計自身的健康狀況，聽取醫生的意見和建議，用以指導以後的生活保健。對原有的疾病要定期復查和比較，確定有無發展或減輕、穩定，有利於指導以後的治療和保健。健康檢查，也可以發現一些重要的疾病，如惡性腫瘤常常是在體檢時被發現，以做到早發現、早診斷、早治療。因此定期健康檢查是一項十分重要的預防措施。它也是加強老年人和醫生聯繫的一種方法。

條件允許，最好每年做1次全面身體檢查，中老年人中易患病者最好1年2次，以便發現導致患病的危險因子，及時防治，強化保健措施，維護身體健康。檢查項目應包括常規體檢項目，包括測血壓（每年至少測2次）、體格檢查、胸部X光攝片、三大常規（血、尿、大便）、測血脂及血糖、心電圖及有關癌腫的指標檢查（包括甲胎蛋白、CEA等）。必須強調三大常規的重要性，有時僅僅從大便隱血試驗陽性便可發現惡性腫瘤存在的端倪。

（2）必須重視體格檢查發現的情況並作進一步診斷和治療，不要忽視輕度的血壓、血糖、血脂升高（即所謂代謝綜合徵），而應給予積極的防治，切忌查而不有效治療，導致年年查、年年高，終成惡果。

（3）中老年人的預防性體檢除包括上述常規體格檢查項目外，一般還應包括以下重點項目：

① B 超檢查；

② 血液生化學檢查：包括檢查肝、腎功能、血糖、血脂、電解質、鈣、磷等，均應檢測腫瘤指標，必要時作血黏度、血小板聚集率、免疫功能、內分泌功能測定及骨密度檢查；

③ 內科、神經科、耳鼻喉科、眼科檢查及外科檢查（直腸指檢），另外男性還要做前列腺檢查，女性還要做婦科檢查；

④ 認知功能檢查；

⑤ 經過醫生問診檢查，需要時再加做針對性特殊檢查，使常規體檢與針對性個體特殊檢查結合起來，做到不漏診、不誤診，達到防治目的，基層單位可根據具體情況選擇某些體檢專案。

三、自我保健是抗衰延壽的前提

指導老年人做到自我保健、自我監護、自我健康管理，這是增強身體素質，提高老年期生活品質的重要措施。重點要教育好中老年人改變不良的生活方式和行為。不良生活方式如嗜菸、酗酒、不良的飲食習慣、缺乏運動、情緒易激動或情緒憂鬱等，都是健康與養生的大敵，是產生疾病的溫床。

採用健康的生活方式，關鍵是要養成良好的生活習慣。培養良好的生活習慣可以說是一個人的終身投資，會受益無窮。因此，有必要對中老年人經常開展衛生科普教育、常見老年病的健康教育，要透過廣播、電視開展義務醫療諮詢等活動，豐富老年人的醫療常識，同時也要積極總結中國醫學在老年保健與養生等方面的寶貴經驗，加以推廣和發揚。

國際老年學會提出老年人保健「十要」，請中老年人認真體味，身體力行定能獲益匪淺。

（1）講究飲食衛生：少食多餐，切忌暴飲暴食。

（2）保證適量運動：從簡單的散步到各項體育活動都可參加，但不要帶有競爭的心理。

（3）避免離群索居：保持與家人和朋友們的聯繫和往來，不要獨居一室，與世隔絕。

（4）不要停止工作：參加力所能及的體力勞動，常與人交談，尋找新的活動，克服年老無用的心理。

（5）傾聽他人呼聲：別人（年輕人和中年人）需要您的經驗和教益，應該滿足他們的不同需求。

（6）葉落當歸根：年紀一大，就很難適應新環境，此時應該回到您熟識的天地裏去生活。

（7）切忌閉門不出：不要當配偶的附庸，老夫妻倆整日呆在一起，閑得無聊，常常會導致莫名的爭吵。夫妻雙方都應該保持自己原有的情趣。

（8）提倡文化活動：退休後，可以有時間拾起以前被迫放棄的各種愛好，如閱讀、音樂、攝影等。

（9）注意儀容打扮：放棄對形體、服飾方面的講究，意味著其他一切方面的自暴自棄的開始。

（10）留出思考時間：緊張的社會或集體生活不可能給人以深入思考問題的機會，久而久之會導致個性的衰退，因此人到老年後，要有足夠的時間回首以往。

世界衛生組織將老年自我保健概括為健康四大基石，即合理膳食、適量運動、戒菸限酒、心理平衡。以下分別論述。

第三節 合理膳食

老年合理膳食的目標包括：

① 保證推薦的、合理的營養素供給量，補充必要的蛋白質、脂肪、碳水化合物、維生素、微量元素及某些常量元素（如鐵）；

② 防止營養過剩，包括限制總熱能攝入量及某些營養素攝入量（包括某些微量元素如硒、鋅，某些常量元素如鐵及某些維生素如維生素 A 等），防治高血脂、超重、肥胖症、動脈硬化及心血管病；

③ 預防及診治老年營養不良，決不應忽視老年營養不良問題，包括某些營養素的缺乏，如老年低蛋白血症、貧血及維生素 B_1、維生素 C、葉酸、鋅等缺乏。

在充分注意合理膳食的情況下，老年人應同時結合運動防治超重、肥胖及代謝綜合徵等慢性疾患，應使我們的體重指數〔體重指數 = 體重（kg）/ 身高 ^{2}（m^2）〕<23（最大亦應<24）。老年人膳食應強調限制鈉鹽攝入量，維持健康體重，限制飲酒，多吃水果、蔬菜及低脂肪食品。現市場上食品添加劑代用品（包括維生素、纖維素及保健、抗衰老的添加劑）較多，本節將從正常需要量考慮，給予老年人某些建議，以便趨利避害。本節除介紹各種營養素的

作用、需要量及基本的合理膳食要點外，亦將介紹某些研究進展。

一、能量需要量

食物轉化為能量，每克碳水化合物或蛋白質可轉化熱量 16.7 kJ，每克脂肪可轉化為 37.7 kJ。關於能量需要、推薦的每日膳食中能量供給量列表如下，從表 4-2 中可見。老年前期、老年 60～69 歲、70～79 歲及 80 歲以上每日能量供給量與成年人相比均有所調整，40～54 歲攝取熱能應比青壯年減少 5%，50～59 歲減少 20%，70 歲以後減少 30%左右。

(一)三大營養素

中國營養學會在 2000 年 10 月發佈了每日平均膳食營養素攝入量參考值，該標準也包括老年人的參考值。老年人因為基礎代謝率降低，活動量減少，他們所需要的能量也相應有所減少，如攝入量超過需要量，會形成超重甚至肥胖症，應控制總能量的攝入，維持理想體重，同時也應注意保持有關營養素攝入的充足和平衡。

中國營養學會 2000 年 10 月推薦的中國中老年人每日能量和蛋白質的推薦攝入量及脂肪供能比見表 4-2。

1. 蛋白質

蛋白質對人體有極其重要的生理功能。蛋白質是生命活動的物質基礎，是核蛋白、激素酶和抗體的重要組成成分，細胞的新生和修復、機體的激素酶和抗體的產生均需要蛋白質。青少年需要足夠量的蛋白質才能保證生長發育需要，成年人也需要補充一定量的蛋白質，以滿足蛋白質

表 4-2　能量和蛋白質的推薦攝取量及脂肪供能比

年齡（歲）	能量　推薦攝取量①（kcal②）		蛋白質推薦攝取量（g）		脂肪占能量百分比（%）
	男	女	男	女	
0～	95 kcal / kg③		1.5～3 g/（kg·d）		45～50
0.5～					35～40
1～	1100	1050	35	35	
2～	1200	1150	40	40	30～35
3～	1350	1300	45	45	
4～	1450	1400	50	50	
5～	1600	1500	55	55	
6～	1700	1600	55	55	
7～	1800	1700	60	60	25～30
8～	1900	1800	65	65	
9～	2000	1900	65	65	
10～	2100	2000	70	65	
11～	2400	2200	75	75	
14～	2900	2400	85	80	25～30
18～					20～30
體力活動					
輕	2400	2100	75	65	
中	2700	2300	80	70	
重	3200	2700	90	80	
孕婦			+200	+5，+15，+20	
乳母			+500	+20	
50～					20～30
體力活動					
輕	2300	1900			
中	2600	2000			
重	3100	2200			
60～			75	65	20～30
體力活動					
輕	1900	1800			
中	2200	2200			
70～			75	65	20～30
體力活動					
輕	1900	1700			
中	2100	1900			
80 及以上	1900	1700	75	65	20～30

注：凡表中數字缺乏之處表示未制定該參考值。

① 各年齡組的能量的推薦攝取量與其平均需要量相同。

② 1 cal = 4.184J，1J = 0.239 cal。

③ 爲適宜攝取量，非母乳餵養應增加 20%。

不斷分解又不斷合成的更新。

（1）每日適當的蛋白質供給量為 1.0～1.2g / kg，成年男子每人每天需要蛋白質 75～80 g，女子約需 70 g。中國近期目標是蛋白質攝入量每人每天 70 g，其中動物蛋白質占 20%。中國推薦的每日膳食中蛋白質的攝入量見表 4–2，老年男性每日 75 g、女性 65 g。必須重視蛋白質營養素的平衡。

（2）蛋白質來源有動物蛋白及植物蛋白，兩種蛋白因為氨基酸有差異而可互補。進食動物蛋白過多容易導致血脂偏高，進食植物蛋白則不會，但植物蛋白不能全部代替動物蛋白，因此不主張完全素食或過於限制動物蛋白。中國居民膳食以米、麵為主，但如過分強調以素食為主，將不能達到合理膳食。蛋白質供給應以優質蛋白為主，合理地搭配動物蛋白和植物蛋白。動物蛋白選用奶、蛋、瘦肉，特別應選用雞、鴨、魚等白肉，少吃牛、羊等紅肉，這些優質動物蛋白一般都能供給人體所必需的氨基酸。植物蛋白應選用豆類及其製品。

（3）老年人如按每日每千克體重計算，其蛋白質合成率僅相當於青年人的 63%～72%，因此一般認為老年人蛋白質的攝入量應高於一般成年人的每日 1.16 g / kg，為每日 1.27 g / kg。老年人吸收功能較差，應增加優質蛋白質，如奶類魚蝦類、瘦肉類及豆類。

（4）大豆製品如豆腐等，可提供高質量的蛋白質，它含有雞蛋、肉、牛奶和魚裡存在的各種基本氨基酸，與動物蛋白質形成互補，而不增加脂肪攝入量。很少有食品能像大豆那樣營養全面，有益健康。大豆含有豐富的維生素

B、維生素 E、鈣、鐵，脂肪含量很低。每天攝入 25～50 g 大豆蛋白可降低 4%～8%膽固醇及低密度脂蛋白。

另外，大豆中含有異黃酮及植物雌激素，所以大豆製品還可以將婦女更年期症狀減少 15%～45%（激素替代療法可減少 70%以上）。大豆中含有很多類似雌激素作用的營養成分，有助於調節內分泌，可有助於預防骨質疏鬆症，對老年人心腦血管病的防治也有一定幫助。大豆真可以說是健康美食。

但體弱、進食量少或消化吸收功能下降的老年人，每日蛋白質攝取量應比成人增加 10%，供給量可增至每日每千克體重 1.3g，同時應保證膳食蛋白質一半為優質蛋白質，如瘦肉、禽蛋、奶類、魚類、豆製品、海產品等。

但必須了解，如老年人長時間進食少，特別是長期患病者，容易出現血漿蛋白降低，應提高警惕。老年人細胞代謝功能較差，體內氮含量減少，使機體蛋白質的合成率降低，蛋白質的分解率亦比青年人低。長期低蛋白供應會導致體質下降，免疫功能減退，抵抗力降低。

我們調查發現，寺廟中的僧人血漿蛋白偏低，大部分人有貧血，長期素食長壽者也並不少見。高齡、長期進食偏少、偏食及一些慢性病患者貧血並不少見。老年人長期蛋白質供應量不足，除可導致血漿蛋白降低，造成機體負氮平衡外，亦可導致肌肉組織萎縮，酶活性降低，免疫功能及內分泌調節功能下降。

一般老年人均可透過飲食補充蛋白質，並不需要額外補充蛋白粉。食慾差、體質虛弱者，可每日補充蛋白粉 10～20 g，隨餐進食。如每日吃雞蛋 1 個（蛋白質 6.5 g），牛奶

1 袋或 1 瓶（蛋白質 6.6 g）瘦肉 50 g（蛋白質 10.1 g），魚 50 g（蛋白質 9.5 g），豆製品 100 g（蛋白質15 g），糧食 300～350 g（蛋白質 24～28 g），則蛋白質總攝取量可達 71.5 g 以上，且其中 2 / 3 以上為優質蛋白質。

但是，過量補充蛋白質也可能導致肝腎損傷及消化不良，蛋白質代謝產生的尿酸、氨及酮體逐步積累，可能對機體產生不良影響。

2. 脂　肪

除能量供應外，脂肪另有一些重要生理功能。細胞的結構組成及發揮功能均離不開脂肪。膽固醇是人體細胞的重要組成部分，是神經鞘的主要成分，與人的智力發育有密切關係。膽固醇可轉變成維生素 D，促進鈣磷吸收，且可轉變為膽鹽，促進脂肪消化吸收，還可轉化為腎上腺皮質激素、性激素。人體的膽固醇分為由人體肝臟和腸壁器官合成的內源性膽固醇（約佔人體總膽固醇的 80%）及從食物中攝取的外源性膽固醇（約佔人體總膽固醇的 20%）。脂肪攝入不能過量，脂肪佔總能量的百分比見表 4–2。

日常飲食中應儘量多吃魚類，特別是海魚，少吃其他動物脂肪，因為魚油中含有二十碳五烯酸（EPA）和二十二碳六烯酸（DHA），有助於降低血脂、血小板聚集率及血液黏稠度，有助於防治動脈粥樣硬化、血栓形成、心腦血管疾病，亦有助於防治癡呆及抑鬱症等。

植物類食物中，花生有助於防治動脈硬化，花生含有豐富的白藜蘆醇，可能有助於防治心腦血管病。花生油含鋅量 84 mg / L，鋅有助於提高免疫功能。

芝麻仁含有 50%～55%的油脂。芝麻油是最好的植物油，營養成分接近橄欖油，富含一元不飽和脂肪酸和多元不飽和脂肪酸、亞油酸、α－亞油酸，另富含維生素B群（B_1、B_2）、維生素A、維生素E、鐵、銅、鈣和磷酸鹽等礦物質，也含有一定量的優質蛋白質，富含色氨酸和蛋氨酸，這兩種氨基酸是維護細胞健康的重要物質。芝麻油對防治心血管疾病、改善皮膚彈性、保持神經系統功能及維持免疫機制、保護視網膜、抗細胞衰老均有重要作用。

人體每日膽固醇的攝取量應小於300 mg，應儘量少吃含膽固醇較高的食物如動物腦、肝、腎及奶油、皮蛋、魚卵、蟹黃、蛋黃等，但蛋黃中含有卵磷脂，有助於腦中神經遞質乙酰膽鹼的合成。60～70歲的老年人，如工作勞動量未明顯減少，且無高血脂，每日可進食1個雞蛋（或鴨蛋）；有輕、中度高血脂者，每日也可考慮進食0.5～1個雞蛋。我們日常飲食中既應考慮不至於形成高血脂，同時也應適當考慮保證正常的有關營養素（包括卵磷脂及蛋白質）的供給。

普通健康人群也應定期測量體重，每年體檢時應查血脂水平，使之保持在正常範圍（血漿膽固醇＜5.17 mmol / L，甘油三酯＜1.24 mmol / L，低密度脂蛋白＜3.12 mmol / L，高密度脂蛋白＞0.91 mmol / L）。

3. 碳水化合物

一定量的碳水化合物對老年人的能量供應及健康是非常重要的，碳水化合物的供給量應佔總能量的55%～65%。老年人糖耐量能力降低，容易導致血糖增高，所以攝入的碳水化合物應以澱粉為主，不宜進食大量蔗糖，但少量糖的攝入還是需要的。

三大營養物質在老年人的營養供應中的分配比例宜為：脂肪佔總能量的 20%～30%，蛋白質佔總能量的 15%，碳水化物佔總能量的 55%～65%。

世界衛生組織提出的老人飲食營養新標準是：

（1）脂肪：佔飲食總量的 15%，其中包括飽和脂肪酸 0～10%，不飽和脂肪酸 3%～7%；

（2）蛋白質：佔飲食總量的 10%～15%；

（3）碳水化合物：其中複合碳水化合物佔 50%～70%，它們主要存在於小米、玉米、綠豆等食物中；

（4）微量元素鋅：老年人應當多吃一些含鋅的食物，包括胡蘿蔔、牛肉等；

（5）游離糖：指從甜菜、甘蔗中提純的游離糖，食用總量的上限為食物總量的 10%；

（6）食用纖維：每日應攝食 16～24 g，芝麻、豆類、竹筍中含量豐富；

（7）食鹽：攝入上限為 6 g，無下限量；

（8）膽固醇：食物膽固醇每日攝入的上限為 300 mg，無下限量。

(二)維生素

維生素 A、維生素 B_1、維生素 B_2、維生素 B_{12}、維生素 C、維生素 D、維生素 E、葉酸都是維持機體正常代謝及生命活動所必需的。維生素雖不能提供熱能，需要量極少，但絕不能缺少。缺少維生素可引起相應的疾病或相關生理功能減退。中國居民（包括老年人）維生素 A 攝取量僅為標準需求量的 62%。由於室外活動少或光照不足，老年人的維生素 D 常不足。

現代人飲食中的米、麵過精，造成維生素 B_1、維生素 B_2 的缺乏，據調查中國居民攝取量只有 0.8～1.0 mg，相當於標準需求量的 67%～83%，約有 60%的人體內維生素 B_2 不足，60%的人維生素 C 供給不足，其原因可能是新鮮蔬菜、水果的儲存時間過長（水果採下後維生素 C 合成終止，分解繼續進行）或烹調方面的問題等。

英國科學家最近研究顯示，每天補充維生素 B 或者攝入富含維生素 B 的食物，有助於預防心腦血管病。維生素 B 的作用是能夠協助體內一些活性酶，分解清除高半胱氨酸，降低心腦血管病發病率，可將冠心病、血栓形成及腦中風患病危險分別降低 16%、25%及 25%。維生素 C、維生素 E 是抗氧化劑，相對缺乏易促使動脈硬化及老年認知功能下降。

補充維生素 C、維生素 E 對血管性癡呆有防治作用，無癡呆人群補充維生素 C、維生素 E 後，認知功能亦出現好轉。我們調查一般老年人維生素 E 的血濃度並不比青、中年人水平低，但是長期患病或進食量較少的老年人（特別是高齡老人）常存在維生素 E 缺乏問題。

維生素 E 缺乏後應予補充。研究發現，補充維生素 E 者與未補充者相比發生嚴重冠心病的危險度降低 40%。作為一般保健劑量，每日補充維生素 E 60～100 mg 較為合適，更大劑量可能產生某些副作用（包括染色體畸變），不贊成特大劑量。

老年人因腎功能較差，不能使維生素 D 活化，易於誘發骨質疏鬆症。及早補充維生素 D，增加戶外活動及運動，有助於防治骨質疏鬆症。

老年人還應適量補充維生素 B_{12} 和葉酸，這有利於防治動脈硬化、認知功能下降及貧血。維生素 B_{12} 及葉酸缺乏可導致血中高半胱氨酸量增高，損傷血管內皮，誘發粥樣動脈硬化及心腦血管病，其危險性較高膽固醇的危險性高出 3 倍，是腦血管及冠心病的一個獨立的危險因素。補充維生素 B_{12} 及葉酸，可使血中高半胱氨酸轉變為無害的蛋氨酸，降低心腦血管病患病危險。富含葉酸的食物有菠菜、生菜、紅莧菜、蘆筍、豆類、蘋果、柑橘及動物肝臟等。葉酸不耐高熱。

有關專家建議老年人主要維生素每日攝取量：維生素 A 為 800～1000U，維生素 B_1 為 1.1～1.2 mg，維生素 D 為 600U，維生素 B_6 為 2.0 mg，葉酸（維生素 B_9）為 400 ug，維生素 B_{12} 為 2.4 ug；維生素 E 為 8～10 mg。

(三) 無機物質

1. 鋅

缺鋅可導致老年人免疫功能減退，容易患感染性疾患，應引起注意。我國某些地區相對缺鋅、硒，缺鋅可導致免疫功能下降及心理狀態改變，產生皮膚病變、腹瀉、蛋白質代謝障礙、傷口癒合障礙、男性性功能低下、視覺障礙、胃納減退、味覺障礙、心理功能及免疫功能改變。心理改變包括煩躁不安，感情淡漠。給老年人補鋅可消除上述症狀，改善免疫指標，包括胸腺素水平及白細胞介素−1、單核細胞等，提高免疫功能。

Girodon 對感染性患者補充微量元素鋅 20 mg / d ＋硒 100 ug / d（或微量元素＋抗氧化劑），顯示可減少感染發生。另發現補充微量元素後可改善注射流感疫苗後的抗體反應，減少呼吸道感染。不贊成用大劑量，以免抑制免疫功能。

2. 硒

缺硒可影響自由基的正常代謝，導致免疫功能下降及增加對感染的易感性。國內研究顯示一些腫瘤如肝癌、食管癌與地區土壤、水缺硒有一定關係。劉汴生報導湖北省百歲老人聚集區與非百歲老人區比較，前者土壤、水、食物含硒量較高。國內不同地區硒的飲食供應量有所不同，有的地方缺硒，有的地方不缺。必須予以注意。

3. 銅

銅與重要酶類代謝有關，如 SOD 等。食物中含銅量豐富，包括肉類、動物器官（特別是肝臟）、硬殼果。國外有資料顯示老年人有銅攝入不足的高危因子，血清銅離子濃度測定可判斷體銅狀態，當應激或發炎時，血清酮離子濃度可增加，而鋅離子濃度則減低，銅主要由上消化道呼吸（30%～80%），主要從膽道及消化道排泄，尿排泄極少，肝病時可減少銅排泄，此時應限制銅攝取量。缺銅亦可導致貧血，引起從網狀內皮系統到骨髓的鐵再循環障礙。鐵製劑對缺銅性貧血無效。缺銅使白細胞數及中性細胞數減低、免疫功能障礙，骨骼異常，極少數人可有低色素形成。

另外，缺銅可能與高血脂、動脈硬化及 AD 有某些關係。鋅可誘發腸中金屬結合蛋白，影響銅的吸收，故 Wilson's 病可用鋅治療，即鋅過多時（＞500 mg）可誘發缺銅而致貧血與白細胞減少。一些疾病可導致缺銅，如囊性纖維形成、Grohn's 病、吸收障礙及鋅供應過量等。老年長期管飼是臨床缺銅的高危因素（包括產生貧血）。看來，對老年缺銅問題應給予重視。但是，不能盲目補銅，對疑似缺銅者，應測血銅濃度，再決定是否採取補銅治療。

4. 鉻

關於鉻的生理需要量及其生化功能尚待進一步研究。鉻與正常葡萄糖代謝有關。哺乳類動物缺鉻，可導致葡萄糖耐受不良伴周圍胰島素抵抗、脂代謝障礙、神經病變及腦病變。近有研究提示葡萄糖耐受不良及神經病變也可見於鉻水平正常甚至增高對象。

關於鉻可改善葡萄糖耐受不良的某些亞型患者的問題仍有爭論。在不同人群包括老年人中，某些研究報導鉻可改善葡萄糖代謝，另有報導則為陰性結果。某些葡萄糖耐受不良之亞型對鉻有反應，可能係缺鉻之故。目前僅有有限的資料顯示鉻可作為營養補充劑。

調查顯示我國正常人群微量元素鉻含量遠低於人體所需量。缺鉻可減低胰島素活性，誘發糖尿病。三價鉻有機結合物吡啶酸鉻有助於控制血糖，並減少降糖藥的用量，可增加胰島素活性，保護胰島β細胞，有助於糖尿病的康復。肉類、全穀類及某些蔬菜含鉻量較多。

5. 鐵

國內缺鐵及患缺鐵性貧血者較為常見，是老年人貧血常見原因之一，必須給予重視。老年人每年應檢查一次血常規，有貧血者一般應先予補鐵，觀察療效。對鐵劑療效欠佳的對象，須作進一步研究，並給予相應治療。

對老年人補鐵，應注意隨訪，觀察治療效果及是否有過量問題。補充鐵元素不可過量。

6.鈉

我們知道食鹽是我們離不開的飲食調味品。其實，食鹽不僅僅是調味品。食鹽的主要成分是氯化鈉，是人體鈉的主要來源。正常人必須維持血漿鈉離子濃度正常，以維持我們機體正常的鈉離子代謝及血漿滲透壓。

鈉攝入過多，血漿滲透壓升高，可促使水分從細胞內脫水。反之，如血漿鈉濃度過低，可導致血漿滲透壓降低，產生細胞內水分過多。缺鹽（缺鈉）時間長時，人會陷入乏力狀態，但攝入食鹽過多也會增加腎臟排鈉的負擔，同時因吃入鹽過多，必須同時攝入較多的水，因而也容易誘發或加重水腫。我們都知道，每日攝入氯化鈉的量與人群高血壓的患病率有密切關係。世界衛生組織推薦的每天鈉適宜攝取量為 6 g，因此食鹽攝取量應儘量控制在 6 g 以下，有嚴重或頑固性高血壓、心力衰竭或水腫者更應減至 3 g 以下，這是防治高血壓及心腦血管病的重要環節。

7.鉀

長期進食少的對象，必須注意補鉀。缺鉀可引起乏力及某些生理功能紊亂。如缺鉀與高血壓有關，高血壓病人應注意補鉀（包括補鈣）。對因腹瀉或排尿過多引起的失水，應口服鉀鹽製劑補鉀。水果、蔬菜含有大量鉀鹽。

8.鈣

補鈣與防治骨質疏鬆有關，且有其他益處。研究發現 1 / 3 的高血壓患者補足鈣後血壓有所降低。女性高血壓患者每天攝入 1500 mg 鈣，4 年後血壓明顯降低，而只進行藥物治療者，血壓整體水平反見升高。

紐西蘭奧克蘭大學研究人員發現，每天攝入 1000 mg

鈣，可提高血清中高密度脂蛋白膽固醇（HDL–C）濃度，降低低密度脂蛋白膽固醇（LDL–C）濃度。心血管疾病患病率可以降低 20%～30%。另一項研究跟蹤調查 13.5 萬名對象顯示，每天鈣總攝取量超過 1500 mg 者，結腸下部癌變的概率可降低近 30%，直腸癌患病率降低 20%。

由於老年人特別是女性骨密度降低及骨質疏鬆症患病率較高，而且中國膳食缺鈣比較普遍，所以應重視補鈣。表 4–3 列出每日鈣需要量標準，表 4–4 介紹常用食物中鈣的含量，可供老年人由飲食防治骨質疏鬆症時參考。

老年人每日需要的鈣為 800～1000 mg。中國人民常用食物中特別是穀類、肉禽類、瓜果類以及水果中含鈣量不高，牛奶、豆製品及綠葉蔬菜鈣的含量相對比較高，一般飲食每日補充的鈣量約 500 mg，與每日需求量 800～1000 mg 相比還缺少 300～500 mg，最簡單的補鈣方法是每日再喝 1 瓶牛奶，大致可補充鈣 250 mg，可基本補足需求量，如每日早、晚各 1 瓶牛奶，則可完全補足所需鈣量。牛奶中的鈣易於吸收，同時牛奶又可補充其他營養素，因而是

表 4–3　各年齡組人及孕婦、乳母每日鈣需要量

年齡（歲）	每日需要量（mg）	年齡（歲）	每日需要量（mg）
0～	300	18～	800
0.5～	400	50～	1000
1～	600	孕婦：早期	800
4～	800	中期	1000
7～	800	晚期	1200
11～	1000	乳母	1200
14～	1000		

表 4-4 常用食物每 100 g 中鈣的含量

食物名稱	鈣含量（mg）	食物名稱	鈣含量（mg）	食物名稱	鈣含量（mg）
蔬菜水果		主食		魚蝦類	
大白菜	69	大米	24	草魚	38
小白菜	18	麵粉	27	黃花魚	53
油菜	108	玉米	22	帶魚	28
洋白菜	49	小米	41	對蝦	62
扁豆	38	豆類		蝦皮	99（200）
芹菜	80（160）	黃豆	191（367）	調味品	
菠菜	66	綠豆	81	醬油	66
雪裡紅	73	紅小豆	74	醋	17
胡蘿蔔	32	芸豆	166	黃醬	70
馬鈴薯	8	豆腐	108	其他	
茄子	24	豆漿	10	牛乳	104（120）
黃瓜	31	肉類		雞蛋	46
番茄	10	豬肉(肥肉)	6	花生米	39
柿子椒	14	牛肉(肥肉)	8	粉絲	31
碗豆苗	59	羊肉(肥肉)	6	雞蛋殼	37760
蘋果	4	雞（大腿）	6		
鴨梨	4				

注：括號內數據較高，列此備考。

最有效、最經濟、最合理的補鈣食品。

補鈣還可以使用鈣製劑。常用的各種鈣製劑中鈣元素的含量分別為：碳酸鈣為 40%，乳鈣為 23%，醋酸鈣為 22%，檸檬酸鈣為 21%，乳酸鈣為 13%，蘇糖酸鈣為 13%，蘇冬酸鈣為 13%，各種牦牛骨鈣為 10%，葡萄糖酸鈣為 9%。人體對不同鈣劑的鈣元素的吸收率也各不相同，碳酸鈣及醋酸鈣中鈣元素的吸收率約為 39%，乳酸鈣及醋酸鈣中鈣元素吸收率為 32%，檸檬酸鈣及草酸鈣中鈣元素吸收率為 30%，葡萄糖酸鈣及醋酸鈣中鈣元素吸收率為 27%，可見鈣元素吸收率一般在 30%～40%。鈣的吸收還必須依靠維生素 D，維生素 D 經腎臟轉化為活性維生素 D，才能發揮促進鈣吸收的作用。

老年人因腎功能減退，形成活性鈣的能力減弱，因而易產生機體缺鈣，導致骨密度降低及骨質疏鬆，需補充適量活性維生素 D 以滿足機體鈣、磷代謝的需要。長期慢性腹瀉及情緒緊張、抑鬱均可影響鈣及其他營養素的吸收。含草酸高的蔬菜，如茭白、竹筍、菠菜、莧菜可將所含鈣結合為難溶解的草酸鈣而影響吸收，如先在熱水中放一分鐘，可使大部分草酸丟失，以減少草酸鈣的形成。食品多樣化有助於促進鈣的吸收，當然還必須經常曬太陽，增加體內維生素 D 的合成。

最後再強調科學補鈣的注意要點：① 食物要多樣化，多吃含鈣高的食品，如牛奶、豆製品、深色蔬菜及海產品；② 補鈣時應選擇有衛生部門保健食品批准文號的製劑，當然也應選擇含鈣量高，吸收率高的製劑。

(四) 水

一般情況下成年人每日水的攝取量為 2500 ml 左右（6～8 杯），其中由食物攝入的水分約 1000 ml，由喝水、湯等攝入水分約 1200 ml，體內由代謝產生的水分約 300 ml。正常的水分排出途徑是每日由腎臟排出尿液約 1500 ml，由皮膚蒸發排出水分約 500 ml，由呼氣排出水分約 350 ml，由大便排出水分約 150 ml，加起來約 2500 ml。天熱及旅遊時走路、爬山大量出汗，由皮膚排水量（及鈉量）可增加數倍，這時就需要額外補充水分（應該用淡鹽水，因汗中排出鈉鹽），以免發生缺水。

另外，老年人進浴室前特別是進浴池前，也應事先多喝一點水。我們知道心腦血管病常在上午發作，這是由於休息一夜後沒及時補充水分所致，所以起床後應先補充500～1000 ml 水分，包括分次攝入的開水、茶、牛奶、豆漿及粥、湯等，這對防治上午心腦血管病的發作可能有所幫助。特別是對患有高血壓、糖尿病、冠心病等疾病的中老年人，更應強調晨起補充水分的重要性。我們建議水分應分次補充，如果一次補充大量水分（超過 1000 ml），可能會加重心臟的負擔。

至於大量攝水後是否會降低血紅蛋白濃度，從而導致某種程度的相對腦缺氧，看來可能性不大，因為水分要由逐漸吸收才能進入血循環，同時，腎臟對攝入的水分又隨時大量排出，以維持體液平衡，所以一般不至於引起上述情況。

(五)酸鹼平衡

我們身體的體液在酸鹼度的指標 pH 值等於 7 時為中性，小於 7 為酸性，大於 7 為鹼性。正常人 pH 值為7.35～7.45，此時人的各種酶活力最強，新陳代謝也處於最佳狀態。如果體液 pH 值偏低就會引起身體新陳代謝改變，出現疲勞、神經衰弱、免疫力下降，甚至容易患某些老年性疾病。

不同飲食對血液 pH 值有不同的影響，畜、禽、水產、蛋、啤酒、米、麵、花生、巧克力被稱為成酸性食品，代謝後產生氯、碳酸根、硫酸根離子較多，而蘋果、橘子、香蕉、西瓜、豆類、青菜、蘿蔔、番茄、蘑菇、洋蔥、海帶等食品被稱為成鹼性食品。有些人認為多吃魚、蝦、精瘦肉等高蛋白食品有益於健康，實際上這些食品為成酸性，食入過多對健康並不利。人體為了中和這些酸性物質，需要消耗體內鈣質，導致缺鈣，所以，我們建議吃多類食品，葷素搭配，營養互補，從而有助於保持體內酸鹼及代謝平衡，有利於防治疲勞及免疫功能下降。

(六)膳食纖維

膳食纖維包括木質素、纖維素、半纖維素、果膠、樹膠等，又分為可溶性及不溶性兩種。粗糧及蔬菜中的纖維素主要是不溶性的膳食纖維，可溶性膳食纖維的來源為水果、燕麵、蕎麵等。可溶性膳食纖維在結腸內被細菌發酵降解，生成短鏈脂肪酸。

這些短鏈脂肪酸可防止結腸癌發生。可溶性膳食纖維對血糖的調節作用優於主要含有不溶性纖維素的穀類及蔬菜類食品。但是，不溶性膳食纖維可增加糞便體積，有助於保持正常通便。膳食纖維經消化道後不被吸收，且有重要生理功能，因此近年來十分受重視。

1.膳食纖維的主要生理功能

（1）有助於正常排便功能和去除腸道毒素：膳食纖維在腸道內不被吸收，隨糞便排出體外，由於纖維素可吸附水分，因而可增加糞便的體積，促進、刺激腸蠕動，有利於保持正常排便功能，有助於防治便秘，能吸附腸道細菌及細菌毒素，有助於防治結腸癌。

（2）減緩血糖上升速度及幅度，維持正常糖代謝及血糖平穩：膳食纖維可以延緩食物中葡萄糖的吸收，減低餐後的高血糖反應，有助於平衡血糖及防治糖尿病。

（3）減少脂肪吸收，增加膽固醇的排泄：膳食纖維在腸道內可以吸附脂肪和膽固醇，隨糞便排出。有助於防治高血脂。

（4）減少飢餓感，從而減少食物攝取量：膳食纖維有強大親水性，入胃後迅速大量吸水膨脹，體積可增大數十倍，從而使人產生飽脹感，可減少膳食攝取量。

2. 膳食纖維的需要量

膳食纖維每日推薦攝取量為 20～30 g。世界衛生組織規定，每天膳食纖維的攝取量應達 27～40 g，不應低於 27 g。中國城市居民每日攝取量一般不足 10 g，因而必須增加蔬菜、水果的攝取量，必要時亦可適量補充一些纖維素製劑。膳食纖維的主要來源是新鮮蔬菜和水果（蘋果、燕麥片和蕎麥片等）。常用食品膳食纖維含量見表 4-5。每日進食兩個中等大小的水果（蘋果、橘子、香蕉）及甘薯或馬鈴薯，有助於滿足膳食纖維的需要。

(七) 蔬菜水果抗氧化活性排行榜

天津環境醫學研究所對國內常用的 66 種蔬菜水果抗氧化活性進行測定比較，結果為：

（1）36 種蔬菜抗氧化活性排行榜：從強到弱依次為，藕 4.57、薑 2.24、油菜 1.55、豇豆 1.43、芋頭 1.03、大蒜 0.87、菠菜 0.84、甜椒 0.82、豆角 0.75、西蘭花 0.71、青毛豆 0.71、大蔥 0.69、白蘿蔔 0.60、香菜 0.59、胡蘿蔔 0.55、捲心菜 0.49、馬鈴薯 0.46、韭菜 0.44、洋蔥 0.41、番茄 0.40、茄子 0.39、黃瓜 0.36、菜花 0.31、大白菜 0.30、豌豆 0.30、蘑菇 0.28、冬瓜 0.27、絲瓜 0.24、蒜

表 4-5　主要食品每 100 g 中膳食纖維含量

食物名稱	膳食纖維含量（g）	食物名稱	膳食纖維含量（g）	食物名稱	膳食纖維含量（g）
水果類		蔬菜類		糧食類	
蘋果	12	甘薯（紅心）	16	黃豆	155
紅富士蘋果	21	甘薯（白心）	10	綠豆	64
橘子	14	馬鈴薯	7	蠶豆（帶皮）	109
梨	20	白菜	9	蠶豆（去皮）	29
鴨梨	11	菠菜	17	秈米	14
香蕉	12	青菜	11	粳米	7
桃子	17	捲心菜	10	標準麵粉	21
柿子	14	芹菜	12	玉米	64
柿餅	26	海帶	9	麩皮	313
李子	9	茄子	13		
菠蘿	13	紫菜	216		
草莓	11	黑木耳	299		
橙子	6	髮菜	219		
紅葡萄	22	桂圓	9		
紫葡萄	10	綠豆芽	8		
蘆柑	6	黃豆芽	15		
鮮棗	21				

薹 0.20、萵苣 0.19、綠豆芽 0.14、韭黃 0.12、南瓜 0.12、芹菜 0.12、山藥 0.08、生菜 0.06；

（2）30 種水果抗氧化活性排行榜：從強到弱依次為，山楂 13.42、冬棗 6.98、番石榴 6.07、奇異果 4.38、桑葚 4.11、草莓 3.29、瑪瑙石榴 3.10、蘆柑 2.29、無籽青橘 2.19、橙子 1.89、檸檬 1.43、櫻桃 0.99、龍眼 0.94、菠蘿果 0.87、紅蘋果 0.89、菠蘿 0.80、香蕉 0.73、李子 0.71、荔枝 0.59、金橘 0.50、玫瑰葡萄 0.49、柚子 0.39、芒果 0.38、久保桃 0.38、杏子 0.34、哈密瓜 0.24、水晶梨 0.22、白蘭瓜 0.19、西瓜 0.16、柿子 0.14。

二、健康飲食

1. 健康飲食新定義

美國哈佛大學公共衛生學院研究人員最近發表研究報告顯示，為期 15 年對「衛生專業人員跟蹤研究」和「護士健康研究」中登記的 15 萬名男女所列出的每天飲食清單，進而追蹤他們 15 年中所患疾病，最終得出結論，發現男子多吃白肉（雞肉、海鮮等）而少吃紅肉（牛、羊肉等），多吃非飽和脂肪而少吃飽和脂肪，多吃全穀物而少吃精製穀物，可以將老年慢性病患病的危險性降低 20%。

哈佛指南建議每天吃 4 份水果、15 g 穀類纖維、1 份堅果和大豆蛋白質，並補充多種維生素。嚴格遵循哈佛指南建議的男子患心血管疾病的危險性降低 39%，女子降低 28%。

2. 中國營養學會提出的中國居民膳食指南

食物多樣，穀類為主；多吃蔬菜，果薯為輔；奶類豆類，天天都有；適量常吃，魚禽蛋肉；經常活動，進食適度；清淡少鹽，少吃肥肉；如若飲酒，應當適量；飲食衛生，防病益壽。超重、肥胖症及高血脂既能引發動脈硬化、高血壓、糖尿病、代謝綜合症及心腦血管病，亦能誘發老年認知功能減退及老年性癡呆（阿滋海默病，AD），所以應透過合理膳食以保證必需的營養補充，同時應盡可能地防治超重及高血脂。合理膳食在保健及抗衰延壽中占有重要的地位。

3. 食物血糖生成指數（GI）

糖尿病及代謝綜合徵高危對象必須注意各種食物血糖生成指數問題，以保證膳食的合理性。

GI 是食物的一種生理學參數，是衡量食物引起餐後血糖反應的指標。GI 指進食含 50 g 有價值的碳水化合物的食物和進食相當量的葡萄糖在一定時間內（一般為 2 小時）體內血糖反應水平的百分比值。公式表示如下：

GI＝（含有 50 g 碳水化合物的食物的餐後血糖反應／50g 葡萄糖的餐後血糖反應）×100%

GI < 55 為低 GI 食物，GI 在 55～75 為中等 GI 食物，GI > 75 為高 GI 食物。食物的 GI 受多種因素影響，如食物中碳水化合物的類型、結構、食物的化學成分和含量以及食物的物理狀況和加工製作過程的影響等。

高 GI 食物進入胃腸後消化快、吸收率高，葡萄糖釋放快、葡萄糖進入血液後峰值高；低 GI 食物在胃腸中停留時間較長，吸收率較低，葡萄糖釋放較緩慢，葡萄糖峰值低，下降速度慢。故了解食物的 GI 值對合理安排膳食、調節和控制人體血糖水平有重要價值。GI 對糖尿病、高血壓和肥胖患者的膳食管理及普通人膳食狀況與慢性病關係的研究有重要參考價值。

造成不同食物 GI 值差別的原因主要是其中所含的糖的種類不同。飲食中的糖類可分為單糖、雙糖和多糖。葡萄糖和果糖是單糖。由 2～10 個單糖組成的叫寡糖，如大豆低聚糖、棉子糖、水蘇糖等，具有促進排便的作用。多糖是結構最大的糖，如澱粉及膳食纖維。這些糖的利用和吸收是不一樣的，因此餐後血糖上升值也不相同。

葡萄糖、果糖同樣是單糖，但人體腸道不能直接吸收果糖，要把它轉變成葡萄糖後才可吸收，所以進食同等量的果糖，血糖上升較慢，即果糖的 GI 值低於葡萄糖。所以，為了避免血糖升高，選食一些 GI 值低的水果，既可增加維生素、礦物質的攝取，又利於穩定血糖。麥芽糖在腸道內可分解成葡萄糖，故其 GI 值和葡萄糖相近。蔗糖只能分解成葡萄糖和果糖，其 GI 值是兩者的平均值，比葡萄糖和麥芽糖低。膳食纖維不在小腸內吸收，故 GI 值低。

了解 GI 對老年人的意義：

（1）GI 是反映食物對血糖影響的綜合判定指標，它可以指導糖尿病患者選擇食物。如蔬菜、豆類、肉類、奶類的 GI 值較低，而精製糖、糧穀及少數水果類 GI 值較高（見表 4–6）。食物加工方式亦影響 GI 值，如含的同樣是澱粉，生馬鈴薯 GI 值較低，煮熟後就比較高，粗製大米要比磨得精白的大米 GI 值低，蒸米飯要比米粥 GI 值低。

另外，如果食物中不易消化的成分多，則 GI 值低，如全麥麵包、全穀類早餐要比白麵包和精製穀物 GI 值低。單獨食用麵條、稀飯時 GI 值高，同時與蔬菜食用則 GI 值降低較多，同時伴用脂肪（如肥肉、油、奶油）也能降低 GI 值，但不可過量。

（2）掌握 GI 有助於控制體重。低 GI 值食物可以較長時間地維持飽腹感，減少飢餓感並改善腸道運動，促進糞便和腸道毒素排出，有利於控制肥胖、降低血脂。

（3）掌握並注意 GI 值有助於控制慢性病發病率。根據 GI 值長期合理地選擇食物（包括適量補充膳食纖維），

表4-6　部分食物的GI值

食物名稱	GI值（%）	食物名稱	GI值（%）	食物名稱	GI值（%）
大米飯	88	糯米飯	87	一般小麥麵條	81.6
蕎麥麵條	59.3	通心麵	45	白小麥麵麵包	100
牛肉麵	88.6	黑麥粒	50	全麥粉麵包	69
大麥粒(煮)	25	甜玉米(煮)	55	混合穀物麵包	45
燕麥	55	油條	74.9	二合麵窩頭	64.9
烙餅	79.6	黑米	42.3	白小麥麵饅頭	88.1
小麥餅乾	70	米餅	82	達能閒趣餅乾	39.1
大豆	18	五香蠶豆	16.9	扁豆	18.5
凍豆腐	22.3	魔芋	17	藕粉	32.6
四季豆	27	青刀豆	39	綠豆	27.2
煮馬鈴薯	65	土豆泥	70	土豆粉條	13.6
牛奶	27	酸乳酪	36	油炸馬鈴薯片	60.3
蘋果汁	41	橘子汁	57	可樂	40.3
奇異果	52	芒果	55	西瓜	72
櫻桃	28	李子	42	柚子	25
鮮桃	28	蘋果	36	葡萄	43
花生	14	菠蘿	66	巧克力	49

可以減少慢性病的發生。

4.關於膳食某些建議

（1）中國居民平衡膳食寶塔：我們都知道，沒有不好的食物，只有不好的膳食。2000年10月中國營養學會編寫了「中國居民膳食營養素參考攝取量」並提出中國居民平衡膳食寶塔。該寶塔的底層是穀類食物，一般人每天攝取300～500 g，老年人應在300 g左右；寶塔的第二層是蔬菜和水果，一般每天應吃500 g左右蔬菜和100～200 g水果；第三層是魚、禽、肉、蛋等動物性食物，每天應吃

125～200 g，包括魚蝦類 50g，蛋類 25～25 g，畜、禽肉 50～100 g。第四層為奶類和豆類食品，一般人每天應食奶類及奶製品 100 g、豆類及豆製品 50 g，老年人應有所增加，如每天喝 1 瓶奶，1 杯豆漿；第五層即塔尖是油脂類，每天攝取量不應超過 25 g。

（2）**關於膳食寶塔的新觀點**：美國農業部過去制訂了指導大眾健康膳食的『USDA 金字塔』，將日常食物分成『應該多吃』（塔底座），「適量多吃」（第二層），「適量少吃」（第三層）和「少吃或不吃」（塔尖）四類。應該多吃的食物包括大米、麥麵類，適量多吃的包括魚、家禽、蛋、乾果、牛奶、奶酪和肉類，而少吃或不吃的為脂肪和糖類。該塔中將大米、麥麵類作為主食，與中國膳養習慣接近。最近美國哈佛大學大眾健康教授威利特博士研究組對這一健康膳食「金字塔」提出不同看法，認為該建議過分簡化了膳食與健康的關係，未能正確對待脂肪和熱能，因此又提出了「威利特健康膳食金字塔」。該塔將日常食物分為六類，即建議每頓都吃「塔座」，多吃「第二層」，適量多吃「第三層」，適量吃「第四層」，適量少吃「第五層」及少吃或不吃「塔尖」。每頓都吃的有全穀類食品，如黑麵包、糙米、麥片等；多吃的有蔬菜、水果等；適量多吃的有豆類、乾果等；適量吃的有魚、禽蛋類；適量少吃的有奶製品；少吃或不吃的有紅肉、馬鈴薯、白米、白麵。該研究組專家認為白米和白麵富含人體可快速吸收的高熱能，多吃有害健康。一些美國研究資料顯示，按其建議膳食者心血管病發病率較對照人群降低 28%。這一論點與中國膳食習慣有出入。

（3）膳食的攝取量：應以機體所需能量多少為依據。老年人的日需能量為 7531.2 KJ，折合成具體食物相當於穀類 300 g、蔬菜 400 g、水果 100 g、禽畜肉 50 g、蛋類 25 g、魚蝦 50 g、豆類及豆製品 50 g、奶類及奶製品 100 g、油脂 25 g 之和。三餐分配要合理，一般早、中晚餐的能量以分別占每日所需能量的 30%、40%、30%為宜。俗話說得好，「早餐吃飽，中餐吃好，晚餐吃少」。應選用低熱量、低脂、低膽固醇、低糖、低鹽、高纖維、高維生素飲食。

（4）十大健康食品：分別是大豆（包括豆漿、豆奶等）、花椰菜等十字花科蔬菜、牛奶（包括優酪乳）、海魚、番茄、黑木耳（包括松口蘑等菌菇類）、綠茶、胡蘿蔔、蕎麥（包括燕麥）及禽蛋。另外，專家們還評選出高濃度白酒、煙燻類食品、腌菜類食品、煎炸類食品和含糖飲料等「五大特別限制食用食品」。

專家還指出除了母乳對乳兒是最佳食品外，人類至今無一種十全十美的天然食物。而所謂健康食品只是其所含營養素種類比較齊全、比例比較合適，或有某方面突出的特點，或在改善或促進人體健康、減少疾病方面作用明確。如豆漿有助於防治動脈硬化及骨質疏鬆，但豆類中含有抑制劑、皂角素和外源性凝集素，不利於健康，所以應將豆漿煮沸吃。

有急性胃炎或慢性淺表性胃炎者不宜食用豆製品，因為豆類中含有一定量的低聚糖，可引起打嗝、腸鳴等症狀；有潰瘍病者宜少吃豆製品；需服用低蛋白質飲食者，如慢性腎衰者，亦不宜食豆製品。

三、茶、大蒜、硬殼果、巧克力

1.茶

很多中老年人都有喝茶的習慣。國內外一些研究證實，喝茶對保健及防病是有幫助的。茶葉含有茶多酚，有抗氧化作用。綠茶是不發酵茶，富含茶多酚，另含兒茶素，均有抗氧化作用，且可降脂。紅茶係全發酵茶，紅茶中所含酚類成分與綠茶有較大區別，但同樣具有抗氧化、降血脂、抑制動脈硬化作用。黑茶的代表是普洱茶，有減肥作用。花茶是由綠茶和各種鮮花經窨製而成，其保健作用與某些鮮花亦有關聯。烏龍茶為半發酵茶，其保健作用僅次於綠茶，而優於其他茶類。茶葉中還含有維生素 B_1、維生素 B_2、維生素 C、維生素 E、維生素 K 及葉酸成分。茶多酚的主要成分是表沒食子兒茶素沒食子酸酯（EGCG），已被證實有防癌作用，包括皮膚、食管、膽囊、胃、十二指腸、結腸、胰腺、肝、膽、肺、乳腺、膀胱及前列腺等器官組織的癌症，且可降低總膽固醇及甘油三酯，降低動脈硬化生成指數，減少心血管疾病的相對危險度。喝茶應該說是一個好習慣。

世界衛生組織報導，以茶為主要飲料的亞洲人，其某些癌症的患病率遠低於西方國家。

茶葉中含有咖啡鹼，其含量為 2%～4%，紅茶中含量略高於綠茶。一般每杯茶約用茶葉 3 g，則其中所含咖啡在 70 mg 左右，這對習慣喝茶的人沒有多大的興奮作用，但對於從不喝茶的人，喝一杯茶就可能引起通宵不能安睡，這個作用甚至可維持到第二天。

另外，茶中咖啡鹼可引起利尿，對老人晚上的睡眠也會造成不良影響，所以沒有喝茶習慣的老人遇到特殊場合（有茶葉供應），應考慮不喝茶或少喝茶。如準備長期喝茶，應逐步增加茶濃度及飲茶量。一杯 400 ml 的濃茶（含有茶葉 6～10 g）含咖啡鹼 100～150 mg，大致相當於臨床上一次的治療用量，對中樞神經和大腦皮層有較強的興奮作用。科研證實長期喝濃茶對健康是不利的。

2. 大蒜及大蒜製劑

近年來興起一股風，即對與衰老有關的疾病用天然藥物進行防治及保健。大蒜有強抗氧化作用，在過去 10～15 年，曾廣泛用於防治老年有關疾病。新鮮大蒜的一般成分及含量見表 4-7。

（1）大蒜中含有蒜素，可抑制血小板聚集，抗血栓，降脂。進食 5 g 大蒜，可抑制血小板聚集 48 小時。大蒜中的蒜素經化學反應而具有降低血管緊張素活性、擴張血管

表 4-7　新鮮大蒜的一般成分及含量

成　分	含量（新鮮重量%）	成　分	含量（新鮮重量%）
水分	62～68	總硫化合物①	1.1～3.5
碳水化合物	26～30	硫	0.23～0.37
蛋白質	1.5～2.1	氮	0.6～1.3
氨基酸（普通）	1～1.5	礦物質	0.7
氨基酸（半胱氨酸硫氧化物）	0.6～1.9	維生素	0.015
		皂苷	0.04～0.11
γ－谷酰胺酰基半胱氨	0.5～1.6	總油溶性化合物	0.15（全部）～0.7（非黏性Cut）
酸質子	0.1～0.2		
纖維素	1.5	總水溶性化合物	97

注：①不包括蛋白質及無機硫化物（0.5%）。

和降壓作用，且能改善因高血壓引起的頭暈、頭痛及耳鳴等。因為蒜素及其反應物分子量極小，不穩定，所以進食大蒜更適合於一般家用。

（2）大蒜製劑能降脂，抗氧化，抑制血小板聚集，增加纖溶酶活性，抗血栓，防治動脈粥樣硬化及心血管疾病，預防腫瘤及腦衰老有關疾病、關節炎及白內障形成，使皮膚恢復年輕。有證據顯示大蒜製劑可推遲或預防與衰老有關的慢性疾病，臨床用於防治腦梗塞有一定效果。

3. 硬殼果

硬殼果包括核桃、花生米、瓜子等。硬殼果的脂肪含量為 70%～80%，但其中主要為不飽和脂肪，對提高胰島素的敏感性及降低血液膽固醇含量有益，但為避免攝取熱量過多，應將吃的堅果取代部分不夠健康的食品，如肉類及麵包。但堅果真正能預防 2 型糖尿病的原因現在還不清楚。吃硬殼果有助於防治動脈硬化及腦功能減退，但不可過量，以免增加熱量攝取，導致體重上升。

4. 巧克力

巧克力除含有豐富的蛋白質、脂肪和碳水化合物外，另含有多種人體必需的維生素和微量元素鋅、鐵、錳、銅以及常量元素鈣、鎂、鉀等，還含有一些有重要生物活性的化合物，如原花青素、兒茶素、表兒茶素和槲皮素。

這些類黃酮物質係多酚類，其中尤以原花青素含量最多，具有抗氧化、調節免疫和抑制血小板聚集等作用，且可抑制低密度脂蛋白膽固醇的氧化，並有效地阻斷過氧亞硝酸鹽形成（該物質對機體有害，可誘發腫瘤），另可抑制過敏反應。

表兒茶素和槲皮素也可抑制血小板聚集，曾有學者觀察 42 名健康男性，每天服用 46 g 牛奶巧克力，27 天後未見血膽固醇和低密度脂蛋白膽固醇有明顯變化，而高密度脂蛋白膽固醇有顯著升高。有些營養學家認為，巧克力對維護心血管健康有幫助，其中咖啡因含量極微。看來巧克力有一定保健作用，但不能過量食用，請予注意。

加拿大臨休學家在著名雜誌《代謝》上報導用四類食物可降低血中膽固醇的 29%，如果僅用其中一種，只能降低 5%～10%。結合中國情況，這四類食物包括：① 豆製品；② 硬殼果（每天吃一把杏仁、花生或瓜子）；③ 黏膠可溶性纖維素（實際上多吃一般蔬菜即可達到同樣目的）；④ 多用植物油，包括芝麻油、豆油等，而儘量少吃奶油類製品（中國居民基本上不吃奶油）。

四、蔬　菜

吃蔬菜時還應注意一些問題，包括以下幾點。

（1）應吃多種蔬菜，勿過於單一，以免營養素供應不平衡；應定期補充海洋產品，包括海帶。

（2）應多吃豆芽及豆製品，以增加維生素及蛋白質攝取而又不至於攝取過多脂肪。

（3）長期素食可能會造成營養不良。

（4）不喝菜湯將損失大部分維分素 C，因為菜中 30%～70%的維生素 C 溶於湯中。

（5）燒菜時不要加油太多，即使是素油，每人每天平均攝取的油量應在 25 g 左右，不要超過 30 g。

（6）冷凍或加工蔬菜有可能使維生素含量減少 15%～

50%，甚至 70%；燒熟的蔬菜擱置至隔頓再吃可損失大量營養，炒菜放 15 分鐘後維生素 C 減少 20%，放 30 分鐘減少 30%，放 1 小時減少 50%，因此蔬菜最好現燒現吃，隔頓隔天再吃都不好。

（7）蔬菜燒煮時間過長，可使維生素 C 氧化，如燒 10 分鐘維生素 C 可減少 60%或更多，急火快炒或加蓋短時加熱，可減少損失量。

（8）生菜貯存過久，會破壞維生素且可產生亞硝酸鹽。

（9）切菜過細，因菜汁被擠掉可損失維生素、微量元素 70%；吃豆芽時必須吃上面的豆，因為豆中維生素 C 比芽多 3 倍。

（10）先切後洗可造成營養素大量損失。

（11）生菜冷藏應在 3～10℃。

（12）根據國內情況，建議一般不生吃蔬菜。

（13）含草酸多的蔬菜，包括菠菜、竹筍、毛筍等，應先在開水中浸泡 2 分鐘，草酸溶解後倒掉浸泡水，這樣做即可不影響鈣的吸收（草酸與鈣結合後影響吸收）。

洪昭光教授曾歸納出合理膳食的十個字：「一二三四五」和「紅黃綠白黑」。

（1）「一二三四五」：

「一」：一袋牛奶，每人每天需要 800 mg 鈣，而一般伙食僅能提供 500 mg，再多喝一袋牛奶基本上可以滿足需要；

「二」：每頓二兩（100 g）碳水化合物，相當於每天六兩（300 g）左右的主食；

「三」：三份高蛋白，包括一兩（50 g）瘦肉、二兩（100 g）魚蝦、二兩（100 g）雞或鴨、二兩（100 g）豆腐或半兩（25 g）黃豆，一天分為三份，如早上吃一個荷包蛋，中午吃肉片，晚上吃二兩（100 g）豆腐或魚；

「四」：四句話，有粗有細、不甜不鹹、三四五頓、七八分飽。

「五」：500 g 蔬菜水果。

（2）「紅黃綠白黑」：

「紅」：紅番茄、紅葡萄酒，一天吃一個紅番茄，喝100～200 g 紅葡萄酒，有助於預防動脈硬化；

「黃」：黃紅色的蔬菜，這類蔬菜富含維生素 A，包括胡蘿蔔、西瓜、老玉米、南瓜等；

「綠」：綠茶，飲料裡綠茶最好，有抗氧自由基的成分，能減少腫瘤的發生，減輕動脈硬化；

「白」：白燕麥粒或片，老年人大便乾，排出時困難，易引發腦血管意外，白燕麥可降脂通便；

「黑」：黑木耳，可降低血液黏稠度，一天吃 5～10 g。

我們根據自己的體會，套用上面的格式，再提出建議：

（1）「一二三四五六七八」：一瓶（袋）牛奶，最好每天晚上飲用，便於補充晚上喪失的鈣，另每天早上喝一杯豆漿，每天吃一個雞蛋（如無高血脂，也可吃 2 個）；每頓二兩（100 g）碳水化合物，每天吃二兩（100 g）豆腐（或黃豆）及兩個水果（最好包括 1 個蘋果，可基本補足每天需要的維生素）；每天三四兩（150～200 g）瘦肉，包括雞、鴨、魚、牛肉、豬肉、羊肉、蝦等；每天分四五餐；每天吃 500 g 蔬菜；每天喝六七杯水；每天吃七八分飽。

（2）「紅黃綠白黑」：紅：每天喝 2～4 兩（100～200 g）紅葡萄酒，每天吃一個番茄，另吃適量的紅薯（其可補充纖維素，提高免疫功能，有助於防治癌症，國外報導紅薯在蔬菜中對腫瘤細胞作用最強）；黃：黃紅色蔬菜，包括胡蘿蔔、南瓜、西瓜、玉米等；綠：綠茶及綠色蔬菜；白：捲心菜、白蘿蔔、大蒜等；黑：黑木耳、黑芝麻、海帶等。

五、每 100g 食物的營養物質含量

為了方便老年朋友們自己合理安排膳食，我們還列出了常用食物每 100g 中能量、水分、蛋白質、脂肪、碳水化合物及鈣、鐵含量（表 4–8），每 100 g 食物中膽固醇含量（表 4–9）以及食物重量折算（表 4–10）。根據這三個表格並結合表 4–2，老年朋友們可以計算自己的各種營養物質實際攝取量是否合理，調整飲食結構。譬如蛋白質補充不足，則應適量增加蛋白（如牛奶或豆製品）。又譬如總能量攝取量超過推薦攝取量，就應該減少部分食物攝取量。如果自己超重，甚至已經是肥胖症，則更應該根據計算結果逐步減少能量的攝取，並增加運動量，逐步減輕體重，恢復到理想的體重指數水平。

如體重指數過低，則應適當加大攝取量。特別是久病以後或患慢性病而胃口不好的對象，為了避免血漿蛋白過低，更應適量增加蛋白質量較高的食物。這是自我保健的

一個十分切合實際的學習和實踐內容，老年朋友們，不妨試一試，算一算。這是一件很有意思的事。

表 4-8　每 100 g 食物中能量、水分、蛋白質、碳水化合物及鈣、鐵含量

食物名稱	能量（kcal）①	水分（g）	蛋白質（g）	脂肪（g）	碳水化合物（g）	鈣（mg）	鐵（mg）
一、穀類							
大黃米（黍）	349	11.3	13.6	2.7	67.6	30	5.7
大麥	307	13.1	10.2	1.4	63.4	66	6.4
粳米	334~348	13.1~16.2	7.2~8.0	0.4~0.8	75.3~77.7	3~24	0.4~2.3
秈米	342~351	12.3~14.2	7.9~9.5	0.3~1.0	74.6~77.5	6~12	0.5~1.3
切麵	285	29.2	9.3	1.1	59.5	8	9.6
乾麵條	355	10.5	11	0.1	77.5	8	9.6
米飯	117	70.6	2.6	0.3	26.0	7	2.2
小米	358	11.6	9.0	3.1	73.5	41	5.1
小米粥	446	89.3	1.34	0.7	8.4	10	1.0
燕麥片	367	9.2	15.0	6.7	61.6	186	7.0
鮮玉米（包穀）	106	71.3	4.0	1.2	19.9		1.1
二、豆類							
豆腐	81	82.8	8.1	3.7	3.8	164	1.0
豆腐乾	147	69.2	15.8	7.8	3.3	299	5.7
豆腐皮	409	16.5	44.6	17.4	18.6	116	30.8
豆漿	13	96.4	1.8	0.7	0	10	0.5
黃豆	359	10.2	35.1	16.0	18.6	221	5.9
黃豆芽	44	88.8	4.5	1.6	3.0	72	21
綠豆芽	18	94.6	2.1	0.1	2.1	4.4	18
三、根莖類							
甘薯（紅心）②	99	73.4	1.1	0.2	23.1	24	0.8
甘薯（白心）	104	72.6	1.4	0.2	24.2	33	1.0
胡蘿蔔	37	89.2	1.0	0.2	7.7	32	1.0
白蘿蔔	20	93.4	0.6	0.1	4.0	36	0.5
馬鈴薯③	76	79.8	2.0	0.2	16.5	8	0.8
四、嫩莖葉薹花類							
大白菜	21	93.6	1.7	0.2	3.1	69	0.5

續表

食物名稱	能量（kcal）[1]	水分（g）	蛋白質（g）	脂肪（g）	碳水化合物（g）	鈣（mg）	鐵（mg）
菠菜	24	91.2	2.8	0.5	2.8	66	2.9
青菜	15	94.5	1.5	0.3	1.6	90	1.9
捲心菜	20	93.2	1.5	0.2	3.6	49	0.6
五、瓜類							
菜瓜	18	95.0	0.6	0.2	3.5	20	15
冬瓜	11	96.6	0.4	0.2	1.9	19	8
黃瓜	15	95.8	0.8	0.2	2.4	4	–
黃金瓜	14	95.6	0.5	0.1	2.7	17	0.9
苦瓜	19	93.4	1.0	0.1	3.5	14	0.7
絲瓜	20	94.3	1.0	0.2	3.6	14	0.4
甜瓜	26	92.9	0.4	0.1	5.8	14	0.7
西瓜	25	93.4	0.6	0.1	5.5	4	0.2
六、茄果類							
茄子	21	93.4	1.1	0.2	3.6	24	0.5
番茄	19	94.4	0.9	0.2	3.5	10	0.4
燈籠椒	22	93.0	1.0	0.2	4.0	14	0.8
七、菌藻類							
海帶（浸）	14	94.1	1.1	0.1	0.9	241	3.3
海帶（鮮）	17	94.4	1.2	0.1	1.6	46	0.9
蘑菇	20	92.4	2.7	0.1	2.0	6	1.2
紫菜	207	12.1	26.7	1.1	22.5	264	54.9
八、鮮果、乾果							
芭蕉	109	68	1.2	0.1	25.8	6	0.3
菠蘿	41	88.4	0.5	0.1	9.5	12	0.6
橙子	47	87.4	0.8	0.2	10.5	20	0.4
柑	51	86.9	0.7	0.2	11.5	35	0.2
棗	228	39.0	1.7	0.3	54.5	108	1.2
蜜橘	42	88.2	0.8	0.4	8.9	19	0.2
蘆柑	43	88.5	0.6	0.2	9.7	45	1.4
李子	36	90.0	0.7	0.2	7.8	8	0.6
梨	32	90.0	0.4	0.1	7.3	11	–

續表

食物名稱	能量 (kcal)[①]	水分 (g)	蛋白質 (g)	脂肪 (g)	碳水化合物 (g)	鈣 (mg)	鐵 (mg)
碭山梨	37	88.6	0.3	0.1	8.5	1	–
鴨梨	43	88.3	0.2	0.2	10.0	5	0.3
檸檬	35	94.0	0.1	1.1	4.9	101	0.8
蘋果	52	85.9	0.2	0.2	12.3	4	0.6
葡萄	43	88.7	0.5	0.2	9.9	5	0.4
柿子	71	80.6	0.4	0.1	17.1	9	0.2
桃子	48	86.4	0.9	0.1	10.9	6	0.8
香蕉	91	75.8	1.4	0.2	20.8	7	0.4
杏子	36	89.4	0.9	0.1	7.8	14	0.6
柚子	41	89.0	0.8	0.2	9.1	4	0.3
棗（鮮）	122	674	0.3	1.1	28.6	22	1.2
棗（乾）	264	269	3.2	0.5	61.6	64	2.3
九、堅果							
核桃	627	5.2	14.9	58.8	9.6	56	2.7
落花生（生）	298	48.3	12.1	25.4	5.2	8	3.4
落花生（炒）	589	4.1	21.9	48.0	17.3	47	1.5
花生仁（生）	563	6.9	25.0	44.3	16.0	39	2.1
花生仁（炒）	581	1.8	24.1	44.4	21.2	284	6.9
葵花子（生）	597	2.4	23.9	49.9	13.0	72	6.1
葵花子（炒）	616	2.0	22.6	52.8	12.5	72	6.1
栗子（乾）	345	13.4	5.3	1.7	77.2	17	1.1
栗子（鮮）	185	52.0	4.2	0.7	40.5	–	–
西瓜子（炒）	573	473	32.7	44.8	9.7	28	8.2
十、畜肉類及其製品							
臘腸	584	8.4	22.0	48.3	15.3	9	4.5
叉燒	279	49.2	23.8	16.9	7.9	8	2.6
方腿	117	73.9	15.2	5.0	1.9	8	2.6
火腿	318	48.7	16.4	28.0	0	9	2.1
醬牛肉	246	50.7	31.4	11.9	3.2	24	27
醬羊肉	272	45.7	25.4	13.7	11.8	43	38
醬豬肉	549	24.0	15.5	50.4	8.4	9	2

續表

食物名稱	能量（kcal）①	水分（g）	蛋白質（g）	脂肪（g）	碳水化合物（g）	鈣（mg）	鐵（mg）
牛肉	190	68.1	18.1	13.4	0	8	3.2
牛肉乾	550	9.3	45.6	40.0	1.9	43	15.6
肉鬆	445	2.7	8.2	15.7	67.7	76	4.6
羊肉	198	66.9	19.0	14.1	0	6	2.3
豬肝	129	70.7	19.3	3.5	5.0	6	22.6
豬肝（福建）	336	16.3	44.2	6.4	25.3	12	181.3
豬肉	395	46.8	13.2	37.0	2.4	6	1.6
豬大排	264	58.8	18.3	20.4	1.7	8	0.8
十一、禽肉類及其製品							
烤鴨	436	38.2	16.6	38.4	6.0	13	－
鵝	245	62.9	17.9	19.9	0	4	3.8
鴿子	201	66.6	16.5	14.2	1.7	30	3.8
雞	167	69.0	19.3	9.4	1.3	9	1.4
鴨	240	63.9	15.5	19.7	0.2	6	2.2
白脫	72	17.7	－	82.7	0	1	1.0
母乳	65	87.6	1.3	3.4	7.4	30	0.1
牛奶	54	89.8	3.0	3.2	2.4	114	0.1
牛乳粉（全脂）	466	2.3	19.9	18.9	54.0	659	2.9
優酪乳	72	84.7	2.5	2.7	9.3	118	0.4
羊奶	59	88.9	1.5	3.5	5.4	82	0.5
十二、蛋類及其製品							
雞蛋	138	75.8	12.7	9.0	1.5	48	2.0
鴨蛋	180	70.3	12.6	13.0	3.1	62	2.9
十三、魚類							
大黃魚	96	77.7	17.7	2.5	0.8	53	0.7
小黃魚	99	77.9	17.9	3.0	0.1	78	0.9
帶魚	127	73.3	17.7	4.9	3.1	28	1.2
鱔（鱔絲）	61	85.2	15.4	0.8	0	57	2.8
鯽魚	108	75.4	17.1	2.7	3.8	79	1.3
鯉魚	109	76.7	17.6	4.1	0.5	50	1.0
青魚	116	73.9	20.1	4.12	0.2	31	0.9

續表

食物名稱	能量（kcal）①	水分（g）	蛋白質（g）	脂肪（g）	碳水化合物（g）	鈣（mg）	鐵（mg）
鱸魚	100	77.7	18.6	3.4	0	138	2.0
鰻魚	181	67.1	18.6	10.8	2.3	42	1.6
銀魚	119	76.2	17.2	5.6	0	46	0.9
墨魚	287	24.8	65.3	1.9	2.1	82	23.9
魷魚	75	81.4	18.3	0.8	0	43	0.5
章魚	52	86.4	10.6	0.4	10.6	22	1.4
河蟹	103	75.8	17.5	2.6	2.3	23	0.42
海蟹	95	77.1	13.8	2.3	4.7	47	0.18
海參（水浸）	24	93.5	6.0	0.1	0	240	0.6
海參（新鮮）	71	77.1	16.5	0.2	0.9	285	13.2
海蜇皮	33	76.5	3.7	0.3	3.8	150	4.8
海蜇頭	74	69.0	6.0	0.3	11.8	120	5.1
海蝦	79	79.3	16.8	0.6	1.5	46	0.11
河蝦	84	78.1	16.4	2.4	0	60	0.27
十四、油脂							
菜油	899	0.1	–	99.9	0	9	3.7
豆油	899	0.1	–	99.9	0	13	2.0
花生油	899	0.1	–	99.9	0	12	2.9
芝麻油	898	0.1	–	99.7	0.2	9	2.2
十五、糕點、小吃							
餅乾	433	5.7	9.0	12.7	70.6	73	1.9
蛋糕	347	18.6	8.6	5.1	66.7	39	2.5
涼粉	50	87.8	0.3	0.5	11.2	9	0.8
綠豆糕	349	11.5	12.8	1.0	72.2	24	7.3
麻花	524	6.0	8.3	31.5	51.9	26	–
麵包	312	27.4	8.3	5.1	58.1	49	2.0
年糕	154	60.9	3.3	0.6	33.9	31	1.6
燒餅	326	27.3	11.5	9.9	47.6	40	6.9
豆沙月餅	405	11.7	8.2	13.6	62.5	64	3.1
冰棒	47	88.3	0.8	0.2	10.5	31	0.9
冰淇淋	126	74.4	2.4	5.3	17.3	126	0.5

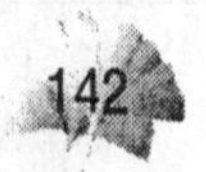

續表

食物名稱	能量（kcal）①	水分（g）	蛋白質（g）	脂肪（g）	碳水化合物（g）	鈣（mg）	鐵（mg）
冰磚	153	69.6	2.9	6.8	20.0	140	0.4
橘子汁	119	70.1	–	0.1	29.6	4	0.1
雪糕	137	69.7	2.3	3.6	23.9	9	0.02
十六、酒類							
白酒（40.7~59.9度）	216~364	–	–	–	–	1~10	0.1~0.9
黃酒（6.4~15度）	31~85	–	–	–	–	15~104	0.1~1.3
葡萄酒（10.4~16.0度）	58~91	–	–	–	–	12~27	0.3~2.0
啤酒（2.6~11.0度）	18~77	–	–	–	–	2~11	0.1~0.6
十七、澱粉類及其製品							
澱粉（芡粉）	346	12.6	1.5	–	85.0	34	3.6
粉皮	64	84.3	0.2	0.3	15.0	5	0.5
粉條	337	14.3	0.5	0.1	83.6	35	5.2
藕粉	372	6.4	0.2	–	9	8	17.9
十八、調味品							
醋	31	90.6	2.1	0.3	4.9	17	6.0
香醋	68	79.7	3.8	0.1	13.0	37	2.9
花生醬	594	0.5	6.9	53.0	22.3	67	7.2
醬油	63	67.3	5.6	0.1	9.9	66	8.6
豆瓣辣醬	59	64.5	3.6	2.4	5.7	207	5.3
甜麵醬	136	53.9	5.5	0.6	27.1	29	3.6
芝麻醬	618	0.3	19.2	52.7	16.8	1170	9.8
十九、其他							
甲魚	118	75.0	17.8	4.3	2.1	70	2.8
蛇	90	77.7	14.4	1.0	5.9	57	1.5
芝麻（白）	517	5.3	18.4	39.6	21.7	620	14.1
芝麻（黑）	513	5.7	19.1	46.1	10.0	720	22.7

注：① 1 cal（卡）＝4.184J（焦耳）。
② 每 100 g 甘薯中含膳食纖維 1.6 g。
③ 每 100 g 馬鈴薯中含膳食變纖維 0.7 g。

表 4-9　每 100 g 食物中膽固醇含量

食物名稱	膽固醇（mg）	食物名稱	膽固醇（mg）	食物名稱	膽固醇（mg）
畜禽類、禽蛋類及其製品		水產類		乳及乳製品	
豬心	107.8	墨魚	241.3	優酪乳(全脫脂)	16.6
豬肋腓	224.8	鯧魚	56.0	牛乳(消毒)	16.6
豬蹄膀	144.8	大黃色	48.3	優酪乳(中脂)	17.6
豬大排	118.6	帶魚	71.1	奶粉(全脂)	21.1
豬肝	380.3	白魚	40.3	白脫(食品工業用)	151.7
叉燒	74.9	鯿魚	111.9	稀奶油(食品工業用)	103.1
火腿腸	61.5	青魚	162.9	其他	
紅腸	212.3	鯽魚	134.6	花生牛軋(百花牌)	34.3
太倉肉鬆	78.1	花鰱魚	155.4	玫瑰乳腐（鼎丰牌）	30.1
羊肉（熟）	87.7	鱔絲	116.5	桃仁豆沙月餅	25.9
雞（全，無內臟）	124.8	海蝦	116.5	奶油蓮蓉月餅	17.5
雞腿	172.1	河蟹	134.8	薄脆餅	32.1
鴨（全，無內臟）	120.0	海蟹	143.7	小籠饅頭	44.2
雞蛋（紅殼）	463.1	螺螄	95.7	五香豆	58.8
雞蛋（白殼）	478.0	河蚌	56.7	嬰兒奶糕	92.5
鴨蛋	641.5	田螺	110.1		
皮蛋	392.5				

表 4-10　食物重量折算

品名	單位	重量（g）	品名	單位	重量（g）
香蕉(大、中、小)	1 根	100、60、40	蘇打餅乾	1 塊	6.8
蘋果(大、中、小)	1 個	200、150、80	夾心餅乾	1 塊	6.2
橘子(大、中、小)	1 個	150、75、45	綠豆糕	1 塊	16
桃子(大、中、小)	1 個	150、100、80	月餅(廣、蘇、潮)	1 塊	89、136、88
生梨(大、中、小)	1 個	250、150、100	豆漿	1 碗	400
雞蛋	1 個	50	豆花	1 碗	275~300
雞蛋黃	1 個	30	大餛飩（6 個）	1 兩	50
鴨蛋	1 個	65	泡麵	1 包	75
鴨蛋黃	1 個	25	可樂	1 瓶	355
牛奶	1 瓶	227	橘子水	盒	250
大白兔糖	1 粒	5	中冰磚	1 塊	145
華失(巧克力)	1 塊	11.5	雪糕	1 支	70
威化(巧克力)	1 塊	20	花生米	50 粒	31.4
沙其馬	1 個	83	乳腐	1 塊	30
白瓜子、西瓜子	100 粒	23.3、21.5			

第四節 適量運動

運動對保持中老年整體健康、增進體力、防治骨質疏鬆、維持心理平衡、防治認知功能衰退、改善免疫功能及防治某些老年性疾病（包括高血脂及心血管病）均極為重要，是保健的重要措施之一。

有規律的中度體力鍛鍊對改善老年健康狀況、增強體能、保持身體靈活性（如身體平衡等）也是有幫助的。組織老年開展健康的體育運動和娛樂活動是提高老年人身心健康和增強體力的有力措施。倡導科學健康的健身運動，以提高老年人運動興趣，使之能持之以恆地堅持鍛鍊，這如同健康銀行，回報是健康不斷增值。

一、運動對機體保健的作用及缺乏體力活動的危害

1. 運動對機體保健的作用

運動可對神經內分泌系統起到良好的作用，改善物質代謝（包括自由基代謝）及重要臟器功能，可延緩整體衰老及認知功能衰退，增強免疫功能。

Woods 認為老年人中等量運動可導致更強的免疫反應，有持續性的公共衛生的重要性。

Desouza 研究結果認為習慣性運動可能是降低人群中心血管意外危險度的機制之一，且規律的有氧運動有抗血管衰老作用。

Alessio 認為體育鍛鍊有天然的抗氧化作用，規律性體

育鍛鍊可加強某些抗氧化劑作用，增高抗氧化酶水平，但緊張運動反可減低之。

Mc C arter 認為體育鍛鍊可作為限食抗衰老的重要組成部分。LiLiJi 報導運動可改善老年人抗氧化能力，增強錳 SOD（Mn-SOD）基因表達，提出對老年人衰老肌肉的訓練，需補充外源性抗氧化劑以達到適合的抗氧化水平。這與國內對老年體弱者服用可提高抗氧化酶水平的某些中藥制劑的理論相吻合。

2. 缺乏體力活動的危害

研究發現心血管病、糖尿病和肥胖等的起因之一是缺乏體力活動。世界衛生組織（WHO）估計到 2020 年，非傳統性疾病的負擔將超過全球所有疾病負擔的 70%。

許多研究資料證實，科學的飲食習慣和適當的鍛鍊能減少心臟病、腦中風、2 型糖尿病以及某些癌症等即所謂非傳染性疾病的發生。WHO 估計全球每年有 20 多萬成人因體力活動缺乏而死亡。不健康的飲食、缺乏體力活動和吸菸，大約是 80%過早患上冠心病的患者的得病原因。缺乏體力活動將增加高血壓、代謝綜合症、骨質疏鬆、老年性癡呆（AD）和抑鬱症發生的危險。適量運動可避免肥胖，保護腦功能。

二、努力參加健身運動

世界衛生組織曾把 2002 年「世界衛生日」的主題定為「體育鍛鍊」，口號是「運動有益健康」，倡議由增強體育鍛鍊來提高生命質量。WHO 號召個人、社區以及國家採取行動實踐這一倡議。這一口號言簡意賅，跨越了經濟、社會制度和地域的障礙，把科學的智慧和觀念變成政策，幫助人們健康長壽和生活得更好。

老年人適宜的運動包括步行、慢跑、太極拳、健身操、氣力等。各年齡組最適宜的運動強度分別為，40～59 歲的人運動時心率應維持在 120～135 次／分；超過 60 歲的老年人運動時心率應維持在 100～124 次／分。我國除一般運動外，另有太極拳與氣功，這兩種運動都非常適合老年人，特別適合老年體力較差者。這兩項運動不但可活動肢體，還可調節心理，的確有助於保健、抗衰、延壽，應大力提倡。

老年人運動要量力而行，根據當日身體情況靈活掌握。要注意避開高溫時段，在樹蔭下作些自己可以耐受的適量的活動，不贊成「冷練三九，熱練三伏」。熱天必須保證水分供應，晨練前吃一些東西。

散步也是老年人最好的運動方式之一。散步是輕鬆愉快的活動，每小時散步可消耗能量 800 KJ，長期堅持不僅可減肥，也能增強體力，改善四肢及內臟器官的功能，改善神經活動的靈敏度。

有報告提到，長期堅持散步，可使認知功能衰退減慢，有利於防治老年人認知功能減退，包括記憶商的減退，甚至推遲、減少老年性癡呆的發生。

在公園散步，可以欣賞花草樹木、吸收較多的負離子當然很好，就是在市區街道上散步，也可以把馬路上車喧人聲當做是一曲交響樂，聽聽公園某些好處。

研究顯示，出門散步特別是在舒適的環境中散步，可以緩解壓力感，增加幸福感，甚至比高強度運動（如跑步等）的效果更好。散步幾分鐘後，心跳開始加快，有更多的血液流入大腦，可以提高智能；散步10～15分鐘後，大腦血循環量可增加50%，同時代謝速度加快，增加對機體有益的激素的釋放；散步幾個星期後，體內改善情緒的物質的活性增加。老年人可根據自身情況採用慢散步（每分鐘60～80步）、普通散步（每分鐘90～100步）或快散步（每分鐘110～120步），直至微出汗。每天散步不少於20分鐘，最好堅持0.5～1小時。

（1）「三個半分鐘」：醒過來不要馬上起床，在床上躺半分鐘；坐起來後又坐半分鐘；兩腿下垂在床沿又等半分鐘。

（2）「三個半小時」：早上起來運動半小時，中午睡半小時，晚上6～7點慢步走半小時。

胡大一教授提出，有氧運動的要點是「一、三、五、七」。

（1）「一」：一天至少運動1次。

（2）「三」：每天運動不少於30分鐘，最好一次完成，如有困難，也可分解為2～3次，每次10～15分鐘。

（3）「五」：每週至少運動5次。

（4）「七」：運動量大小應由運動中心率增快的程度來確定。運動量因年齡不同而異，年齡越大，運動量越小，運動中達到的心率應掌握在170與年齡之差。例如一位70歲老人，其運動中的心率應達到170－70＝100次／分。

人們在運動中不可能記數心率，可以在運動快結束時記數15秒的脈率，再乘以4，即得出此時每分鐘的心率。事實上，運動中的心率比所數的脈率還要快10%。

例如運動結束時15秒的脈率為30次，每分鐘的脈率即心率為 30 × 4 = 120 次／分，那麼運動中的心率應為 120 + 12 = 132 次／分。運動開始前，應做好熱身準備活動。運動結束後，要有 15 分鐘放鬆，不要突然停止活動。運動量大小應循序漸進。

第五節　戒菸限酒

戒菸限酒對中老年保健的重要性，雖盡人皆知，但我們覺得仍有必要作重點介紹。長期強調戒菸限酒的重要性是不會過頭的，也是不會過時的。

世界衛生組織（WHO）120 個成員國一致通過並簽署了《菸草控制框架公約》。該公約最重要內容之一是 WHO 各成員國承諾全面禁止菸草廣告與任何菸草促銷和贊助活動，公約在本國生效後 5 年內政府應採取法律措施有效地禁止上述活動。公約建議締約方政府採取金融和財政措施，禁止或限制向外國遊客銷售菸草或進口免稅菸草製品。公約生效後 3 年內，採取措施防止菸草製品的包裝含有虛假、誤導或欺騙性宣傳的信息，應避免產品包裝給人留下有害成分低於其他產品的印象，例如不得標有「焦油含量低」、「柔和」或「清淡型」等字樣，另應提醒消費者注意該產品對健康的威脅，警示性文字所占面積應占包裝主要的 30%～50%。

公約指出，提高菸草價格和增加菸草稅收是控制菸草消費的最有效的措施。公約規定應採取必要的法律和措施，控制菸草製品中各種成分的含量。WHO 總幹事格羅・哈萊姆・布倫特蘭指出，公約的通過使數十億人的生命得以拯救，並對保持未來幾代人的身體健康具有重要意義。

一、堅決戒菸

1.吸菸的害處

世界衛生組織（WHO）2002 年年度報告指出，在發展中國家，吸菸是第三位危害健康最嚴重的因素，在發達國家，吸菸排在危害健康最嚴重的因素的第一位。吸菸危害健康，盡人皆知，中老年人更不例外。

香菸菸霧中含有有毒化學物質達 1000 種以上，對人體危害最大的是尼古丁、一氧化碳、菸鹼和菸焦油。尼古丁是使人成癮的揮發性劇毒液體，1 滴尼古丁可毒死 3 匹馬，1 支菸的尼古丁量可毒死 1 隻小白鼠，25～35 支菸中含有 40～60 mg 尼古丁，能致人於死地。

美國最近研究顯示，尼古丁是香菸中各種致癌物質的幫兇，為癌症的發病打開「方便之門」。人體對癌症有防禦機制，如「細胞程序性死亡」，這一機制能夠在發現人體細胞出現異常時使其自殺，從而避免異常細胞大量繁殖而致癌。癌細胞也能對抗人的防禦機制，一種方法是激活「Akt」分子通道，該通道被激活後，可促進細胞生長，抑制細胞自殺，而尼古丁可以幫助癌細胞的上述作用。

一支香菸可產生 20～30 ml 一氧化碳，可使血液中一氧化碳血紅蛋白質增多，破壞血紅蛋白輸送氧氣的能力，使機體長期陷於缺氧狀態。菸鹼可引起交感神經興奮，促使全身小動脈痙攣及周圍血管阻力增加而誘發高血壓，菸鹼同時可增加血黏度，促進血栓形成，誘發冠心病及心肌梗塞。菸焦油是黃黏液，是致癌促癌物質，一支菸中含量

20～30 mg，吸入少量可黏附在咽部和支氣管壁上，大量則積存在肺泡內致病。

（1）吸菸大大增加腫瘤患病率：據世界衛生組織、美國癌症協會和英國帝國癌症研究基金會聯合報告，現全球因吸菸而死亡的人數每年高達 300 萬人。除非採取措施，否則到 2020 年將可能有 900 萬人死於和吸菸有關的疾病，全球因吸菸而死亡的人數 25 年後將增加 2 倍以上。長期吸菸，每日 20 支，比不吸菸的人壽命要縮短 8～9 年；吸菸者肺癌患病率高出不吸菸者 8～12 倍。

45 歲後吸菸每日超過 20 支者，其肺癌患病率高出不吸菸者 50 倍。吸菸者患喉癌的危險性高 8 倍。吸菸也是引起胃癌的重要因素，吸菸者胃癌相對危險性比不吸菸者高 1.6 倍，有報導，每日吸 20 支菸以上者與不吸菸者比較，口腔癌發病率增加 3～10 倍，食道癌增加 2～9 倍，膀胱癌增加 7～10 倍，胰腺癌增加 2～5 倍，腎癌增加 1.5 倍，其他癌症增加 1.4 倍。

有關資料顯示，我國吸菸者與不吸菸者相比，患肺癌的機會高 10.8 倍，患慢性支氣管炎、肺氣腫危險性約高 6.1 倍。一支菸平均減壽 5 分鐘，終身吸菸平均減壽 18 年左右，吸菸真可說是有百害而無一利。

（2）吸菸誘發呼吸道疾患：菸中粉塵直接從口腔、咽喉、氣管、支氣管進入肺泡，菸霧中有害物質如尼古丁、放射性物質等，隨血液到達全身組織，但有一部分可黏附並損傷支氣管及肺泡壁，使之壞死、纖毛脫落、上皮基底細胞增生，有害物質反覆刺激氣管及支氣管黏膜，使黏膜充血、水腫、分泌物增多，引起咳嗽、咳痰，有利於細菌繁殖，同時這些有害物質也破壞氣管、支氣管內的纖毛，使其喪失消除異物及細菌的功能，導致慢性咽炎、慢性支氣管炎、肺氣腫、肺源性心臟病及肺癌等呼吸系統疾病。老年人吸菸者慢支患病率是不吸菸者的 5 倍，每日吸 20 支者慢支患病率高 20 倍。

（3）吸菸增加心血管病患病率：吸菸菸霧中一氧化碳可通過形成一氧化碳血紅蛋白，增加血黏度，促使血小板聚集，降低血流速度，一氧化碳含量增高到一定程度可使動脈內膜處於低氧狀態，血管內膜通透性增加，導致血液中膽固醇及血小板等成分附著血管壁，誘發動脈硬化及血栓形成。菸鹼可引起交感神經興奮，促使全身小動脈痙攣及周圍血管阻力增加而誘發高血壓，菸鹼同樣可增加血黏度，促進血栓形成，且可誘發冠心病發作及心肌梗塞。

眾所周知，吸菸、肥胖、不合理膳食是誘發高血壓的三大危險因子。有報告顯示，吸菸是老年冠心病、心肌梗塞及猝死的重要危險因子。冠心病發生的猝死病例中大半（可高達 80%）是吸菸所致，吸菸者冠心病發病率較正常人高 6～10 倍，心肌梗塞發病率超過不吸菸者的 2 倍。

（4）吸菸誘發消化系統疾病：菸霧中有害物質可降低胃幽門括約肌的張力，導致十二指腸內容物返流，引起胃炎。吸菸者胃炎患病率較不吸菸者要高 2～3 倍。菸鹼使胃黏膜血管收縮，血流量減少，胃黏膜抗酸力下降，可促發潰瘍病。

（5）吸菸影響男性性功能及生育能力：

① 男性吸菸者中發生陽痿的較多，有報告 440 名陽痿患者中吸菸者占 64%，認為這與吸菸導致陰莖動脈硬化、

血流量減少有關。尼古丁等有害物質影響神經內分泌系統，抑制性激素的分泌及合成，使精子數量減少，精子活力減退，不吸菸者精子活力比率為75%～78%，吸菸者精子活力比率為52%，易致男子不育，嚴重者發生睪丸萎縮。

②急性吸菸損害包括尼古丁，可直接刺激交感神經，產生大量腎上腺素和去甲腎上腺素，使陰莖海綿體內平滑肌收縮，不能充血，導致陰莖血流量降低，不能勃起。吸菸慢性損傷可導致陰部內動脈和陰莖海綿體動脈發生硬化和狹窄，血供量減少；長期刺激交感神經產生過多的腎上腺素和去甲腎上腺素，導致勃起障礙；菸中有毒物質專門制約分泌睪酮的睪丸間質細胞，導致睪酮減少。

（6）吸菸影響女性性功能：婦女吸菸可使停經期提前，吸菸婦女的骨質疏鬆及股骨頸骨折患病率較不吸菸者高出1/3。

（7）吸菸可誘發老年視網膜黃斑病變。

（8）被動吸菸指每天吸入菸霧15分鐘以上：被動吸菸者吸入菸霧一氧化碳量較主動吸菸者可高出5倍，尼古丁高3倍，其患慢支、哮喘的危險性增加40%左右，因此被動吸菸對身體也具有嚴重危害性，對此必須予以重視。國家規定公共場所禁止吸菸是有充分理由的，必須大力提倡。家中被動吸菸問題也是一個重大社會問題，應當給予關注。所以吸菸者本人應儘可能到室外吸菸。

2.堅決戒菸

戒菸有諸多好處。戒菸能大大降低患癌症及心腦血管疾病的患病率。戒菸後10～15年患癌症的概率可達不吸菸者水平。戒菸5年後，與每天抽1包菸的人相比，死於肺癌的概率減少 50%。戒菸 10 年後，患肺癌的概率與不吸菸的人相同，患口腔癌、喉癌、胰腺癌、膀胱癌、食道癌、腎癌等癌症的可能性減小，癌前期細胞已經被健康細胞所替代。冠心病的死亡率在戒菸後可明顯下降，戒菸 10 年後可降到與不吸菸者相似水平。戒菸後心血管和肺功能可以明顯改善，胸悶、氣急、咳嗽減少，消化能力好轉，食慾、營養改善，人的容顏也可得到改善。

戒菸可使冠心病、中風、糖尿病、呼吸衰竭的死亡率下降，甚至還可以改善高齡老人（80 歲以上）的生活能力。戒菸 24 小時後，心臟病發作的危險性減少。戒菸 48 小時後，嗅覺和味覺的靈敏度提高，戒菸 72 小時後，呼吸更加輕鬆，支氣管負擔減輕，肺功能得到改善。戒菸 2 星期後肺功能恢復 30%，血液循環改善，步行變得更加輕鬆。戒菸 1～9 個月後，體能有所提高，肺功能增強，支氣管黏膜變得更加潤滑，感染可能性減少。戒菸的效果常可立竿見影。

戒菸要下一定決心。對於吸菸者來講，在明瞭吸菸的害處後，個人的決心、毅力是決定成敗的關鍵。戒菸的具體方法可以採取較為激進、速成的方法，在自己有了強烈的戒菸願望之後，應堅持到 7 天這個關口，這時候也可以考慮併用戒菸藥物等來對付戒菸的不適；也可以採取相對緩和的辦法，逐日減少菸量，如能減到每日 2～3 支或 1～2 支時，就可乘勝追擊一次戒停。

美國調查 5000 餘萬吸菸者，其中大半有戒菸願望，經由多年努力，吸菸率由 55%下降至 30%以下。

戒菸還要有計畫，戒菸並不像想像的那樣難。首先要確定一個開始戒菸的日期，一定要下定決心，並告訴家人和朋友，從決定戒菸的那天起，自己將不再吸菸。同時，丟掉香菸、打火機、火柴等和吸菸有關的東西，隨身可帶口香糖、糖果、零食和一些與戒菸有關的口服製品（如戒菸糖等），以便臨時服用而轉移注意力。另外，應積極進行鍛鍊，多喝水和果汁，加吃維生素C（每天300～600 mg），儘量少喝酒和咖啡，避開有人吸菸的場所。當渴望吸菸時，可主動找一些消遣來轉移注意力。

戒菸成功與否完全在於決心，只要下定決心，戒菸不成問題。有的人已經七八十歲了，經動員下定決心後終於戒菸成功，慢性支氣管炎顯著好轉。所以，我們奉勸老年吸菸朋友應認真考慮戒菸問題，菸不戒，難保健，難長壽，一旦戒菸成功，第二次青春可能就會降臨到你的身上。

二、限　酒

世界衛生組織（WHO）2002年年度報告指出，在發展中國家，飲酒是危害健康最危險的因素，其次是高血壓和吸菸，這與我國情況相似。

國人常喝的酒包括白酒（40.7～59.9度）、葡萄酒（10.4～16度）、黃酒（6.4～15度）、啤酒（2.6～11.0度）、果汁酒等。長期大量飲酒對人體有害，特別是白酒。酒含有酒精，也就是乙醇，酒精是原生質毒物，對健康有害，特別是對中老年人，因為中老年人體內水分含量較青年人少，酒精可干擾正常機體水代謝，導致對酒精敏感性增強，可損害整個消化系統。

90%的酒精在肝臟中代謝，長期飲酒可致慢性酒精中毒，引起營養物質的吸收障礙（包括維生素B群、葉酸的吸收障礙，可造成貧血）、營養缺乏，可誘發肝細胞變性、脂肪浸潤、脂肪肝、慢性酒精性肝炎、肝硬化（進一步可導致黃疸、腹水、出血、昏迷等）、肝癌。酒精可妨礙胰腺酶的分泌，影響脂肪、蛋白質、醣的代謝，破壞胰腺腺體結構，促成胰腺纖維化，誘發慢性和急性胰腺炎，還可引起食道炎、潰瘍病、糖尿病、高血壓、冠心病、老年認知功能下降甚至血管性癡呆及老年性癡呆，且可使心率加快、心臟擴大、心力減弱。急性酒精中毒可使心跳呼吸驟停。酒精可促發腫瘤，長期飲酒，腫瘤患病率比不飲酒者高2～3倍。與長期大量飲酒可能有關的癌症包括口腔癌、喉癌、肝癌、直腸癌、胰腺癌。

有資料顯示，嗜酒酗酒者平均壽命較不飲酒者短15年左右。飲酒造成的精神心理障礙包括慢性中毒、酒精中毒性震顫譫妄、酒精中毒性幻覺症、酒精中毒性嫉妒妄想症、酒精性癲癇、高位出血性腦灰質炎和柯薩可夫精神病。顯而易見，酒精的危害性絕不可忽視。

不過飲少量紅葡萄酒對身體可能有益處。研究證明，長期適量飲用紅葡萄酒（如每日100～200 g）可有益於健康，紅葡萄酒對改善自由基代謝及延緩老年人認知功能減退有所幫助。有人認為少量飲用低度酒也有益於健康。

戒酒過程需要注意以下幾點。

（1）一般來講，主張全面戒酒，特別是有各種心血管、消化系統疾患者。

（2）戒酒問題應是政府行為和個人行為結合起來，才能收到最佳效果。

（3）重點應對長期嗜酒的中老年人做好解釋工作，說明其危害性，不徹底戒酒談不上什麼保健與抗衰老。

（4）對一般已有飲酒習慣的中老年人（但不是嗜酒、酗酒），可考慮限制酒的品種及酒量，如每日飲黃酒 50～100 g。

（5）紅葡萄酒是抗氧化劑，對抗衰老及延緩認知功能衰退可能有所幫助。每日可飲用 100～200 g。

（6）啤酒中含有啤酒多酚，有抗氧化作用，每日飲 100 g 以下，可能對健康有益。

第六節　心理平衡

心理是人腦對外界客觀事物的反映，是人的思想、感情等內心活動。保持心理平衡，需要能夠經常保持愉快的心情，熱愛生活，熱愛大自然，有自控能力及良好的人際關係，加強腦的鍛鍊，積極參加社會活動，與人交往。這些都很簡單而且效果非常顯著，不用花錢，可謂「無本萬利」。心理與性格有關，努力改善自己的性格對調整心理平衡狀態至關重要。良好的性格與心理對延長壽命是極為有利的，反之，將影響自己的健康壽命。

一、健康心理、老年心理改變及心理失衡的嚴重影響

1. 心理健康標準

（1）美國著名的人格心理學家奧爾波特提出的心理健

康標準是：

①力爭自我成長；

②能客觀地看待自己；

③人生觀的統一；

④有與他人建立親睦關係的能力；

⑤人生成長所需要的能力、知識與技能的獲得；

⑥具有同情心，對生命充滿愛。

（2）著名的心理學家馬斯洛也提出了10條心理健康的標準：

①充分的安全感；

②充分了解自己的能力並能作適當的估價；

③生活目標能切合實際；

④與現實環境能保持接觸；

⑤能保持人格的完整與和諧；

⑥具有從經驗中學習的能力；

⑦能保持良好的人際關係；

⑧適度的情緒表達及控制；

⑨在不違背團體要求前提下，能適當滿足個人的基本需求；

⑩在不違背社會規範前提下，能適當滿足個人的基本需求。

（3）目前在我國比較有影響的心理健康標準為：

①智力正常；

②情緒健康；

③意志堅強；

④行為諧調；

⑤ 人格健全；

⑥ 人際關係和諧；

⑦ 能積極地適應現實環境。

2. 老年人的心理改變

有些研究認為老年人心理大致發生如下改變：

（1）感覺、視力、聽力、味覺減退，以前覺得很好吃的東西現在感到淡而無味；

（2）記憶力衰退，記不起熟人的名字，記不起隨手放的東西，書前看後忘；

（3）想像力、幻想衰退，對新鮮事物缺乏好奇心；

（4）言語能力衰退；

（5）思維能力衰退；

（6）情感不穩定，遇到困難時，不像以前那樣鎮定自如，經常有莫名其妙的焦慮感；

（7）意志衰退，做事缺乏毅力，喜歡憑老經驗辦事，對任何事情都缺乏強烈的探索精神；

（8）機體的反應能力及協調能力下降，笨手笨腳；

（9）興趣愛好減少；

（10）產生衰老感和死亡感；

（11）易受疾病、心理和社會因素的影響而變得焦躁、易怒、情緒低落、抑鬱、孤僻等；

（12）容易焦慮不安，女性在更年期後情緒逐漸穩定，但仍常有焦慮不安；

（13）情緒易波動，或冷漠，或強烈而難以抑制；

（14）敏感多疑，常把聽錯、看錯的事當做對自己的傷害而傷心不已；

（15）常有孤獨感，性格轉為內向；

（16）常有自卑感，認為自己老而無用；

（17）堅持習慣心理而不易改變；

（18）堅持自我個性心理，常堅持自己的觀點而不易改變。

3. 心理失衡的嚴重影響

老年人如不能保持心理平衡，經常處於不愉快、精神壓力大、情緒緊張的情況下，將大大增加心腦血管病、腫瘤及感染的患病概率，而且將嚴重影響生活質量及健康壽命。長期精神痛苦、心理緊張將導致交感神經系統及腎上腺髓質功能亢進，容易誘發心血管疾病，同時對免疫系統造成巨大的傷害，使免疫功能下降，因而就容易患腫瘤與感染等疾病。

美國耶魯大學醫學專家曾跟蹤調查 7000 多人，結果顯示凡與人為善者死亡率明顯較低。

另有報告跟蹤 14 年調查 2700 名居民，發現能與他人融洽相處者，期望壽命顯著延長，而人際關係緊張者，死亡率較前者高 1.5 倍。這些都充分說明我們應該隨時注意調節自己的情緒與心理，以儘量減少對機體的損傷。

二、老年心理衰老自測及適應

隨著機體衰老，人的心理年齡也在增加。我們知道，人有三種年齡，自然年齡、生理年齡和心理年齡。有的人心理早衰，他們的心理年齡大於自然年齡和生理年齡，其差值可在 8 年以上。根據心理年齡測試表（表 4-11），讀者可以自我進行測試斷，如自測結果對應的心理年齡大於

表 4-11　心理年齡測試表

問　　題	是	中間	否
健忘	4	2	0
說話變慢、囉唆	4	2	0
常心煩、懶得動	4	2	0
日益固執	4	2	0
做事缺乏持久性	2	1	0
喜歡回憶過去	4	2	0
常重複過去的話	4	2	0
願意和老人在一起	2	1	0
願意和別人嘮家常	2	1	0
對生活的興趣變小	4	2	0
對青年人的穿著看不順眼	2	1	0
經常做夢	4	2	1
睡眠減少	4	2	1
見到不講理的事感到氣憤	0	1	2
不愛打扮自己	4	2	1
喜靜不喜動	2	1	0
下決心馬上就做	0	1	2
好憑經驗辦事	2	1	0
對事情有探索精神	0	1	2
喜歡參加各種活動	0	1	2
好奇心強	0	1	2
有強烈的追求目標	0	2	4
感情難以控制	0	1	2
時常感到孤獨	0	2	4

續表

問　題	是	中間	否
愛看推理小說	0	1	2
喜看愛情小說或電影電視	0	1	2
閱讀和書寫變慢	2	1	0
集中精力感到困難	4	1	0
記憶力下降	4	2	0
十分注意身體變化	2	2	0
工作效率變低	4	1	0
晚上不如早晨和上午頭腦清醒	2	1	0

自然年齡及生理年齡則為心理早衰，必須認真對待。防治心理早衰必須採取綜合措施，諸如廣交朋友，多讀書，培養廣泛的興趣和愛好如打牌、下棋、聽音樂、做各種體育活動等，做到心胸開闊，精神愉快，熱愛生活，生活有規律，熱愛工作，工作不過勞。

根據表 4–11 測試，結果得分總分為 0～29 分，對應的心理年齡為 20～29 歲；得分為 30～49 分，對應的心理年齡為 30～39 歲；得分為 50～64 分，對應的心理年齡為 40～49 歲；得分為 65～74 分，則其心理年齡為 50～59 歲；得分為 75～80 分，其對應的心理年齡為 60～65 歲；若得分在 80 分以上，則其心理年齡也應在 66 歲以上。

三、老年人心理的調適

根據心理健康標準及老年人的心理改變特點，老年人應從三方面保持心理的平衡，並使之處於良好向上的狀態。這三方面具體為：

①人際適應問題：如工作、家庭、友情、熟人及可能有的學習關係等；

②環境適應問題：如對自然環境與人文環境的適應；

③自我適應問題。

保持身體健康需要足夠的營養物質，心理健康如同身體健康一樣也需要「營養」。

（1）儘可能獲得家庭成員及親戚朋友的關愛。當然愛的內容是十分豐富的，如情愛、友愛、兒女親情之愛、關懷體貼、安慰、鼓勵、贊揚、信任、幫助和支持等。

（2）要能夠及時宣洩和疏通心理問題。對此，我們都可能有所體會，遇到親戚朋友聊一聊，說一說自己的煩心之事，就會覺得暢快多了，當然更希望有人主動來幫助自己，說說談談，驅除心中的鬱悶，或出一些好點子，使自己開心。宣洩和疏導是保持心理平衡的好方法。如心理問題長期鬱悶在心而不能發洩，必將加重心理壓力，影響健康，甚至誘發疾病。

（3）老年人有心理問題悶悶不樂時，也要能夠接受他人善意的批評與幫助，這會幫助自己弄清事情的真相，辨明是非，改正錯誤，從而不斷地改善自己的觀點與心理狀態。如果老年人不能接受友好的批評與幫助，會變得固執、傲慢，加重不健康的心理。

（4）預期開心事，也可促進心理健康。美國研究人員發現，笑容可能是最佳的藥物，甚至能夠引起開心、開懷一笑的可能性對減輕壓力及提高免疫功能也有幫助，僅僅對開心或好笑的事的期待就可以提高機體內啡肽和其他引起高興和放鬆感激素的水平，可以使他們的皮質醇（壓力激素）、腎上腺素下降。

（5）勤奮對長壽有益。美國心理學博士雷米發現，外出工作的婦女比家庭婦女發病率低。世界上忙碌緊張的名人們通常要比一般人壽命高出許多，結論認為勤奮工作有益健康。人們百無聊賴時，不是感到快樂而是感到煩惱和孤獨，而忙忙碌碌往往會帶給人們快樂，許多熱愛事業並有成就的人常會覺得最快樂的時光是在艱苦工作之中，因為工作可以排除人們的孤獨感和憂鬱感，所以老年人應廣泛接觸社會，做一些力所能及的工作，參加集體活動及學習，得到友誼與溫暖。

（6）生氣時要注意疏導。心理學研究得出幾條避免、減輕、消除生氣的策略：一躲避；二轉移，跑開、不看不聽、忘卻；三釋放，找親朋好友談出心中的生氣之事；四昇華，將阻力變成動力；五控制，自我控制最為重要。忍一忍風平浪靜，退一退海闊天空。梁啟超有一副對聯，「世事滄桑心事定，胸中海岳夢中飛」。法國文學泰斗維克多・雨果也有一句詩值得我們體味：「世界上最大的是海洋，比海洋大的是天空，比天空大的是胸懷。」

洪昭光教授提出的養心八珍湯是治療心理問題的八味良藥。

第一味良藥：慈愛心一片。人最重要的就是有一顆愛心。

第二味藥：好肚腸二寸。善良是心理健康最好的「維生素」。

第三味藥：正氣三分。人都要有正氣，不能貪污。

第四味藥：寬容四錢。事業需要寬容，家庭需要寬容，一個人的肚量有多大，他能做的事就有多大。

第五味藥：孝順常想。孝順是東方美德。

第六味藥：老實適量。人要老實，但也不能太老實，太老實就變成傻子了，要適量而行。

第七味藥：奉獻不拘。奉獻越多越好。

第八味藥：回報不求。做了好事不求回報。

把這八味藥放在「寬心鍋」裡炒，文火慢炒不焦不躁，再放在「公平缽」裡研，精磨細研，越細越好；三思為末，淡泊為引，做事三思而行，做人淡泊寧靜。清風明月，早晚分服。可陶冶情操，昇華心靈，物我兩忘，寵辱不驚。

養心八珍湯有六大功效：第一，誠實做人；第二，認真做事；第三，奉獻社會；第四，享受生活；第五，延年益壽；第六，消災去禍。

我們體會這八珍湯確是調節心理的良藥。當然，要真正得到、享受到上述八味藥的滿意療效，也還是需要認真體會、體驗並努力追求方能達到一定的境界，不是看了八珍湯幾個字就能得到真諦的。

第七節　四大基石的靈活運用

世界衛生組織 2002 年年度報告指出，健康的生活方式不但有益於防治常見老年病，而且可以間接延長壽命，如能做好合理膳食、適量運動、戒菸限酒、保持心理平衡等健康四大基石，不但可使多種老年常見慢性病減少一半，甚至可延長壽命10年以上，且可大大提高生活質量。

最近研究發現，老年保健中對於四大基石需要靈活運用，過分恪守某一信條，反而易使血壓升高或產生其他不良影響。如「保持適中體重」「每天睡眠7～8小時」「每天吃早餐」「不吃零食」「不抽菸」「不過度飲酒」和「定期進行適度激烈運動」，這些都是看似很好的生活習慣，可是東京慈惠會醫科大學健康醫學中心對近7000人進行調查後發現，越遵照上述原則生活的人血壓越高，相反，不遵守的人倒把血壓控制在了理想範圍80～120 mmHg。

和田認為「刻意努力遵守眾多健康習慣的意識會刺激交感神經，反而可能導致血壓上升」。基於這一認識，該中心提出了「少攝取食物」「每月休息6天以上」和「擁有工作之外的興趣」等健康生活建議。它們的核心是消除緊張情緒。

養生或自我保健之道，一般分為兩型，即規律型和自然型。而規律型中又可分為一般規律和個人習慣規律型。

（1）一般規律型：即我們常說的養生之道或自我保健常規，包括起居定時、早起早睡、不吸菸、不喝酒、不貪吃、喜素食、清晨鍛鍊、飯後散步，生活極有規律並持之以恆。

（2）個人習慣型：即按自己生活習慣來運行及個人生活有規律。

（3）自然型：即一切順其自然。

有人認為個人喜歡哪種生活方式就用哪種方式，因為我們不能對每個人作出最佳的生活方式的規定。換句話說，我們不能肯定地對所有人說，某種生活方式就一定是最有利的。因此，要適當地結合自我保健的有關理論及個人習慣，既不能完全地放任自流，也不能刻板地追求某一定式，但保健基本原則的健康四大基石還是需要堅持的，關鍵是要靈活掌握，合理運用。

第五章
增齡相關記憶障礙

人進入中老年以後，常常覺得自己的記憶力不如從前了，有時還覺得其他有關腦功能的指標也沒有從前好了。所謂腦功能，實際上是指醫學上所說的「認知功能」。它包括記憶力、抽象思維能力（思考力、分析判斷力、想像力、觀察力）、注意力、結構運用以及高級執行功能（如計畫、組織及順序）、定向力、自知力、學習能力、視覺空間感知能力與語言能力等。中老年認知功能減退主要指記憶力減退。減退較為嚴重的，我們稱之為記憶功能障礙。

老年認知功能障礙，也就是一般所說的腦功能減退，主要有三種情況。

一是增齡相關記憶障礙，就是中老年良性記憶功能減退。

二是阿滋海默病，也就是老年性癡呆，這種病在老年期癡呆中占一半左右，甚至還要多，是全球廣泛進行研究防治的重點疾病之一。

還有一種是介於兩者之間的輕度認知障礙（MCI），該病實際上就是老年性癡呆的前期，如能及早對 MCI 進行診治，甚至給予有關的防治措施，將能對老年性癡呆的防治起到無可替代的作用。

增齡相關記憶障礙（AAMI），指的是隨著年齡增長所出現的記憶功能障礙。AAMI 的患病率可達一般老年人群的 30%左右，其常用的界定標準是用韋氏記憶量表（WMS）測定的記憶商（MQ）低於 100 分。

這種記憶減退絕大部分是屬於良性的，也就是說一般不會轉化為癡呆，但有時候也可變得較為嚴重。一般來說，AAMI 都需要進行防治，以便能及早發現病情惡化，防止病情進一步發展。

但需要說明一點，中老年記憶功能減退並不都是良性的。輕度認知障礙和老年性癡呆的早期也可表現為記憶力減退。輕度認知障礙（MCI）又叫做癡呆前期，它的界定標準是簡易智力狀態檢查（MMSE）結果為 24～27 分（正常是 29～30 分）。這類認知功能減退，每年有 5%～10%轉化為老年性癡呆（AD），因而可以看成是癡呆前期狀態。它的患病率可達 20%～30%。

有一些老年性癡呆患者早期的主要表現也是記憶功能障礙，其他的一般情況還可以，如果不進行有關的詳細檢查，常常不能及早做出老年性癡呆的診斷，而誤認為是一般的老年記憶力減退。老年性癡呆不是由於腦血栓、腦梗塞、腦出血引起的癡呆，而是腦細胞老化引起的癡呆。所以說，老年人如果覺得自己記憶功能減退，特別是覺得減退比較明顯或嚴重，一定要去看醫生，最好是到老年科、神經科或精神科去看，請醫生進行有關認知功能的檢查，以便做出比較明確的判斷，確定究竟是屬於增齡相關記憶障礙（AAMI），還是癡呆前期（MCI），或者是已經到了老年性癡呆早期。

如果不進行有關的、詳細的認知功能檢查，光經由一般門診檢查是難以早期做出正確判斷的。因此，對於老年人記憶減退，決不能掉以輕心。如果不能早期診斷及採取有關的防治措施，必然會每況愈下，甚至造成本來可以避免的惡果。可見，千萬不可小看記憶減退，更不能說老年「老糊塗」無所謂，而不重視。

以下將對什麼是記憶及記憶產生的機制，增齡相關記憶障礙的發病情況、臨床表現、診斷標準及防治等進行詳細的介紹，以便大家對增齡相關記憶障礙有一個全面的、科學的認識，更好地進行自我保健、自我防治，從而使我們的腦功能保持在比較好的狀態，避免或推遲向癡呆前期或者癡呆早期轉化，使我們的身心更健康。

第一節　什麼是記憶

記憶的現象、記憶產生的機制是近年來科學家研究的一個熱點。人們常常問起，什麼是記憶，記憶是如何形成的？這很難用一句話說清楚。我們每天經歷很多的事物，包括耳聞目睹的事情、親身體驗的事情、學習過或練習過的文字與動作以及情感等，經過一段時間後，這些內容在我們腦子裏仍保持有印象，必要時或在一定條件下，又可重新顯現出來，這就是所謂的記憶現象。

記憶的形成分為四個過程。

① 記錄資訊和識記：這個過程是接受外界資訊的過程，也就是記錄資訊。大腦首次接收到外界資訊，然後傳遞到相應儲存記憶的有關部位，如海馬、顳葉內側、額葉、丘腦等。

②儲存資訊和保持：大腦記錄資訊後，經過分析將有關資訊歸檔分類，儲存在相應的部位，也就是說我們的大腦將由識記獲得的上述資訊作進一步的加工、編碼、儲存，特別是反覆地加深印象，進一步鞏固識記，對這些資訊的儲存就能保持較長時間，不會很快忘記。

③資訊的回憶、提取、再認：即再次遇到同樣資訊後，大腦在對我們已經接受的由識記與保持貯存的資訊再次感知、體驗的時候，一般能夠辨認出來，使我們體驗到這些資訊是我們曾經感知、體驗過的。這就是所謂的再認。

④資訊的再現：這和再認是有所不同的。我們對於感知過、體驗過的事物，包括與人的接觸，當他們不在我們身邊的時候，我們也能將他們回憶起來，這就是所謂再現。再現與再認雖然同是對所儲存資訊的提取、利用的過程，但二者是有區別的。

以上前三個過程是記憶的形成階段，任何一個過程不能完成時，記憶過程也就無法完成，臨床上將出現記憶功能下降。

影響記憶力的因素有很多。

①精神狀態：如果當時情緒不好，有焦慮、抑鬱現象就會出現記憶力下降。由休息或治療後，精神狀態改善，記憶力可以隨之好轉。

②全身因素：全身性疾病及慢性缺氧狀態、營養缺乏，也會引起記憶功能下降。當這些情況改善後，記憶力可以好轉。

③增齡與衰老：如增齡相關記憶障礙就屬於這一類。

輕度認知障礙也與增齡衰老有一定關係，當然這和增齡相關記憶障礙是不同的兩種疾病。

④ 腦部疾病：老年性癡呆、腦血管病後 3～6 月及血管性癡呆、腦外傷後帕金森病等，這些疾病所致的記憶功能減退或者記憶障礙，是不容易明顯改善的。

第二節　記憶的儲存

我們知道記憶的形成分為三個階段，記憶的儲存系統也分為感覺記憶系統（感覺記憶）、短時儲存系統（一級記憶）和長時儲存系統（二級記憶）三個層次。

1. 記憶的腦結構

與記憶密切相關的腦結構有：

① 大腦皮質聯合區：受損時有選擇性遺忘；

② 海馬及杏仁核、藍斑：兩側受損有典型的新近事件的記憶喪失，即時記憶和遠期記憶仍可保存；

③ 丘腦內側部：受損可呈「丘腦性健忘」，但多花幾倍時間學習仍可保持記憶。

記憶有內側邊緣環路（Papez 環路）與基底外側邊緣環路。神經活動本身的作用可能是感覺記憶的生理基礎。一級、二級記憶的形成需要神經環路（神經接通的線路互相形成一個環），這樣就便於興奮時互相增強，互為形成刺激與接收，而形成環狀激動。環路的突觸對環境的變化作出功能的（遞質的合成和釋放）和結構的（受體數目增減）修飾反應，形成一級記憶並向二級記憶轉化。已證實海馬環路是膽鹼能通路。

2. 記憶的神經遞質

與記憶有關的神經遞質有：

① 乙酰膽鹼：是膽鹼能神經通路的遞質（傳遞資訊的物質），但是乙酰膽鹼可以被乙酰膽鹼酯酶破壞，因而如果能抑制乙酰膽鹼酯酶，則乙酰膽鹼的組織濃度就不易被破壞，所以用抗乙酰膽鹼酯酶（AchE）藥可易化記憶的貯存，也就是說使記憶貯存更加容易；

② 單胺類（如多巴胺）：能增加大腦資訊的傳入，抑制干擾，有利於資訊貯存和再現，興奮性氨基酸如谷氨酸和門冬氨酸與長時期電效應增強（LTP）形成有關；

③ 促腎上腺皮質激素（ACTH）主要促進短時記憶，其作用由啟動後膜的腺苷環化酶和蛋白激酶，而後葉加壓素對記憶作用大於 ACTH。

3. 腹部與記憶

現在人們要問，除了大腦以外，身體上還有其他部位能夠起到記憶與智慧的作用嗎？紐約哥倫比亞大學的邁克爾·蕭恩博士以及德國的一個科學家小組宣稱，他們在人體腹部發現了一個非常複雜的神經網路，它包含大約 1000 億個神經細胞，與神經系統的細胞數量相當，而且這些神經細胞的類型、有機物質含量及受體等都極為相似，人類的許多感覺和直覺是從肚子裏傳出的，人的記憶應該是由大腦和肚皮各自的記憶相結合構成的。

他們還認為從腹部到大腦的神經束比反方向的要多，90%的神經聯繫是從下到上的，一種神經遞質 5- 羥色胺 95%產生於腹部的「第二大腦」。這套神經系統能夠下意識地儲存身體對所有的神經心理過程的反應情況，必要時，可將這些資訊調出並向大腦傳遞，從而影響一個人的理性決定。他們認為「第二大腦」參與記憶和思考過程更偏於影響理性思維。

第三節　記憶基因及記憶原理

一、記憶基因

美國研究發現了關鍵的記憶基因 RAB3A，這個基因使大腦中記憶神經細胞之間的交流更加暢通。研究人員認為，這一基因的發現有助於在單個細胞的水準上瞭解記憶形成的基因原理。記憶神經細胞之間的交流可以用電脈沖測量，而大腦海馬區神經細胞之間的電活動對於短期記憶和長期記憶都是至關重要的。

在有 RAB3A 基因存在的情況下，神經細胞之間交流產生的激素神經營養因數增加了 2～3 倍，而沒有記憶基因的時候激素水準則不發生變化。研究人員認為影響記憶的基因可能有多個，未來治療健忘症的藥物可能是針對其中最關鍵的十幾個基因。

研究顯示，NR2B 基因與記憶功能也有密切關係。華裔科學家錢卓將 NMDA（N- 甲基 -D- 天門冬氨酸）受體的基因（NR2B）植入小鼠，使其前腦的 NR2B 受體過度表達，經電生理和多種行為方法測試，表明這些轉基因鼠聯想性學習和記憶能力有了顯著的提高。

錢卓等用分子生物澮方法首次顯示了基因植入有可能提高學習和記憶能力。這一成果為學習記憶功能障礙的治療提供了誘人的前景。

已發現 NR2B 的表達在從青年向成人的轉折過程中有明顯的下降，這是成年人學習能力不如青年的原因之一。那麼，促使基因表達增加的手段可能會有助於成年人或記憶障礙病人學習記憶能力的改善。但與學習記憶這樣一種複雜的大腦活動相關的，絕不可能僅是一個基因，另外也不應忽視後天因素在學習和記憶中的關鍵作用。

腦部結構遺傳與智商測定：人的智商可能與腦部結構遺傳特徵有某種關係。灰質數量與智商分數密切相關。美國加利福尼亞大學洛杉磯分校的科學家分析 20 對雙胞胎腦部的灰質及白質的分佈情況，並要求他們作智商測定，研究發現在額葉皮質等部位同卵雙胞胎腦部灰質數量基本相同，異卵雙胞胎則不同，顯示灰質分佈情況在很大程度上取決於遺傳。

國外研究發現，人腦中有一個基因決定記憶力的好壞，這個基因能產生腦神經生長所必需的物質「BDNF」。他們調查該基因與普通人有所不同的 641 人，讓他們回憶過去曾經聽到、看到的事，平均能回憶起來的比例為 40%，比普通人低約 30%。

二、記憶原理

1. 蛋白質與記憶功能

蛋白質為神經細胞傳遞資訊，與大腦記憶有關。日本科學家研究大腦記憶原理，認為蛋白質可能起到為神經細胞傳遞資訊的作用。日本東京大學教授廣川信隆目前由承載人的記憶和感情的腦內神經細胞，發現運送傳遞資訊、起搬運員和駕駛員作用的蛋白質，從而可能解釋人類記憶原理，在此基礎上有望找到人類為什麼會遺忘的答案。神經細胞從細胞中心部位伸出一隻被稱為軸突的細長的「胳膊」，向下一個神經細胞傳遞資訊。神經細胞獲取資訊的突起被稱為樹突。運送資訊、起搬運員和駕駛員作用的蛋白質穿梭其間，但具體原理至今無人瞭解。

研究小組發現，運送傳遞資訊的蛋白質 CRIP1 向樹突進發，另一種起同樣作用的蛋白質 JS-AP1 向軸突方向前進。這兩種蛋白質起著搬運員和駕駛員的作用，把「貨物」運到各自的目的地。廣川教授說，這一大腦工作原理與老人記憶力衰退相關。

布朗大學的斯蒂芬·陶本費爾德提出了記憶障礙的 Creb 蛋白化學機制。他認為，要想使資訊在大腦中儲存較長的時間，就需要由重新排列神經細胞才能達到目的。

首先是一種叫做 Creb 的蛋白質進入腦細胞的細胞核中，打開某些基因開關（這個過程被稱作轉錄），進而導致神經細胞重新排列發生一系列生化反應，之後這些由基因產生的結構蛋白把資訊「裝入」大腦，結構蛋白改變並增強大腦中神經元的突觸，並移動神經元，使彼此間發生時斷時續的接觸。這一學說把人健忘的行為、Creb 蛋白產生的化學反應以及大腦某一部分造成人健忘症的損傷聯繫在一起。

布朗大學克莉絲蒂娜·阿爾貝裏尼研究小組對兩組實驗鼠進行行為試驗。其中一組被切去穹隆（大腦中與具有儲存功能的海馬狀突起相連接的部分），另一組作為對照組。對鼠的大腦進行檢查後發現，在能夠記住避開暗室的鼠腦中，這些 Cerb 蛋白只是在化學結構上有所變化。該研究的突破性結果在於揭示出大腦的某個部分受傷時導致破壞生成記憶的一系列反應的化學機制。隨著科學進步，以後將識別出那些作為 Cerb 蛋白的作用對象的特殊基因。

2. 皮質醇與記憶功能

有研究報告顯示，個體承受生理或心理壓力時，體內因壓力而增多的甾體類化合物皮質醇可導致記憶功能下降。研究人員將 51 名受試者分成三組，一組用安慰劑，另一組給一定劑量皮質醇，相當於承受輕度壓力的狀況，第三組服用的劑量相當於承受巨大壓力時的情況，發現服用較高劑量皮質醇，可使人對文字的記憶力下降，而對非文字的記憶力、注意力及執行功能無影響。認為長期承受中度或重度壓力可減弱記憶功能。

3. 大腦嗅覺區與記憶功能

德國波恩癲癇醫院科學家發現，癲癇病人接受腦部病灶切除手術後，出現記憶受損。他們嘗試測量病人發作時腦部的記憶活動以準確定位病灶，將測定電極放置在病人腦部海馬區附近，同時向病人出示幾組互不關聯的辭彙，以進行測試，並記錄下病人記住這些辭彙時腦的活動，結果發現，當病人看見一個詞時，總是距離海馬區約 15 mm 的嗅覺功能區裏的神經元首先活動，然後才是海馬區的神經元開始活動，而一旦兩個功能區神經元活動達到絕對同步時，給出的辭彙才能被病人完全記住。而當兩個功能區的神經細胞分別活動，但尚未同步時，則不能記住辭彙。

另發現該同步活動是以 40 Hz 的頻率在伽馬振盪區裏發生的，此區在大腦處理視覺刺激時也有這種 40 Hz 振盪的同步現象。

故科學家經由觀測這兩個功能區是否同步活動，可斷定病人記憶情況，認為大腦嗅覺區與記憶密切相關。如果記憶活動與喜悅、恐懼或者激動等感覺結合起來，大腦中控制感覺的杏仁核也會傳遞資訊，刺激兩個功能區細胞活動，加深記憶功能。

4. APOE ε 4 與記憶功能

具有 APOE ε 4 基因的中老年人記憶及認知功能較低。BartresFaz 檢查 AAMI 者的記憶及管理執行功能，發現 APOE ε 4 物件的記憶量表分較低，支持 AAMI 有遺傳易感性的假說。但我們檢測 354 例 65～85 歲一般健康老人的記憶商（韋氏記憶量表，WMS），結果發現，APOE ε 4 基因型者與 APOE 其他基因型者記憶商沒有顯著的差異。這間接提示 AAMI 可能是正常衰老而非從正常衰老發展到 AD 的一種過渡狀態。

5. 花香與記憶功能

花的香型與人的記憶力有關係，也許很多人不會相信這一點，只是簡單地認為，花香與清新空氣有點聯繫。但是，英國諾林布里亞大學的科學家發現，迷迭香有助於增強記憶力，使其提高 15%；而薰衣草則延緩大腦的活力，會導致記憶力下降。

這一發現和英國文豪莎士比亞名著《哈姆雷特》中奧菲莉亞所言大致吻合。劇中這位科學家認為「人類一直深信，植物和香氣對人體有益。但使用香氣的只是術士，還沒有其他人肯花工夫用科學方法研究其功效。」可以相信，人們掌握這一原理後可以為提高學習效率服務。

第四節　老年人記憶的特點

美國科學家多年研究發現，人到老年後，出現的認知功能改變有很大的差異。有些人智力顯著下降，有些人能保持穩定，甚至有所好轉，約有1/3的人在整個晚年都能夠保持清晰的思維。「身體健康的人記憶力退化的速度並不會像一般人所想的那麼快。」多倫多市洛曼研究所的心理學家佛加斯・萊克說，「我們的記憶機制不會因我們年紀增長而損壞」，「只是效率會降低而已」。

1.老年人記憶的特點

（1）初級記憶：

一般來講，老年人保持2秒鐘時間內感覺記憶的能力與青年人相差不多。至於保持記憶時間幾秒鐘到1分鐘有限的記憶容量、記憶力，也就是初級記憶，老年人記憶力減退不明顯。如給老年人看3～4張圖片，請他們立即回憶，他們與青年人的表現差不多；反之，如給他們看十多張圖片，則老年人對最後幾張圖片的回憶正確率較高，而先看的圖片能回憶的較少。

這是因為最新輸入大腦的初級記憶資訊可以被直接提取，而當看十餘張圖片後，對最初幾張圖片的記憶受到後面圖片的新的資訊的干擾，所需要的大腦保持記憶內容的時間和容量的能力超出了初級記憶的範疇。

（2）次級記憶：

老年人和青年人記憶方面差別最大的是次級記憶。次級記憶是指大腦長時期保持記憶內容的能力，知識、經驗、智力、工作能力的形成和保持都需要次級記憶。初級記憶轉化為次級記憶需將輸入資訊組織加工，這樣能記住有意義的資訊，且保持較長時間。增齡對資訊加工的效率及主動性有很大影響，老年人對已經存入大腦的資訊的檢索速度明顯地較青年人為慢，這是因為大腦某些區域的神經鍵即神經突觸的密度下降，特別是對認知功能至關重要的海馬，雖然神經細胞減少得不太多，但大腦中神經網路回路的連接聯通程度可能大打折扣。這就是老年人次級記憶顯著差於青年人的主要原因。

另外，老年人常患各種疾病，當疾病發作時，記憶力可能會相應減退，而當疾病好轉時，記憶力又可能好轉。老年人常有心理失衡、睡眠不足，常服用某些藥物如安眠藥等，這些藥物影響老年人記憶力，當情況好轉或某些藥物停用後，記憶力可明顯好轉。相比之下，青年人較少受到這些因素的影響。

2. 老年記憶功能減退的具體機制

年老時，大腦的知識儲存功能仍可保持相對完整，但開發利用比較困難，處理資訊的效率下降，隨著年齡增長出現的大腦功能衰退，主要是指那些收集資訊、對資訊加工處理的大腦細胞及其軸突、突觸組成的神經網路，也就是大腦的「硬體」有所減退，但是大腦的「軟體」即一生中積存的資訊並未減少，甚至隨著時間的推移，還會在某種程度上變得更為精密。

研究發現，年輕時好學上進、容易接受新知識與新觀點、教育程度較高、社會適應能力較強、家庭和諧的老年人能保持較好的思維能力，常能激發「軟體」閃現，進而有所創新，而延緩大腦「硬體」的衰退；反之，不肯用腦、不思進取、人際關係差、家庭關係不和諧者則容易發生智力早衰。當然，一些老年病可以直接或間接加速大腦衰老。對此，可以由記憶鍛鍊改善記憶。記憶鍛鍊包括集中注意力的鍛鍊，提高處理資訊速度的鍛鍊，短時記憶的鍛鍊，記數字，作演講，思維鍛鍊等。

第五節　增齡相關記憶障礙的定義

增齡相關記憶障礙（AAMI）是指隨著年齡增加而出現的記憶功能減退或記憶功能障礙。AAMI 是與增齡相關的正常生理現象，不是病理改變。在判定增齡相關記憶障礙之前，先請大家對照記憶功能評分表（表 5–1），測量一下自己的記憶力如何。

根據評分結果，如果屬於記憶力很好，則沒有問題；如果屬於記憶力一般，最好能進行記憶商的測定；如果屬於記憶力低下，一定要到有關專科進行診斷，看是否屬於增齡相關記憶障礙，甚至是更嚴重的情況。在此也必須說明，有一些記憶功能減退的中老年朋友，他們的記憶商並不低於 100 分，換言之，即還達不到下面談到的所謂增齡相關記憶障礙的標準，但他們自己明顯感覺記憶力不如以前。對於這些朋友，我們建議他們除接受一些改善記憶功能的防治措施外，也需要進行隨訪。所謂防治措施是先用一些非藥物性的措施，也就是所謂的腦功能鍛鍊，努力實踐健康四大基石。

增齡相關記憶障礙涵蓋的年齡段很廣，甚至於可以說

表 5-1 記憶功能評分表

測 試 題	得	分		
1. 忘了不久前剛放的東西在哪兒，老丟東西	1	2	3	4
2. 不能認出以前常去的地方	1	2	3	4
3. 必須反覆檢查自己要做的事情是否已做了	1	2	3	4
4. 出門時忘了要帶的東西	1	2	3	4
5. 忘記昨天或幾天前別人告訴過你的事情，而需要別人提醒才記起	1	2	3	4
6. 視覺正常，卻無法認出經常見面的朋友和親戚	1	2	3	4
7. 閱讀文章時理不出頭緒，找不出故事發展線索	1	2	3	4
8. 忘了要向別人交代的重要事情，忘記要轉告或提醒別人的某事	1	2	3	4
9. 忘記關於自己的重要細節，如結婚紀念日、生日、居住地等	1	2	3	4
10. 對別人告訴你的詳細情況或細節搞不清	1	2	3	4
11. 忘記重要東西平時常放的位置，或找錯了地方	1	2	3	4
12. 在你熟悉的地方迷路或辨別不出方位	1	2	3	4
13. 錯誤地重複日常所做的事，如已經加鹽的菜，又加了一遍鹽	1	2	3	4
14. 重複告訴別人你剛才講過的問題和事情	1	2	3	4

測試結果評分標準：從未發生或極少發生（如一年只有幾次）評 1 分；偶然發生（一個月幾次）評 2 分；較常發生（一週幾次）評 3 分；經常發生（每天都有）評 4 分。總得分爲 14～19 分，說明記憶力很好，不必擔憂；爲 20～29 分，說明記憶力一般，需學習增強記憶的方法；爲 30～39 分，說明記憶力低下，可能只表明你生活非常忙，記憶的內容多，注意採取彌補措施；爲 40～56 分，說明記憶力很差，頻繁出現的記憶差錯已經嚴重影響日常生活，有必要諮詢專科醫生。

20～24 歲時的記憶功能已經較 16～19 歲時的記憶功能有所減退。記憶功能減退程度可以根據量表分總分平均值及其相關等值的記憶商（MQ）表（表 5-2）作出初步判斷。

增齡相關記憶障礙是一種臨床實體，但不是疾病引起的，是屬於與增齡相關的正常衰老現象。必須明確指出，AAMI 不是從正常衰老到老年性癡呆的病理性改變，不是病理性認知障礙。正好可以作為對照的，輕度認知功能障礙（MCI）則是從正常衰老到老年期癡呆的過渡期的病理性認知功能障礙，因為每年有10%的這樣患者將要轉化為老年性癡呆。

我們從表5-2中可以看出，量表分總分在16～19歲時最高，為111.9分，而大於等於60歲時，顯著降低到83.0。所謂量表分總分是指記憶商測定中10個分指標實際測定值分數的總和。量表分總分經過換算後，即得出各個年齡組的記憶商，各個年齡組的正常記憶商均定為100分。量表分總分可用於各個年齡段動態改變的比較，記憶商則用於同一個年齡段的不同個體和不同組別的記憶能力高低的比較，因而測定量表分總分及記憶商既有助於判斷個體年齡增加後記憶減退的程度，又可與個體所在的年齡組的正常記憶商作比較。

譬如一個年齡在25～29歲的青年人，他測出的量表分總分是102分，已經比16～19歲年齡組的量表分總分平均

表5-2　量表分總分平均值及其相關等值的記憶商（MQ）表

年齡（歲）	記憶商（MQ）	量表分總分平均值
16~19	100	111.9
20~24	100	104.6
25~29	100	105.0
30~34	100	105.9
35~39	100	102.0
40~44	100	96.5
45~49	100	96.8
50~54	100	93.0
55~59	100	88.4
≥60	100	83.0

值111.9降低了9.9分，他的記憶商根據換算是96，也比同一年齡組的100分降低了4分。這樣即可以縱向與更年輕的人相比，又可以橫向與同年齡組的人相比，能更加準確地反映他的記憶功能。

我們講增齡相關記憶功能減退，既是指他與16～19歲年齡組的量表分總分平均值相比有顯著下降，同時又是指他的記憶商與同年齡組的平均值相比有顯著下降。如果我們僅用記憶商作為判斷標準，那麼，就不能盡可能多地反映各年齡組物件的記憶商的實際下降情況。

譬如說，25～29歲的記憶商是100分，16～19歲的記憶商也是100分，大於或等於60歲也是100分，都是100分，就無法區別60歲以上的老年組記憶能力與16～19歲青年組記憶能力相比的實際下降情況，因而必須參照量表分總分，以作為判斷標準。

同樣的道理，他的記憶商與同一年齡組的記憶商正常值100分相比，也可反映出他的記憶能力與同年齡組的物件相比是否有所減低，甚至顯著減低。

增齡相關記憶障礙涵蓋了各年齡組的物件，只要個體的記憶功能與同年齡組的正常記憶商相比，低於正常值即100分，則符合記憶功能減退的界定標準。當然，必須補充說明的是，增齡相關記憶障礙的記憶減退原因基本上是由於年齡增長所致的，而不是由於疾患所致，或者由於服用某些藥物引起的。

然而，也有一些老年記憶功能減退，既不是輕度認知障礙，也沒有達到增齡相關記憶障礙的診斷標準，也就是說他的記憶商仍然大於或等於100分，但是自己感覺有明顯的記憶功能下降。這些人可能本來記憶功能較好，雖因增齡而感到明顯下降時，但記憶商仍大於或等於 100 分，他們也沒有其他致病原因。這一部分人，我們可暫稱之為良性記憶功能減退，不稱之為記憶障礙。

第六節　增齡相關記憶障礙的影響因素

現認為 AAMI 係由於膽鹼能神經元中的膽鹼乙酰化酶隨增齡而減少、中樞膽鹼能神經元功能缺陷或膽鹼能－單胺能系統不平衡之故。我們研究觀察發現以下十多種因素與中老年人 AAMI 及認知功能減退有關。

（1）動脈硬化。

（2）微循環障礙。

（3）自由基代謝紊亂。

（4）眼底動脈硬化。

（5）高血壓。

（6）冠心病。

（7）糖尿病。

（8）腦血管病。

（9）腎功能下降。

（10）動脈氧分壓偏低。

（11）慢性支氣管炎、肺氣腫。

（12）缺乏運動。

（13）遺傳因素。

第七節 增齡相關記憶障礙的表現及診斷

一、增齡相關記憶障礙的表現

增齡相關記憶障礙是指因為年齡增長而出現的記憶功能減退，不應與老年性癡呆的記憶功能減退相提並論。前者是生理衰老的結果，後者是病理改變的結果。因此，對於一般的記憶減退不必過於擔心，生理性衰老引起的記憶功能減退比老年性癡呆引起的記憶障礙要輕得多。

增齡相關記憶障礙是生理記憶衰退，可能從30～40歲或40～50歲開始，但卻可以維持數十年不出現嚴重的惡化變化，而其他智慧如認知功能，包括前面提到的思考力、分析判斷力、想像力、觀察力、注意力、定向力，特別是自知力等一般無明顯改變。增齡相關記憶障礙者對小事可能易於忘記，但對大事也就是重要資訊仍然記得相當好，對於近期和遠期的資訊的遺忘沒有明顯的區別，對於遠期的可能會忘記多一點，這點與老年性癡呆正好相反。

老年生理記憶減退的原因主要是腦中資訊再現過程出現問題，不能運用自如地從自己大腦記憶庫中提取事先存儲的資訊，如忘記熟悉的人的姓名，但一經提醒就又記起，這與老年性癡呆是有明顯區別的。

老年性癡呆的記憶減退是進行性加重，癡呆早期特別對近期事件的遺忘更突出，發病後期對遠期事件也有遺忘。老年性癡呆的記憶障礙主要是由於大腦記憶庫中神經元逐漸消失減少，儲存的資訊不斷丟失，新的資訊又不能儲存，使腦的資訊儲存量越來越少。

二、增齡相關記憶障礙的診斷

1. 青年及青中年增齡相關記憶障礙

診斷時應考慮區別青中年記憶功能與老年前期及老年期的不同。既然我們講增齡相關記憶障礙是隨著年齡增長出現的記憶功能減退，那麼20～24歲和25～29歲時的記憶功能與16～19歲時相比已經有所減退。

如果減退程度還在一般正常範圍內，則並不看做是增齡相關記憶障礙，而僅認為與16～19歲時相比記憶功能有所下降而已。但是，如果記憶功能減退後記憶商低於100分，那麼此時的記憶功能已比同年齡組人的正常平均值低，因而可以診斷為增齡相關記憶障礙，儘管此時的記憶功能看起來還是相當的好。

2. 老年前期及老年期增齡相關記憶功能障礙

診斷增齡相關記憶障礙時，必須注意不要遺漏增齡相關記憶障礙的物件的早期診斷，又不應該使老年性癡呆的早期患者混入增齡相關記憶障礙的診斷之中，也包括不應把增齡相關記憶障礙與輕度認知功能障礙（MCI）混淆起來。輕度認知功能障礙雖還不是癡呆，但已屬於較為嚴重的認知功能障礙，因每年有5%～10%可轉化為老年性癡呆。

美國國立精神衛生研究所對增齡相關記憶障礙的診斷標準中就特別提到必須無癡呆徵象，沒有智力下降；如用簡明智力狀態檢查量表（MMSE）檢查，得分需大於等於

28～30分；用韋氏成人智力量表（WAIS）測量，則其中辭彙得分不得低於9分；並排除抑鬱症和使用可能影響認知功能的某些精神藥物的可能。

（1）我們多年來習慣採用以下標準作為增齡相關記憶障礙診斷標準。

① 年齡≥50周歲，主訴記憶力明顯下降5年以上。

② 起病緩慢，3年以上無明顯進展或進展遲緩。

③ 僅對部分事情遺忘（特別是伴有情感色彩的），其他智力如觀察力、注意力、想像力、思考力等仍保持。

④ 人格情感保持正常。

⑤ 韋氏記憶量表（WMS）測定記憶商（MQ）低於100。

⑥ 神經和精神系統檢查除記憶功能減退外，無其他特殊異常發現，無神經、精神症狀或體徵及嚴重心、肺、肝、腎功能損害等，一般屬於良性衰老性遺忘（BSF）。

⑦ 治療前檢查時須已停用促智藥（如腦復康、阿尼西坦、尼莫地平、都可喜、石杉鹼甲、R.S.C.、愛維治、丙炔苯丙胺、脫氫表雄酮、海德琴、達鈉康、金鈉多、雌激素、大劑量維生素E、腦復新）、腎上腺皮質激素、中樞神經興奮劑、DHA＋EPA（如多烯康、深海魚油等）以及中成藥滋補劑或改善自由基代謝的藥物（如人參、蜂王漿、絞股藍、首烏、蓯蓉、昂立一號等）1個月以上。

（2）J. Poitrenaud診斷標準：

① 記憶檢測的評分應低於成年人平均得分1個SD以下；

② 無癡呆或精神病；

③ 沒有中風、帕金森病及各種感染性、代謝性疾病。

該標準較簡單明確而易於推廣使用。

（3）NIMH 增齡相關記憶障礙診斷標準：

① 年齡≥50 歲；

② 主訴記憶緩慢地喪失而影響日常活動；

③ 記憶檢查操作分至少比青年人均值降低一個標準差；

④ 無智力下降（WAIS 辭彙至少 9 分）；

⑤ 無癡呆徵象（MMSE≥24 分）；

⑥ 排除一些內科情況、抑鬱症、中風危險因數、腦外傷史、藥物中毒、酒精中毒、服用可影響認知功能的新精神藥物。

該標準須測 WAIS 之辭彙及 MMSE。

實際上增齡相關記憶障礙可分為兩型：一種為青年人相比的增齡相關記憶障礙，亦即記憶障礙程度與增齡相符的記憶障礙；另一種為選擇性且與其他老年人相比其記憶障礙與年齡不符的增齡相關記憶障礙，這一部分亦可稱之為衰老性健忘症，其中部分可能為輕度認知障礙。

3. 增齡相關記憶障礙與輕度認知障礙的鑒別診斷

（1）增齡相關記憶障礙記憶商＜100 分而其簡易智力狀態量表（MMSE）總分正常（28～30 分）；輕度認知障礙雖記憶商亦＜100 分，但其 MMSE 總分顯著低於正常（24～27 分）。

（2）增齡相關記憶障礙雖然 MQ 值的診斷標準與輕度認知障礙相同，都是記憶商＜100 分，但增齡相關記憶障礙物件中記憶商偏高，故記憶商低於 80 分或 70 分者，應首先考慮輕度認知障礙的診斷，而同時檢測簡易智力狀態量表。

（3）APOE 測定：如為 APOE ε 4，可能提示輕度認知障礙的可能性較大。

（4）腦磁共振檢查：海馬體積測量，如體積在正常範圍內，則增齡相關記憶障礙可能性較大。

（5）家庭史：如家有癡呆病史或輕度認知障礙患者，則輕度認知障礙可能性較大。

我們認為作出這一初步鑒別是有必要的，因為在臨床診斷的增齡相關記憶障礙物件中，有少部分將可能轉化為輕度認知障礙，如能及早發現增齡相關記憶障礙，並給予及時而較為積極的防治，有助於減少增齡相關記憶障礙轉化為輕度認知障礙的可能性，因而對防治其最後可能轉化為老年性癡呆起到有益的作用。

第八節 增齡相關記憶障礙的防治

增齡相關記憶障礙與增齡相關認知功能減退的發病機制係多因素、綜合性的，除與遺傳基因有關外，與動脈硬化、微循環、自由基代謝障礙都有較密切關係。而高血壓、糖尿病、腦血管病、慢性支氣管炎、腎功能障礙等全身性疾病除與上述因素互相影響外，亦可由不同機制加重記憶及認知功能障礙。

鑒於增齡相關記憶障礙發病機制的多因性與綜合性，故對增齡相關記憶障礙的防治顯然必須採取綜合措施，包括藥物治療和非藥物治療。

記憶力下降是由於有關神經機制如海馬體的神經細胞的活躍程度減低，工作效率下降，而不一定是有關神經組織「硬體」的嚴重破壞所致。只要我們努力保證機體健康，同時努力鍛鍊大腦，保持大腦強健，對於保持或改善記憶功能（及認知）是大有好處的。

一、AAMI 的非藥物治療

1. 針對相應病因的防治措施

如對動脈硬化、高血壓、糖尿病、高血脂、心腦血管病及慢性支氣管炎的防治措施。包括膳食衛生（如低脂、低鹽、多纖維素、豆製品等），戒菸酒，每年定時全面體檢，做到早診斷、早治療、控制病情等。

2. 平衡合理的飲食營養

補充神經細胞代謝和維持功能所需要的足夠的蛋白質、能量、膽鹼、卵磷脂、EPA、DHA、維生素 B_{12}、葉酸、微量元素等。食勿過飽。我們調查發現老年人維生素 B_1、維生素 B_2、維生素 C 相對缺乏，每日補充多種維生素是必要的。

3. 心理衛生與行爲干預

如努力參加集體活動，克服孤獨狀態與抑鬱情緒，培養新興趣，挑戰新事物，保持樂觀的精神狀態和開闊的胸襟，加強社會接觸，增加認知實踐。

4. 適當的體育鍛鍊

進行體育鍛鍊極為重要，絕不可忽視。有報告稱堅持慢跑或散步可以改善記憶功能，防治大腦老化。據日本學者的研究，加強左半身肢體的運動鍛鍊，有助於發揮右半腦的作用，短期內就可能顯示出記憶力增加的效果。手指訓練極為重要，健身球鍛鍊（每天30分鐘，作雙向轉動）時的手指運動對大腦是一種良性刺激，且可增加腦血流；常織絨線非常有益，既可練腦，又能舒心；彈琴、打字可改善腦中「硬體」，促進思維過程。

5. 腦功能鍛鍊

為了保持大腦功能健康，必須努力加強腦鍛鍊，不努力是不行的。紐約市西奈山醫學中心增進記憶計畫主任瑪格麗・修維爾說：「就像想保持身體美一樣，你總不能一年只去健身室一次。」多動腦，多學習，如看報讀書、下棋、看電視（但不能整天看電視）、聽廣播、聽音樂、學外文、背詩詞、學電腦（包括玩電腦遊戲）、習書畫、看金魚，也可做智力拼圖和模型，特別是與人交談討論等，都可以幫助保持和增強記憶功能與智慧。

記憶訓練通常分三步走，以刺激大腦。第一步叫仔細看，譬如集中精力注意人的面部、名字或各種情況的細節。第二步叫拍快照，譬如把這些面部、名字和具體情況像拍快照一樣存進自己大腦。第三步叫相片組合，是把這些東西聯繫起來，在腦海裏把快照組合起來。

具體可分為以下幾點。

（1）把人名、面孔、事件等，按一定的思考模式編碼。例如，某人叫麥英。可想像對著麥克風說話的鷹，借此記住他的名字。對重點對象須常聯想，以免忘記。

（2）將注意力集中於某件事情上，然後賦予意義，則更容易記住。廣告歌總是伴喧鬧、俗氣的廣告播出，又動用了押韻與音樂從而有助於記憶。

（3）將簡單事物組織起來便於記憶，如與其死記硬背雜貨單，不如將其內容分成乳類食物、肉類、蔬果等幾大類。

（4）減少必須記憶的事項的數目，如鑰匙放在電視機旁，清單放在電話機旁，作備忘清單，把要支付的帳單放在大門附近等。

（5）多動腦，保持腦強健，建議多玩玩猜字謎，多做些閱讀、辯論等。

（6）有氧健身運動可使腦部血液循環中氧和葡萄糖的含量增加，從而降低認知能力衰退的概率。

（7）充分休息與睡眠。睡眠可讓大腦有時間為記憶編碼，也可以緩解精神壓力。持續精神壓力數小時之後海馬體耗用葡萄糖量減少1/4，大腦可用於儲存記憶的能量相應減少。故長期承受強大的精神壓力將導致大腦乏力。

（8）某些食物也有幫助。全穀類食物、水果和蔬菜都含豐富的葡萄糖，能給大腦提供所需能量。豆類與綠色蔬菜富含葉酸，而葉酸對於大腦記憶功能非常重要。

（9）減緩生活節奏，可使思維清晰。處理新資訊時放鬆些反而不至於出現記憶問題。

（10）日常生活中可讓自己悠著點，多關心親人，多幾種愛好，熱愛生活，都極有助於增強記憶力。

（11）日本一項研究顯示，咀嚼也能預防老年人記憶力衰退。研究人員用磁共振成像技術，觀察到人在咀嚼時腦內海馬細胞的活動資訊增強。因此，他們認為常嚼口香糖是一種不增加進食量卻能刺激海馬細胞的好方法，對預防老年性癡呆有幫助。

以上腦功能鍛鍊可顯著增加腦血流量，功能性磁共振可清楚顯示這點。集中注意力鍛鍊很重要，對要記的事或物，可在腦中默念數次。每週至少用 3 小時專心閱讀，事後在腦中總結概括。背詩、記電話號碼、學外文均須刻苦用功，方可出成效。

必須強調的是：腦功能鍛鍊必須持之以恆，不能間斷；結合自身特點進行腦鍛鍊，效果會更佳；事先作計畫、核算，事後對所做事情檢查、回憶。

二、AAMI 的藥物治療

對較重的增齡相關記憶障礙者可給予腦代謝促進劑及促智類藥物。用藥前一般講應先查記憶商，以便作出正確診斷，且便於以後復查時判斷療效。每藥必須堅持 2～3 個月的療程，經檢查記憶商無提高，而後始可考慮換藥。不贊成自己亂點藥及頻繁換藥。茲將我院三種常用治療方法略述如下。

1. 茴拉西坦

本藥係新一代 γ-酰胺類促智藥（nootropics），與同類藥腦復康（piracetam）相比有作用強、起效快、副作用少、毒性低等優點。如無茴拉西坦，可以用腦復康代之，每日 3 次，每次 2～3 粒（每粒 0.4g）。

2. 石杉鹼甲

膽鹼酯酶抑制劑石杉鹼甲為國內開發的新一代促智藥，係安全有效的改善記憶功能及認知功能的藥物。由於該藥作用機制不同於其他類促智藥物，故石杉鹼甲在治療記憶及認知功能障礙方面顯然具有獨特之處。

3. 複方海蛇膠囊（R.S.C.）

R.S.C. 治療增齡相關記憶障礙的有效機制可能與R.S.C. 可促進大腦神經元的生長，可提高腦內乙酰膽鹼水準，並降低谷氨酸水準，臨床可改善自由基代謝與微循環、降低血黏度有關。治療劑量下使用R.S.C無明顯副作用。

第六章
輕度認知障礙

輕度認知障礙是近幾年來國外發現並重點研究的一種認知功能減退的疾患，它是介於因衰老而引起的記憶減退與老年性癡呆之間的過渡狀態。

生理衰老引起的記憶功能減退又叫增齡相關記憶障礙，它基本上是指因年齡增長而引起的認知改變，占老年人群的 30%左右。

輕度認知障礙已經不屬於生理性衰老的範疇，一旦確診為輕度認知障礙，就預示著在 5 年後有 50%甚至 75%的可能將逐漸轉化為老年性癡呆。

過去曾把老年性癡呆比喻成「老虎」，輕度認知障礙就是「初生虎」了。老年人都怕遇上「老虎」即患上老年性癡呆，希望醫生儘早做出診斷，給予早期防治，以減輕或延緩疾病的發展，提高生活品質。

因而拿馴「初生虎」對於防治「老虎」就顯得特別重要。拿，就是要掌握住「初生虎」輕度認知障礙；馴，使「初生虎」聽從醫生的擺佈，使之不怎麼傷人，患者也不至於陷入長期的盲目緊張害怕之中，而能及早面對，進行認真的防治，從而取得較好的療效，減輕或推遲「老呆」症發作，改善生活品質，延長壽命。

第一節　「初生虎」由來

輕度認知障礙作為一種臨床綜合徵的概念，是近幾年由 Petrsen 正式命名並被公認的一種癡呆前期狀態。輕度認知障礙是正常老化現象與早期癡呆之間的過渡狀態，既不是生理性衰老引起的記憶功能減退，也不是老年性癡呆。

輕度認知障礙的臨床表現遠沒有達到癡呆的標準，在內科、神經科、精神科都常能碰到。一些患者就診時把它和老年性記憶減退混在一起作交代，因而得不到重視和及時採取有關的防治措施。

輕度認知障礙的病因主要有以下幾點。

（1）動脈硬化：

動脈硬化是輕度認知障礙的重要發病原因，它的形成與高血脂、缺少運動、動脈氧分壓降低等都有一定關係。動脈硬化在輕度認知障礙的發病原因中有重要作用。因為動脈硬化涉及全身各器官的組織及功能改變，勢必誘發並加重全身臟器（如大腦）的衰老進程，所以我們在防治輕度認知障礙時必須注意防治高血脂及動脈硬化。

（2）有毒氧離子損傷：

吸入的氧經代謝後產生有毒的氧離子（超氧離子），也就是所謂的自由基。自由基損傷血管內皮及大腦，與認知功能減退有密切關係，可以導致中老年良性記憶功能減退、輕度認知障礙和老年性癡呆。

（3）載脂蛋白基因（APOE）：

載脂蛋白基因共分三型，即 APOE ε 2、APOE ε 3、

APOE ε 4 型，其中 APOE ε 4 型經國內外大量研究，均證實與老年性癡呆（阿滋海默病）高度相關，同時與動脈硬化及高血脂有密切關係。

（4）微循環障礙：

輕度認知障礙的患病率與微循環障礙有密切關係，微循環障礙又與自由基損傷及動脈硬化密切相關，因而自由基損傷、動脈硬化與微循環障礙可以說是輕度認知障礙發病機制的重要的一環。

（5）高血壓、冠心病、糖尿病、慢性支氣管炎：

均與輕度認知障礙的發病有一定關係。我院孫兮文博士、宋守君研究生作腦部磁共振（MRI）檢查研究時發現，輕度認知障礙患者的海馬結構體積與認知功能正常的人相比較有顯著減小，與認知功能檢查結果分數的高低有相關關係，也就是說海馬體積結構較小時，簡易智力量表測定的總分較正常對照組偏低。

這也說明輕度認知障礙是病理性的，透過這樣檢查有助於預測輕度認知障礙將轉為老年性癡呆，因而如有可能，對輕度認知障礙的物件不應僅限於檢測認知功能，最好能檢查腦部磁共振以觀察海馬結構體積。

第二節　「初生虎」畫像

剛開始患「初生虎」——輕度認知障礙時，患者一般有大致正常的認知功能和日常生活能力，但是記憶障礙超過了同年齡、同教育程度的一般老年人，同時也遠未達到癡呆的診斷標準。

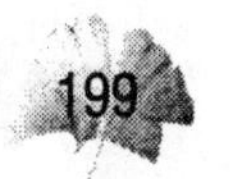

我們進行認知功能檢查時，會發現他們的認知功能有明顯受損的表現，而注意力、語言表達能力等無明顯的下降，它的主要障礙是情景記憶與詞語記憶，其他如語言的技巧、命名、辭彙、理解力、視空能力和決策能力都可能出現一些不同程度的損害。輕度認知障礙可以存在數年，其臨床表現主要有以下幾方面。

（1）主訴或由家屬代述記憶減退，但尚能完成基本的日常生活，如開車、算賬等。

（2）正規檢查有關量表，查出與年齡不匹配的記憶減退。我們在判斷量表檢查結果時，應考慮老年人本來的教育程度及智力狀況，如果他本來記憶商及智商都處於高水準，當認知功能明顯減退而影響其生活品質時，可能會發現檢查得出的智商和記憶商數據仍高於一般正常標準，此時應結合臨床作出判斷，建議患者嚴密隨訪，而不應麻痹大意。

（3）沒有明顯的癡呆徵象。簡易智慧狀態量表（表6–1）得分為 24～27 分，總體衰退量表（表 6–2）結果為 2～3 級，臨床癡呆評定量表（表 6–3）得分為 0.5 分。個別患者為了排除癡呆，還需要做進一步的檢查。

MMSE 表共 30 個小項，1～5 項是時間定向，6～10 項是地點定向，11～13 項為語言即刻記憶，14～18 項檢查注意力和計算能力，19～21 項檢查短程記憶，22～23 項為無題命名，24 項為語言複述，25 項為閱讀理解，26～28 項為語言理解，29 項為言語表達，30 項為圖形描畫。

總分範圍為 0～30 分。分界值以下為有認知功能缺陷或符合癡呆診斷，分界值以上為正常。

（1）國外曾定 24 分為分界值，18～24 分為輕度癡

表 6-1 簡易智慧狀態量表（mini-mental state examination, MMSE）

姓名 編號 醫院名	性別　年齡　教育程度：大學，高中，初中，小學，文盲 序列號　總分　癡呆：無，有(輕、中、重)；MCI：無，有 病區　檢查者簽名　日期	得分 正確	 錯誤
指導語：	現在問您幾個問題，大多數問題很容易回答，看看您的注意力、記憶力和計算力如何。年齡大了，記憶力和注意力差一些，我會儘量講慢一點，請您努力正確回答。		
定向	現在問您幾個問題	1	0
	1　今年的年份？	1	0
	2　現在是什麼季節？	1	0
	3　今天是幾號？	1	0
	4　今天是星期幾？	1	0
	5　現在是幾月份？	1	0
	6　您能告訴我現在我們在哪裡？例如，現在我們在哪個省、市？	1	0
	7　您住在哪個區（縣）？	1	0
	8　您住在哪個街道（胡同名或鄉鎮名）？	1	0
	9　我們現在是在幾樓？	1	0
	10　這兒是什麼地方（地址、門牌號）？	1	0
識記	現在我說三件東西的名稱，在我講完之後，請您重複說一遍。請您好好記住這三種東西，因為等一下要再問您（請仔細說清楚，每樣東西一秒鐘）① 三種東西是：「皮球」「國旗」「樹木」。請您把這三樣東西說一遍（以第一次答案記分）		
	11　皮球	1	0
	12　國旗	1	0
	13　樹木	1	0
	現在請您從100減去7，然後從所得的數再減去7，如此一直計算下去，把每一個答案告訴我，直到我說「停」為止。（若錯了，但下一次答案都是對的，那麼只記一次錯誤）②		
	14　100−7（=93）	1	0
	15　93−7（=86）	1	0
	16　86−7（=79）	1	0
	17　79−7（=72）	1	0
	16　72−7（=65）	1	0
	停止！		

續表

	對於不能計算者測倒背數：52437		
回憶	現在請您告訴我，剛才讓您記住的三種東西是什麼？		
	19 皮球	1	0
	20 國旗	1	0
	21 樹木	1	0
言語	22 （訪問員拿出手錶） 請問這是什麼？	1	0
	23 （訪問員拿出鉛筆） 請問這是什麼？	1	0
	24 現在我要說一句話，請清楚地重複一遍，這句話是：「四十四隻石獅子」。（只許說一遍，只有正確、咬清楚的才記1分）	1	0
	25 （訪問員把寫有「閉上您的眼睛」大字的卡片交給受訪者）請照著這卡片所寫的去做。(如果他閉上眼睛記1分)	1	0
	（訪問員說下面一段話，並給受訪者一張空白紙，不要重複說明，也不要示範）請用右手拿紙，再用雙手把紙對折，然後將紙放在你的大腿上。		
	26 用右手拿紙	1	0
	27 把紙對折	1	0
	28 放在您的大腿上	1	0
	29 請您說一個完整的句子（句子必須有主語、動詞。）	1	0
	這是一張圖，請您在同一張紙上照樣把它畫出來。 （對：兩個五邊形的圖案，交叉形成個小五邊形） （訪問員把卡片交給受訪者）		

註：① 主試者只講一遍。不要求受試者按物品次序回答。若第一遍有錯，則先記分，再告訴病人錯誤所在，再請他回憶。直至正確。最多只能「學習」5次。

② 該試驗臨床常用，同時檢查受試者的注意力，不應重複被試的答案。只能心算。若一項算錯，則扣該項的分；若後一項正確，則得該項的分。如 100 － 7 ＝ 93（正確，得分），93－7＝88（應該爲86，不正確，不得分），88－7＝81（正確，得分）。

呆、16～17 分為中度癡呆、低於 15 分為重度癡呆。最近有報導將 MMSE 0～10 分作為重度癡呆，11～18 分作為中度癡呆，19 分以上作為輕度癡呆標準。

（2）國內因教育程度不同，分界值標準定為：文盲（未受教育）組 17 分，小學（受教育年限≤6 年）組 20 分，中學或以上（受教育年限＞6 年）組 24 分。MMSE 信度良好，聯合檢查 ICC 為 0.99，相隔 48～72 小時再重複測定，ICC 為 0.91。MMSE 和韋氏記憶量表（WAIS）平行效度也良好。有報告 MMSE 總分和癡呆患者 CT 顯示的腦萎縮程度呈正相關。應用該分界值檢測癡呆，MMSE 與 WAIS 的平等效度良好。用該分界值檢測癡呆患者，敏感性為 92.5%，特異性為 79.1%。

（3）Gruber-Baldini 將 MMSE 24～30 作為正常範圍，17～23 分作為中度認知功能衰退，0～16 分作為重度認知功能衰退。

（4）80 歲以上的老人，仍以 MMSE＜24 分作為異常標準。

（5）對 MMSE 值的評定必須考慮年齡及教育因素。

檢查過程應儘量避免外界干擾。老人容易灰心，喪氣或放棄，故應多鼓勵，一次檢查一般需要 5～10 分鐘。MMSE 表由 Folstein 於 1975 年編製，為世界上最有影響的認知缺損篩選及評估智能狀態工具之一。MMSE 評價的癡呆嚴重程度與腦活檢顯示突觸密度密切相關。

根據以上幾點，我們基本上就可以作出診斷，但必要時應考慮進一步檢測載脂蛋白基因（APOE）、腦磁共振及海馬體積測量。最近，美國的研究人員報告，由腦磁共振

表 6-2　總體衰退量表（GDS）

1. 無主觀記憶損害的主訴。臨床交談檢查無明顯記憶損害的證據。
2. 主觀訴述有記憶損害，經常表現在下述方面：
   ① 忘記了剛才將熟悉的物品放在哪裡；
   ② 忘記了以前非常熟悉的人的名字。
   臨床交談檢查無記憶損害的客觀證據。
   工作和社交生活中無記憶損害的客觀證據。
   對症狀有恰當的關注。
3. 最早肯定的缺損
   在下述方面表現出一項以上的缺損：
   ① 病人出行到不熟悉的地方時迷路；
   ② 同事們注意到患者工作能力下降；
   ③ 親朋好友發現患者措辭困難或者想不起名字或名稱；
   ④ 病人雖然能夠讀書看報，但是讀後記住的甚少；
   ⑤ 難以記住新結識的人的名字；
   ⑥ 病人可能丟失或者亂放貴重物品；
   ⑦ 臨床檢測表明患者集中注意力困難。
   僅在深入的交談檢查中才發現有記憶損害的客觀證據。
   僅在要求較高的工作、社交情況下表現出操作能力降低。
   病人對疾病的否認變得明顯。
   上述症狀常常伴有輕度到中度的焦慮。
4. 詳細臨床交談檢查發現有肯定的缺損
   具有下述方面表現：
   ① 對當前和最近發生的事件了解減少；
   ② 可能出現對個人既往經歷的記憶損害；
   ③ 連續做減法時表現出注意力損害；
   ④ 旅行、理財等能力降低。
   在以下方面常無損害：
   ① 時間、地點的定向力；
   ② 能夠辨認熟悉的人或熟悉的面孔；
   ③（獨自）到熟悉的地方旅行。
   不能從事複雜操作。
   否認成為主導的防禦機制。
   情感平淡，遠離富於挑戰性的和困難的處境。
5. 如若不予幫助病人無法生存
   在臨床交談檢查中，病人不能回憶當前生活中的一個重要事物，例如：
   ① 使用許多年的家庭住址或電話號碼；

續表

② 家庭成員的名字（例如孫子的名字）； ③ 以前就讀的中學和大學的名稱。 常常出現時間（日期、星期、季節等）和地點的定向錯誤。 受過教育的患者不能在 4 秒鐘內倒數 40，或者在 2 秒鐘內倒數 20。 此階段的患者對關於自己和他人的重要事實尚保持記憶。 始終知道自己的名字，一般也知道自己配偶和子女的名字。 兩便、進食無需他人幫助，可能不會選擇穿恰當的衣服。 6. 可能偶爾忘記自己完全賴以生存的配偶的名字。 忘記大部分新近發生的事情和既往個人經歷。 保留對周圍事物的記憶力，例如年、季節等常識。 在 1 秒內正數和倒數到 10 有困難。 在一些日常活動方面需要協助： ① 有時大小便失禁； ② 旅行時需要協助，但是偶爾能夠獨自到熟悉的地方旅行。 常常出現晝夜生活規律的紊亂。 對自己的名字總要回憶（才能夠想起）。 常常能夠區分開熟人和陌生人。 出現人格和情感改變。臨床表現因人而異，包括： ① 妄想性行為：例如認為自己的配偶是騙子，與環境中虛構的人物對話或者與鏡中自己的影子對話； ② 強迫症狀：例如持續地重複一個簡單的清洗動作； ③ 焦慮症狀，激越，甚至可以發生以前從未發生過的暴力行為； ④ 認知意志缺乏：例如意志喪失，患者不能堅持較長時間的思考，以作出幹什麼的決定。 7. 這一階段喪失所有語言能力 此期的早期階段患者尚能講出一些詞和短語，但言語累贅。 此期的後期階段患者幾乎無語言表達，只能發出咕嚕聲。 小便失禁，如廁、進食需要協助。 此階段完全喪失了基本精神運動技能（例如走路）而且呈進行性加重。 大腦不再能控制身體行動。 常常出現廣泛的以及大腦皮質的神經科症狀和體徵。

表 6-3　臨床癡呆評定量表（clinical dementia rating, CDR）

	健康（0分）	MCI（0.5分）	輕度癡呆（1分）	中度癡呆（2分）	重度癡呆（3分）
記憶力	無記憶力缺損或只有輕度不恆定的健忘	輕度、持續的健忘，對事物能部分回憶，屬「良性」健忘	中度記憶缺損、對近事遺忘突出，缺損對日常活動有妨礙	嚴重記憶缺損，能記住過去非常熟悉的事情，新發生的事情則很快遺忘	嚴重記憶力喪失，僅存片段的記憶
定向力	能完全正確定向	能完全正確定向	時間定向有些困難，對進行檢查的人物和地點能定向，對所處地點可能有失定向	通常對時間不能定向，常失去地點定向	僅有人物定向
判斷能力＋解決問題能力	能很好解決日常問題，能對過去的行為和業績作出良好的判斷	僅在解決問題、辨別事物間的相似點和差異點上有可疑的缺損	在處理複雜的問題方面有中度困難：對社會和社會交往的判斷力通常保存	在處理問題、辨別事物的相似點和差異點上有嚴重損害；對社會和社會交往的判斷力通常有損害	不能作出判斷，或不能解決問題
社會事物	在工作、購物上一般	在工作、購物等方面即使有損害也僅是可疑	不能獨立進行這些活動，但在他人幫助下能完成	很顯然不能獨立進行室外活動	很顯然不能獨立進行室外活動
家庭社會＋業餘愛好	家庭生活、業餘愛好、智力活動均保持良好	家庭生活、業餘愛好、智力活動保持良好或僅有輕度損害	家庭生活有輕度而肯定的損害，較困難的家務事被放棄；較複雜的業餘愛好和活動被放棄	僅能做簡單的家務事；活動非常有限，持續時間短	在自己臥室之外，不能進行有意義的家庭內活動
個人照管	完全能夠自己照管自己	完全能夠自己照管自己	偶爾需要督促	在穿衣、個人衛生以及保持個人儀表方面需要幫助	個人照管需要更多幫助，通常不能控制大小便

成像（MRI）測量海馬體積，可以幫助醫師發現誰可能在10年後發生老年性癡呆（AD）。研究發現，在AD發生發展過程中，海馬體積很早就開始變小，這比疾病蔓延至大腦皮質，導致認知功能和記憶功能降低要早得多。海馬體積縮小表明存在較輕的病理改變——老年斑堆積和神經元纖維纏結，這些病理改變在病人出現症狀（如記憶喪失）前數十年即已存在。該研究結果表明，測量海馬體積可以預測誰將會發生AD，並可確定AD的病理分期。但研究者強調，將這一方法應用至活體前還需做進一步研究。

第三節　拿馴「初生虎」

一、「初生虎」的非藥物防治措施

前一章中介紹的增齡相關記憶障礙的防治措施及下一章中將提到的老年性癡呆的防治措施也都適合輕度認知障礙，均應重視，並努力做到。

此處再特別提出以下幾點。

（1）必須堅持低脂、低鹽、多纖維素的飲食，要持之以恆，使血脂維持在較低的正常水準，血漿膽固醇＜4.66 mmol / L，甘油三酯＜1.24 mmol / L，低密度脂蛋白＜3.12 mmol / L，高密度脂蛋白＞0.91 mmol / L。長期服用多烯康類製劑、絞股藍及含高纖維素的食品（如每日2個蘋果）有一定效果，且無副作用。但如有嚴重高血脂，既令沒有冠心病，也沒有老年性癡呆，亦應儘快進行治療，這對預防輕度認知障礙及老年性癡呆都是極為重要的。

（2）堅持適當的運動，保持正常的體重，體重指數（體重/身高^2）＜23，最高不應超過24。

（3）堅持腦功能鍛鍊。我們的大腦像整個身體一樣也需要運動，保持其興奮和創造力就是最好的腦運動方式。腦運動的最佳時間是清晨醒後工作之前。常用的腦功能鍛鍊方法有以下幾種。

① 運動身體的一些部位，特別是不常使用的一些部位。例如，你習慣用右手刷牙、梳頭、化妝、扣扣子、吃早餐等，現在可以嘗試用左手，這樣就可以由日常習慣性活動動員左右大腦，協調機體的有關功能。

② 充分發揮感官的潛力。譬如說閉眼洗、漱、開龍頭、調水溫、刮臉，時間一長，雙手就能夠感覺到身體的某些部位以及周圍的環境，這實際上是刺激觸覺感官系統，進而刺激大腦。根據同一個道理，我們還可以刺激其他的感官系統，譬如聽收音機時故意把聲音開得小一點，盡力注意傾聽；用舌頭品嘗不同的滋味，或者沖淡酒，品嘗它的濃度；試著聽自己不喜歡聽的戲曲或音樂；改變習慣的氣味，如早晨煮牛奶或咖啡時加一點橘子汁改變氣味；等等。總之，由這樣刺激感官進而刺激大腦，促進大腦運動，有助於延緩腦的衰老。

③ 改變自己的喜愛習慣，如習慣下棋的人改學打牌，喜歡打牌的人改學下棋，等等，如此類推。

④ 精神鍛鍊：法國人稱之為「大腦的慢跑」。精神鍛鍊包括回答問題、做詩、讀書、辯論等一切開動思維的事情。但這些練習必須對練習者本人有精神或心理學的意義，才能起到更好的作用，而不是形式主義地做精神鍛

鍊。任何能刺激大腦思考的活動都是較好的腦鍛鍊，包括做填字遊戲、下象棋、打牌等。中國中老年人常用的一些鍛鍊腦功能的方法，如看報、讀書、寫字、畫畫、看電視、聽廣播、聽音樂、學外文、背詩詞、學電腦、學彈琴、織絨線、修東西等，仍應堅持實踐，此外還應經常參與社交活動，包括社區活動、節日活動、黨團活動等。

⑤ 多聽舒緩動聽的音樂。近年研究發現，音樂對大腦有良好的刺激作用，可以影響人的精神活動和自主神經功能，使人消除疲勞，忘記痛苦，產生美的感受，使精神愉快。樂曲的旋律、速度、音調等的變化，可以對人產生鎮靜、興奮，調節情緒及降低血壓等作用，且可給人美的享受，陶冶性情。研究發現，老人常聽旋律優美的曲子，可以改善記憶與思維能力，延緩大腦衰老。

（4）現在介紹一位 86 歲老人蔡振揚編創出的一套「手指操」，供中老年朋友參考。具體的操作方法是：

① 雙手按小指、無名指、中指、食指與拇指的順序逐一伸展，然後同時迅速地屈指握拳 30～50 次；

② 用曬衣木夾分別夾住十指指尖，5 秒後放開，反覆操練 3～5 分鐘；

③ 單手拇指與食指分別向上扳動對側拇指、食指、中指、無名指與小指各 10～20 次；

④ 單手拇指與食指分別揉搓並拉伸對側五指，反覆 10 次；

⑤ 雙手十指稍微彎曲，像移動健身球似的左右、上下旋轉 5 分鐘；

⑥ 先用左手拇指分別揿按左手食指 2 次，中指 1 次，

無名指 3 次，小指 4 次，接著分別撳按左手無名指 3 次，中指 1 次，食指 2 次，亦即採取「2、1、3、4、3、1、2」的順序，總共 16 次，然後換手操練；

⑦ 雙手握拳，先對敲虎口，再對敲小指側、手背與掌心「手腕線」，各 10 次；

⑧ 雙手十指分開，除拇指外，其餘八指相互交叉撞擊各指之間的「八邪穴」，反覆 10 次；

⑨ 單手握住對側手腕，順時針與逆時針方向各轉動 10～20 次，然後換手操練；

⑩ 平日經常用雙手十指指尖像彈鋼琴似的在桌面上敲擊 20 次，每天次數不限。

（5）補充魚油製劑（DHA、EPA）。魚油製劑係用天然魚肝油精煉提取而成的，魚油脂肪酸富含 n–3 系多不飽和脂肪酸，特別是作為魚油特徵脂肪酸的 EPA（二十碳五烯酸）和 DHA（二十二碳六烯酸）。這類製劑可降血脂，且可降低血漿黏稠度和抑制血小板的聚集及炎症性因數的釋放，降低血清過氧脂質（LPO），增加紅細胞超氧化物歧化酶（SOD）。作為必需脂肪酸，魚油中的 n–3 脂肪酸，特別是 DHA 對於保持高效的腦功能是必不可少的，它的缺乏將導致學習能力降低，影響視力。

儘管 EPA 和 DHA 在很多地方有協同作用，但二者分別具有不同的功效。EPA 主要有益於心血管系統，防止動脈粥樣硬化和減輕炎症反應。DHA 則不但在孕期和胎兒期至關重要，而且對治療老年認知功能衰退、老年性癡呆以及自由基代謝紊亂均有助益。近來一項研究表明，連續 6 個月補充較低劑量（700 mg / d）的 DHA，可改善癡呆病人的狀況，提高其對外界環境的定向力。魚油製劑 DHA 與 EPA 含量配比以 4：1 左右為宜（與母乳接近），每日推薦補給量為「DHA+EPA」600～800 mg。

（6）應用抗氧化劑：抗氧化劑對防治動脈硬化及「老呆」作用明顯。

① 紅葡萄酒：適量飲紅葡萄酒（每日 100～200 g），可使「老呆」發病率降低 3/4（每日攝入量超過 250 g 有害）。美國研究發現，紅葡萄酒是較好的抗氧化劑，其抗氧化作用強於維生素 E。

② 維生素 E：其抗氧化作用肯定，常用劑量為每日 60～90 mg。美國科研小組隨訪 341 名中等嚴重「老呆」者發現，每日給予大劑量維生素 E 可使「老呆」症狀減輕，但此須在醫生指導下進行並定期檢查。美國正以此作為輕度認知障礙干預治療藥物之一進行長期觀察。

③ β－胡蘿蔔素：每日攝入 β－胡蘿蔔素低於 0.9 mg 者，其認知障礙比日入量大於 3.1 mg 者多一倍，說明人們應堅持服用有大量水果和蔬菜的飲食。Cott 認為，β－胡蘿蔔素並不比維生素 A、維生素 E 更重要，而多種抗氧化劑協同作用比單一者強。

另外，做好保健工作的四大基石，特別是防治高血脂部分，對我們防治輕度認知障礙也是極為必要的。

二、「初生虎」的藥物治療

我們體會，一旦認定是「初生虎」，必須積極治療（包括腦功能鍛鍊）。下面介紹降伏「初生虎」輕度認知障礙的主要用藥。

（1）茴拉西坦、石杉鹼甲和複方海蛇膠囊（R. S. C.）：這是防治輕度認知障礙主要使用的三種藥物。這些藥物對改善中老年人認知功能及防治老年人認知功能減退（包括輕度認知障礙）均有一定作用，且較為安全。必要時可用腦復康代替茴拉西坦。複方海蛇膠囊（R. S. C.）為國內開發的海洋藥物。我們最近數年來用 R. S. C. 進行輕度認知障礙的防治工作，有一定作用，未見明顯副作用。該藥可促進神經元的生長，提高腦內乙酰膽鹼水準，改善微循環，降低血液黏稠度，且可提高抗氧損傷的超氧化物歧化酶水準。

（2）阿司匹林：小劑量阿司匹林可作為常規藥物應用。國外曾有報導，堅持服用阿司匹林 50～75 mg / d，可降低血小板聚集率、改善血液循環，不但有助於防治心、腦血栓性疾患，且可延緩老年認知功能衰退。

（3）銀杏製劑等藥：應用銀杏製劑（如百路達、斯泰隆、銀杏葉片）、心腦舒通和活血化淤中藥製劑等，可以通過改善腦血流、提高紅細胞 SOD 含量等多種機制，改善自由基代謝與神經細胞代謝功能。絞股藍另有降脂作用，因而有助於改善血液循環。

（4）普魯卡因：普魯卡因製劑可提高記憶商，減緩記憶功能衰退，亦可選用。

由以上的早期診斷及防治措施，我們是可以拿馴「初生虎」的，這對於預防「老呆」症有著非常重要的意義。如自己或家屬懷疑患有此病時，應及時到有關醫療單位進行診治，千萬不要錯過時機，否則等到「初生虎」變成「成年虎」，則悔之晚矣！

第七章
老年性癡呆

國際老年性癡呆協會（ADI）1999 年起將每年 9 月 21 日定為國際老年性癡呆日，2002 年的主題是「關注記憶——正常或是疾病」。老年性癡呆強調前期預防，早期診斷及早期治療。由前文可知，輕度認知障礙（MCI）的患者有半數以上將轉化為老年性癡呆（AD，簡稱「老呆」），顯而易見，老年性癡呆有大量的「後備軍」不斷補充上來，因而必須給予極大的重視。

中國由於老年人口及高齡老人的大量增加，老年期癡呆的患病率也在大幅度增長，患者已超過 500 萬人，約占老年人口 5%，國內不同地區老年期癡呆患病率為 3%～7%，其中老年性癡呆（AD）患病率為 2%～5%。老年性癡呆嚴重威脅老年人的健康，對患者、家屬及社會造成極嚴重的精神及經濟負擔。2000 年人口普查，中國人口已達 12.95 億，60 歲以上的老年人已達到 10%，中國已進入老齡化國家。老年人口的大量增加，特別是高齡老人的大量增加是「老呆」發病率增高的主要原因之一。

由於「老呆」患者增多，且老年人中有各種認知障礙症伴記憶減退者可達 2 / 3，從個人角度來講，進入老年後自然非常害怕自己會發生「老呆」症，因而很多人談到「老呆」症，不免「談虎色變」。

其實只要我們面對現實，盡力爭取早期預防、早期診斷、早期治療還是可以大有作為的，可以部分地預防、延緩、減輕其發作。因此，面對「老虎」，我們決不能只是擔心害怕，被動挨打，而要積極行動起來，早診早治，以爭取保持較好的生活品質。

老年性癡呆是一種潛伏期很長的疾病。在「老呆」症狀出現之前，大腦神經元極其精細的結構逐漸被大量黏性斑塊及神經纖維纏結破壞，這段時間可能要經歷十幾年至數十年之久，稱為癡呆前期，也就是前面提到的輕度認知障礙階段。「老呆」除癡呆前期外，可分為輕、中、重度三期。

輕度癡呆主要表現為記憶功能、認知功能（智力）一定程度減退，輕度影響工作和做家務，如有可能還會忘記麵包、牛奶等的名稱，不太理解數字的意義，對日常喜愛的活動失去興趣，常常忘記常用物品如手錶、眼鏡等，但對一般生活及社交活動無大的影響，一般持續 2～3 年。

中度癡呆表現為生活不能自理，可能不認識好朋友及家人，人格發生改變，甚至不能自己穿衣、刷牙，一般持續 2～8 年。

重度癡呆時完全喪失智慧，記不住任何事情和新的資訊，完全不認得家人，喪失使用詞語和理解詞語的能力，但對音樂、接觸和眼神交流可有反應，可出現吞嚥困難、大小便失禁、臥床不起，一般持續 1～3 年。

AD 患者的存活期在數月至 21 年不等，平均存活期為 10 年，早老期 AD 患者的存活期為 6～8 年。所以在「老呆」發病前早期作出診斷並給予治療極其重要。

老年性癡呆有一定的家族遺傳傾向。若父母或兄弟姐妹中，有老年性癡呆患者，本人患該病的概率比一般人群要高出 4 倍。近年來科學研究已取得進一步發展，扼制「老呆」指日可待。現已發現「老呆」主要致病因素，可有針對性地進行一些防治，預防「老呆」的疫苗已由實驗階段進入臨床，另有一些新開發藥物對早期「老呆」也有一定效果。因而用不著再談「虎」色變，應該直面「老呆」，進行預防，早診早治，爭取晚發病、輕發病，甚至不發病，這也能大大減輕家屬和國家的負擔。

第一節　「老呆」何許人

認知功能包括記憶力、抽象思維能力（思考力、分析判斷力、想像力、觀察力）、結構運用以及高級執行功能（如計畫、組織及順序）、注意力、定向力和自知力等。老年認知功能障礙亦即老年智慧下降，一般可分為三種。

第一種就是前面介紹的增齡相關記憶障礙（AAMI），也就是指隨年齡增長出現的記憶功能減退。其一般界定標準是記憶商（MQ）低於 100 分，簡易智力狀態檢查量表（MMSE）結果正常（28～30 分），發病率可達一般老年人群 30%左右。這種記憶減退絕大部分是屬於良性的，除少數外一般不轉化為癡呆，但有人也可變重，需定期檢查，給予防治，阻止其發展。

第二種叫癡呆前期，也就是上一章所介紹的輕度認知障礙（MCI）。它的界定標準是 MMSE 結果為 24～27 分，MQ＜100 分。這一類認知功能障礙每年有 5%～10%轉化為老年性癡呆，因而可視之為癡呆前期狀態，患病率可達

20%～30%。

第三種為發生於老年期（部分病例為老年前期）的嚴重的認知功能障礙，也就是老年期癡呆，即在意識清楚的情況下，患者出現持續性高級精神活動功能的全面性紊亂，最終引起智力衰退缺損，嚴重妨礙生活、工作及社會交往的後天獲得性綜合徵。

我們先講講什麼叫癡呆。在我們的 5 項心理活動包括記憶、認知（智慧）、語言、定向（包括對時間及地方位置的辨明）和人格中至少有記憶、認知明顯缺損，而且在神志清醒的情況下，持續 6 個月以上影響日常生活，才可以被稱為癡呆。

所以，僅有某種程度的記憶功能減低，甚至某種程度的認知下降，不影響日常生活者，不能被稱為癡呆。近年來強調的輕度認知障礙是介於正常大腦老化及癡呆之間的一種過渡狀態，也可以稱為癡呆前期，但畢竟不是癡呆。而增齡相關記憶障礙，即隨年齡增長出現的記憶減退，在一般情況下，不轉化為輕度認知障礙及癡呆症。當然，輕度認知障礙及增齡相關記憶障礙也要及早進行防治。

老年期癡呆又可分為兩大類，即老年性癡呆和血管性癡呆。

老年性癡呆，又稱阿滋海默病。阿滋海默（Alois Alzheimer）是德國一位精神科醫生及神經病理學家，他在 1906 年一次醫學科學會議上首次報告了類似現在老年性癡呆的患者，並於 1907 年在醫學雜誌上公開發表。

這位患者是女性，當時 51 歲，開始時能講出醫生給她看的東西的正確名稱，重複幾次也都正確，但後來她慢慢地把這些都忘掉了，看一本書，她有時會跳過一些句子，寫字時會反覆寫同一個音節，而忽略其他音節，說話時講錯名稱，內容似是而非，有時一言不發，不能理解人們的提問。這些症狀主要是進行性智慧減退，4年半後死亡。屍體解剖時發現患者大腦明顯萎縮，大腦切片用顯微鏡觀察可見散在性細胞外老年斑，神經細胞中有神經元纖維纏結，另發現腦血管出現動脈硬化，血管腔變狹窄，未發現其他重要病理變化。此後，人們就把這類病稱為阿滋海默病，也就是我們今天所說的老年性癡呆。現在醫學認為老年性癡呆是由於腦萎縮、神經細胞退行性變引起的智慧衰退，嚴重時幾乎完全喪失智慧。

血管性癡呆是腦血管病、腦缺血、腦血栓、腦梗塞、腦出血等引起的神經細胞壞死所致，它的主要原因是腦動脈硬化、高血壓、高血脂及血黏度增高、血液凝固性增高引起的血栓形成、阻斷或嚴重減少血流供應、腦血管硬化破裂引起腦出血、壓迫神經細胞等。

「老呆」症是因大腦皮質萎縮而出現的一系列性格、情感、智慧和行為的異常，早期常表現為記憶減退，開始主要忘記近期發生的事情，做事丟三落四，前說後忘，跑去拿東西忘拿又回來了，買菜忘記事先想好的買什麼菜，聽了要轉告家人的電話也常常忘記，見到熟悉的人叫不出名字，燒好飯忘記關煤氣，全面記憶下降，注意力不集中，不能很好地學習新事物，適應新環境，不能勝任工作，工作主動性明顯下降，不動腦筋，不思進取，不能很好地從事本來十分熟練的工作等。

晚期表現為對以前的事全不記得，不知道自己的生日、住址，叫不出家人的名字，甚至熟道迷路，計算能力、辨識物體的能力明顯降低，最後生活不能自理，不能交流，逐漸變得自私、冷漠、無耐心、懶散、易怒等，甚至出現幻覺、妄想，最後不知現在是什麼日子和所在的位置，不能合理穿衣，衣冠不整，語澀、措辭困難，大小便失禁，進一步發展到人格改變，不能通情達理，完全不知羞恥，最後完全喪失智慧。病初可有 15%，整個病程中可有 30%出現抑鬱狀態。

第二節　「老呆」須辨清

記憶減退都是「老呆」嗎？否！我們前面已經提到，2 / 3 老年人都主訴有輕重不同的記憶減退，其中增齡相關記憶障礙（AAMI）者占 30%左右，另有 20%～30%患者既有記憶功能減退，又有其他的輕度智力障礙，屬於輕度認知障礙（MCI）。而真正 AD 患者，現國內報告僅占 4%～7%，因而可以明確地講，老年記憶功能減退與「老呆」症不能相提並論，前者是生理衰老的結果，後者是病理改變的後果。因此，對於一般的記憶減退大可不必驚慌失措，惴惴不安，甚至草木皆兵。

那麼，怎麼區別正常衰老記憶功能減退與「老呆」記憶障礙呢？首先，增齡相關記憶障礙是屬於增齡性的，它有時由回憶又能記起忘記的事情，而老年性癡呆儘管是早期或輕度，它一般不能做到輕由回憶而記起曾經做的事情。譬如某位老年朋友到店裏買了 5 種商品，回家後發現只有 4 種，他可以由儘量回憶購物的經過，如在哪個商店買了什麼東西，如何付的錢，東西可能丟在哪裡等，並能由回憶找回自己買的東西。這屬於良性過程，據此就可初步判定這位朋友不是「老呆」，而可能是增齡相關記憶障礙。

其次，程度不同。生理性衰老引起的記憶功能減退比「老呆」症引起的記憶功能障礙要輕得多。前者對一些不重要的資訊可能會忘記，但重要資訊特別是個人資訊是絕對不會忘記的，對近期和遠期資訊的遺忘可以沒有明顯區別，甚至以往遠期遺忘的多一點。

「老呆」症是進行性加重的，早期特別對近期事情遺忘很突出，後期也對遠事遺忘，甚至連自己的名字、生日、家庭住址等都會遺忘，晚期「老呆」者腦記憶庫中的資料幾乎全部丟失。再者，發展速度不同。生理性記憶減退可以持續數年或數十年，而一般不出現嚴重的惡化改變。「老呆」症發病後 3～5 年或數十年就發展成重型癡呆，直至一無所知，「六親不認」。

另外，「老呆」症除全面智慧下降外，晚期可出現人格改變，甚至於幻覺、妄想、失語、失寫等，而生理性衰老引起的記憶減退沒有這些表現。

最後要補充一句，「老呆」症的記憶障礙主要是在大腦記憶庫裏本來存貯的資訊不斷丟失，新資訊不能存儲，導致腦中資訊儲存愈來愈少。而老年生理記憶減退的原因主要是腦中資訊再現過程出了問題，也就是說不能運用自如地從自己大腦記憶庫中提取事先存貯的資訊，譬如忘記熟悉人的姓名，但略經提示就會想起來，因而和「老呆」症是完全不一樣的。因此，有明顯記憶減退的人應儘早到醫院檢查，以判定性質，既不應盲目認為是「老呆」，也能不漏掉「定時炸彈」。

早期「老呆」可有 15%左右並存抑鬱症，整個病程可有 30%左右並存抑鬱表現，老年朋友、家屬及醫生對此要有足夠的重視，不應簡單地認為就是抑鬱症的表現，而應該想到會不會是「老呆」的表現。這就要由細微的觀察來作出鑒別，以獲得早期正確的診斷，及時正確的處理，包括針對抑鬱表現的處理。個別癡呆患者係維生素 B_{12} 缺乏及甲狀腺功能低下所致，均須辨清以便給予相應處理，後兩種癡呆可治癒。

第三節 「老呆」病因多

「老呆」症病因複雜，它的發病機制是多種多樣、綜合性的。瞭解「老呆」的病因及發病機制，將極有助於防治。

一、老年性癡呆的病因

1. 遺傳因素

國內外遺傳學調查及基因研究均證實某些患者發病與遺傳因素有關。AD 病人有家族史者占 5%～10%，一級親屬患 AD 危險性極大，可高達一般人的 3.92～4.3 倍。早老性癡呆呈常染色體顯性方式遺傳。

（1）早發病基因：下述基因突變肯定與 AD 發病有關。

① 澱粉樣蛋白前體基因突變：此型 AD 患者占 AD 患

者總數的不到1%，一般45～65歲發病。

② 早老素-1基因突變：此型AD患者占AD患者總數的4%，28～50歲發病，與家族性、早髮型AD有關。建議60歲以前患AD者應檢查早老素基因。

③ 早老素-2基因突變：此型AD患者占AD患者數1%，28～50歲發病。

(2) 晚發病基因：

① 載脂蛋白APOE ε 4：APOE ε 4基因與家族性、遲發性及散發性AD有相關關係，其中與散發性、遲發性AD關係較密切。此類AD患者占中國AD患者總數的20%～36%。

② A_2M 基因：該基因編碼 α_2 巨球蛋白。該基因異常也是AD危險因素，與家族性、遲發性及散在性AD有相關關係。

③ IL-1基因：AD患者大腦可見炎症介質。促炎細胞因數過度表達的轉基因小鼠顯示有嚴重神經退行性變，這些現象提示促炎因數可能與AD發病有關。IL-1是強促炎因子，主要存在於小神經細胞，在AD患者大腦呈顯著表達。IL-1可以啟動並控制神經退行性變、APP分解片段的釋放及A β 的沉積。

④ CatD基因：CatD基因編碼蛋白組織蛋白酶D，是細胞內酸性蛋白酶，可酸解APP為A β 片段，且可將T蛋白降解。這些降解片段在雙螺旋絲狀體中起著重要作用，可促進AD神經退行性變。

⑤ CST3基因：CST3是半胱氨酸蛋白酶抑制劑中主要細胞外抑制劑，在特定年齡段CST3的GG基因型是晚發性

AD的危險因子。GG基因型隨年齡增加，相對危險程度也增加。半胱氨酸蛋白酶是一種存在於小動脈壁的澱粉生產酶。CST3基因發生突變A/G後會形成比野生型更為穩定的二聚體，導致CST3分泌活性減低。半胱氨酸蛋白酶活性增加，澱粉樣片段產生增加，誘發AD。關於CST3多態性在AD發病中的作用仍需進一步研究闡明。

⑥ α_1抗糜蛋白酶、AACT基因：早年曾有個別報告認為AACT與AD有某些相關性，但近年來多篇報告（包括中國人與韓國人資料）稱，均未發現AACT與AD有相關性，且未發現APOE ε4基因與AACT基因在AD患者中有協同相關性。但在細胞實驗中發現APOE ε4及AACT基因有一定協同效應。

2. 氧損傷

近年研究充分證實氧損傷是AD發病的重要原因。氧損傷可能使體內的生化工廠線粒體發生異常，進而導致能量代謝異常，能量代謝異常又反過來促進線粒體發生異常，形成惡性循環。這一系列氧化應激反應可引起澱粉樣蛋白應激、T蛋白聚合等AD病變。因而，採用抗氧化劑可能延緩AD的發展，早期給予抗氧化劑是否有可能阻止AD的發展是值得研究的一個方向。

3. 血漿同型半胱氨酸（HCY）

同型半胱氨酸增高與中風、老年性癡呆及血管性癡呆有密切關係。高HCY可引起血管內皮損傷，引起血液凝固和纖溶系統功能紊亂，導致動脈血管內皮片狀脫落、血栓形成、纖維化及平滑肌增生。研究證實，HCY增高使病人發生中風的危險增加5.5倍以上，使血管性癡呆的危險增加4.9倍以上，使老年性癡呆的危險增加近3倍。

4. I型單純疱疹病毒（HSV-1）

該病毒就是我們平常患的疱疹性咽炎的病毒。Itzhaki最近用病理及病毒學研究證實I型單純疱疹病毒確係AD病因之一。

5. 免疫學異常和炎症反應

研究顯示，自身性免疫與衰老及老年性癡呆均有一定關係，慢性炎症反應亦與AD發病有關，因而應用抗炎性藥物對預防老年性癡呆有一定效果。

6. 高血脂

細胞內的膽固醇水準升高可增加β澱粉樣蛋白的生成，而AD病人的神經細胞對β澱粉樣蛋白加工處理有異常，不能很快地使之從腦內清除，β澱粉樣蛋白在腦內沉積形成澱粉樣斑塊。β澱粉樣蛋白片段聚集成澱粉樣斑塊是AD的重要病理學標誌。

7. 動脈硬化

動脈硬化是「老呆」發病的重要原因。動脈硬化者發生「老呆」的危險性比正常人高2倍。如伴有APOE ε4等基因異常者，其發生「老呆」的概率可比正常人高4倍。

8. 高血壓

高血壓不僅與血管性癡呆（VD）有關，而且是老年性癡呆（AD）的獨立危險因素。高血壓與老年人認知能力降低有關。

9. 糖尿病

Logistic回歸分析表明糖尿病與AD呈正相關。糖尿病可能是AD的長期危險因素。

10. 腦血管意外

腦血管意外可導致或加重 AD。這提示目前對中風和動脈粥樣硬化的防治措施可能對防治 AD 有益。

11. 缺乏運動及腦功能鍛鍊

流行病學調查結果顯示缺乏運動是 AD 重要危險因素之一。運動可增加腦部血流量，刺激大腦細胞的代謝及神經元軸突及樹突的生長與修復。腦功能鍛鍊可以使大腦中經常使用的部位變大，而不常使用則出現萎縮。

12. 打鼾

最近有研究報告，打鼾可能引發老年性癡呆症，因為嚴重打鼾可出現呼吸暫停現象，導致腦缺氧而損傷腦白質。嚴重打鼾者應到醫院檢查，積極防治。

13. 性別因素

女性雌激素水準下降與認知功能減退及 AD 發病有關。AD 患者中，老年女性多於老年男性的原因之一可能與婦女停經後雌激素水準下降有關。

統計資料顯示，不到 40 歲即停經的婦女患老年性癡呆的比率明顯高於正常停經的婦女。65 歲以上的女性，AD 患病率比同齡的男性高 2～3 倍。健康老年女性 50～60 歲開始腦體積減少（主要影響頂葉、顳葉及海馬結構），而男性腦萎縮比女性至少晚 10 年。有報告稱補充雌激素可減少或減緩婦女 AD 的發病，另有報導給停經後婦女補充雌激素可使 AD 患病概率降低 54%。

14. 教育程度

受教育程度低者 AD 患病率高於受教育程度高者。受教育程度高者，其大腦皮層突觸可能更多，其皮層處理資訊能力可能更高，因而對 AD 可能有較大的抵抗力，高學歷可推遲發病。文盲老人患 AD 的危險度為非文盲者的 1.7 倍，農村老人患 AD 的危險度是城市老人的 2.5 倍。女性患病率高於男性，其中原因之一可能與女性受教育程度低有關。研究結果顯示，腦中老年斑與認知功能之間的關係因教育水準不同而異，即教育改善了老年斑對認知功能的影響，教育不但可提高個人的認知能力，而且即使大腦已出現了老年性癡呆的特徵性病變，教育也可改善臨床表現。教育似乎起到了一種「儲備」的作用，使老年斑相對較難引來認知水準改變。

除上述各種因素之外，腦外傷、腦震盪或伴傷後昏迷史也是 AD 的危險因素之一，而應用精神抑制類藥可導致、加速或加重認知功能障礙。過量飲酒對老年人的認知功能也有影響。有報導，吸菸者患 AD 較不吸菸者少，對此尚待進一步研究。

二、老年性癡呆的病理生理變化

1. 代謝紊亂

AD 的早期就有可能首先出現代謝功能下降及代謝功能紊亂，如葡萄糖代謝紊亂。正是因為這一點，有可能在癡呆前期作出診斷。

2. 膽鹼能神經元損傷

AD 的主要病理生理改變是前腦膽鹼能神經元的變性退化、喪失，導致膽鹼能功能的原發性缺損。包括乙酰膽鹼合成酶（膽鹼乙酰化轉移酶）水準降低，降解突觸內乙酰膽鹼的膽鹼酯酶水準降低和皮層中乙酰膽鹼水準的降低。

這些細胞群的神經元丟失導致中樞膽鹼能神經功能缺損。膽鹼能神經功能下降將導致記憶和認知功能障礙。AD 病人認知功能下降與中樞神經系統內乙酰膽鹼缺乏有關。

3. β－澱粉樣蛋白斑塊形成

澱粉樣蛋白沉積是 AD 病理生理改變的重要表現。β－澱粉樣蛋白（Aβ）由澱粉樣前體蛋白產生。澱粉樣前體蛋白是大分子，含有 40～42 個氨基酸的β－澱粉樣蛋白片段，正常情況下被很多酶分解為不含有 Aβ片段的可溶性成分，不會在腦中沉積致病。而且，微量的β－澱粉樣蛋白對腦細胞也是無害的。

AD 時，21 號染色體編碼的澱粉樣前體蛋白（APP）部分產生突變，產生了異常的分泌酶，當細胞降解澱粉樣前體蛋白時，產生不溶性的β－澱粉樣蛋白片段。β－澱粉樣蛋白的聚集能力及毒性與其長度有關。β－澱粉樣蛋白從細胞釋放後，聚集成纖維，在腦實質中形成足突斑，即所謂的老年斑，將引起破壞性的連鎖反應，取代正常的神經元結構而致病。

4. 神經纖維纏結

神經細胞內神經纖維纏結（NFT）亦與認知異常程度密切相關。NFT 由雙股螺旋絲組成，含有過度磷酸化 T 蛋白。正常情況下，T 蛋白促進微管聚合，維護神經細胞正常結構，T 蛋白過度磷酸化，亦是 AD 發病的重要機制之一。

5. Nicastrin 蛋白與 APOE ε 4

Nicastrin 蛋白由調節分泌酶而影響β－澱粉樣蛋白的產生。APOE ε 4 可增加腦內澱粉樣蛋白斑塊的數量，另與β

－澱粉樣蛋白高親和性結合，由誘導或穩定澱粉樣肽結構中β－折疊性層狀結構而促進神經纖維絲形成。

第四節 「老呆」早診斷

老年人應定期檢查認知功能，這樣可以幫助及早發現記憶及智力減退。記憶商（MQ）一般用韋氏記憶量表（WMS）檢查。智力一般用簡易智力狀態檢查表（MMSE）判斷，最高分為30分，18～24分可疑診為輕度癡呆，16～17分為中度癡呆，小於等於15分為重度癡呆（指受過中學教育者）。個別可以加用智商（IQ）檢查，用韋氏智力量法檢查。MQ＜100分，即可明確有記憶功能障礙。有的人本來受教育程度較高，因而當認知功能減退時，自己主觀感覺記憶力明顯減退，但記憶商仍在正常值範圍，對此本人及家屬應予重視，同時定期復查。如條件允許，應每半年至一年對老年人進行1次記憶及認知功能檢查。在自覺記憶力明顯減退時應進行簡易智力狀態檢查和/或記憶商檢查，並每年復查，以便及早發現認知功能惡化，作出癡呆的早期診治。

國外常用AD等級評估表——認知測試（ADAS－Cog），包括對認知、定向、語言和完成微小工作能力的綜合評估（無癡呆0分至完全無認知能力70分，較高分數表示較重的認知損害）。另外，需做生活量表檢查以幫助判斷生活功能。我們研究室10多年來，在院領導支持及有關部門配合下，每年定期為華東醫院保健物件做有關認知功能檢查（包括記憶力及智力），並傳授有關防治措施，收

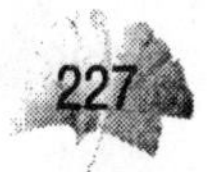

到一定效果。這一保健措施實行多年，國內罕見，目前正努力堅持下去。

儘早查出輕度認知障礙（MCI）患者並進行防治，是防治「老呆」的一個重要措施。MMSE 得分為 24～27 分是診斷 MCI 標準之一。應做有關全面檢查，給予防治。如不及早防治，MCI 每年可能有 10%轉化為「老呆」，5 年後可能有半數轉化為「老呆」，儘早查出 MCI 並給予防治對阻止 MCI 轉化為「老呆」是極端重要的。

我們用韋氏記憶量表檢查記憶商及長谷川量表檢查智力 5000 餘例，另用簡易智慧狀態量表檢查 2184 例中老年人，用韋氏成人智力量表（WAIS）檢查 345 名老年人，結果顯示增齡相關記憶障礙者達 30%（記憶商小於 100 分），老年輕度認知障礙者達 29.67%，患「老呆」及血管性癡呆者在不同年齡組占 3%～7%。

CT、磁共振對於「老呆」症有重要診斷及鑒別診斷價值。必要時可作腦 CT、核磁共振，甚至 PET 檢查以協助診斷。AD 時可以顯示出腦溝增寬、腦室擴大、腦萎縮。血管性癡呆（VD）可出現腦梗塞灶。CT 及磁共振檢查的腦萎縮表現是 AD 診斷的重要指標之一，該檢查有助於 AD 與 VD 鑒別。PET 檢查可發現 AD 早期或前期代謝功能下降的改變，因而有助於早期診斷。另 SPECT 可顯示腦血流減少程度，與癡呆嚴重程度相關。

擴瞳試驗。正常老人用 0.01%托吡卡胺後瞳孔擴大不明顯，AD 患者擴大較明顯，滴藥後 18 分鐘可擴大 15%以上，對 AD 患者診斷符合率 75%～80%。該實驗簡單易行，有一定試用價值。

基因檢測。如有可能應進行脂蛋白載體基因 APOE 檢測，我們前面已經談到 APOE ε 4 是「老呆」及癡呆前期 MCI 高度危險因子，更應予以重視，嚴密隨訪。60 歲前患病時可增查早老素基因。

生化檢測。主要是檢測 Tau 蛋白及 β－澱粉樣蛋白。血、腦脊液濃度與癡呆嚴重程度成正相關。日本多家醫療及科研機構大規模多中心研究，顯示腦脊液 Tau 蛋白是 AD 診斷指標之一。腦脊液 Tau 蛋白水準診斷 AD 的臨床界值是 375 pg / ml。

據此標準，Tau 蛋白診斷 AD 的敏感性為 59.1%，特異性為 89.5%，是 AD 早期診斷和鑒別診斷的重要生物學指標之一。早、晚期 AD 患者腦脊液 Tau 蛋白水平均增高，在應用這一診斷指標時，同時需考慮其他類型的癡呆、急慢性腦損傷、腦膜病變等可以導致腦脊液 Tau 蛋白水準增高的其他因素。必要時檢查腦脊液及 A β 1–42，但有報導稱，未發現對鑒別診斷有特殊價值。另亦可作 SOD、LPO 等有關自由基代謝測定。

AD 患者本人及家屬均應該注意早期徵象，及早就醫，切勿失去早治良機。

第五節　確診有標準

上面討論了早期診斷問題，下面還要談一談確診的標準。這裏牽涉到一些確診必用的有關標準表格。我們考慮中老年朋友及家屬也有必要瞭解一下確診標準及有關圖表，這些都簡單易懂。

一、AD的確診

對老年性癡呆的診斷，首先應作出癡呆的診斷，再進一步從臨床上作出AD的診斷。雖然AD的確診只有做病理檢查後才有可能得出，但臨床上也可根據一些國際通用的診斷標準，作出相應的診斷，最常用的是DSM-Ⅳ版標準（表7-1）及NINCDS-ADRDA工作組診斷標準（表7-2）。這兩個表應該說還是容易看懂的。上述兩個標準對我們中老年朋友及對廣大患者來說，從儘早診斷、儘早治療的角度

表7-1　美國精神病協會的精神疾病診斷和統計手冊第Ⅳ版標準（DSM-Ⅳ, 1994）

美國精神病協會（APA）於1994年把DSM-Ⅲ-R修訂為DSM-Ⅳ，廢棄了器質性和功能性損害的觀念而採用病因學分類。DSM-Ⅲ-R認為癡呆是一種不可逆性損害，但修訂的DSM-Ⅳ則認為癡呆中部分是可逆的而另一部分是不可逆的。

A. 1. 記憶力障礙（包括近記憶障礙和遠記憶障礙）

（1）近記憶障礙：表現為基礎記憶障礙，透數字廣度測驗至少三位數字表現為輔助記憶障礙，間隔5分鐘後不能複述三個詞或三件物品名稱。

（2）遠記憶障礙：表現為不能回憶本人的經歷或一些常識。

2. 認知功能損害至少具備下列一項

（1）失語：除經典的各類失語症外，還包括找詞困難，表現為缺乏名詞和動詞的空洞語言，類比性空洞性語言，類比性命名困難，表現在一分鐘內能說出動物的名稱數，癡呆病人常少於10個，且常有重複。

（2）失用：包括觀念性失用及運動性失用。

（3）失認：包括視覺性失認和觸覺性失認。

（4）抽象思維或判斷力損害：包括計畫、組織、程序及思維能力損害。

B. 上述兩類認知功能障礙（1和2）明顯干擾了其職業和社交活動或與個人以往相比明顯減退。

C. 不只是發生在澹妄病程之中。

D. 上述損害不能用其他的精神及情感性疾病來解釋（如抑鬱症、精神分裂症等）。

表 7-2　美國國立神經系統疾病與中風研究所和瑞士神經科學研究國際協會工作組診斷標準（NINCDS-ADRDA, 1993）

1. 肯定老年性癡呆（Definite AD）。病人活著時必須符合很可能老年性癡呆標準的臨床表現，且活檢或屍檢資料有老年性癡呆的組織學證據。放棄早年曾認為可單由病理學家根據病理學證據作出此診斷，而改為需要有臨床和病理兩者的資料相結合才能作出此診斷。

2. 很可能老年性癡呆（probable AD）。根據問卷和神經心理量表檢測肯定有癡呆，認知範圍內有兩種或兩種以上缺陷，記憶和其他認知障礙進行性加重，無意識障礙，40～90 歲起病，沒有能致記憶和認知障礙的其他系統性和腦部疾病。癡呆的標準指其功能與先前相比有明顯下降。支持老年性癡呆診斷的特徵需包括某種特殊認知功能衰退，如語言（aphasia，失語）、運動技能（apraxia，失用）和感知（perception，失認，agnosia）；日常生活能力障礙（impaired activities of daily living）和行為改變（altered patterns of behavior）；家族中有類似病例，尤其有神經病理證實者；腦脊液常規檢查正常；腦電圖正常或無特殊改變；CT 證實有腦萎縮，且隨診檢查有進行性加重。不能確定或不像很可能老年性癡呆診斷的特徵包括：突然起病，局灶性神經系統體徵，疾病早期有癲癇發作或步態異常。符合老年性癡呆診斷的臨床特徵包括疾病病程的平台期（plateaux in the course of the illness）伴有抑鬱、失眠、大小便失禁、幻覺、妄想、災難性發作（catastrophic outbursts）、性功能障礙和體重下降等症狀；尤其於疾病晚期，可有肌張力增高、肌陣攣或步態異常等運動體徵；於疾病極期（advanced stage）有癲癇發作；CT 所見與年齡相符。

3. 可能老年性癡呆（possible AD）。當有下列情況時作出可能老年性癡呆的診斷。① 病人有癡呆綜合徵，無明確病因，但與典型的老年性癡呆相比，其起病快，臨床表現和病程有變異。② 病人雖有可致癡呆的繼發性腦或神經系統性疾病，但並不認為這些是該病人癡呆的病因。③ 病人有單一逐漸加重的認知缺陷，但無任何明確病因。

4. 懷疑標準。① 在發病或病程中缺乏足以解釋癡呆的神經、精神及全身性疾病。② 癡呆合併全身或腦部損害，但不能把這些損害解釋為癡呆的病因。③ 無明確病因的單項認知功能進行性損害。

5. 支持可能診斷標準。① 特殊認知功能的進行性衰退，如失語、失用、失認。② 影響日常生活能力及行為改變。③ 家族中有類似病人。④ 實驗室檢查結果：腰穿腦脊液壓力正常；腦電圖正常或無特異性改變，如慢波增加。

6. 排除可能老年性癡呆的標準。① 突然及中風樣起病。② 病程早期出現局部的神經系統體徵，如偏癱、感覺障礙和視野缺損等。③ 發病或病程早期出現癲癇或步態異常。

7. 為研究方便，可分為下列幾型：① 家族型；② 早發型（發病年齡 < 60 歲）；③ 21 號染色體三聯體型；④ 合併其他變性病，如帕金森病等。

看有過於偏嚴之處，但是作為確診的標準，還是值得一看的。以下簡述有關進行診斷的要求。確定癡呆診斷後，還要排除其他類型的癡呆，才能最後做出 AD 的確切診斷。

1. 應重點瞭解病史

需要瞭解的病史包括：① 早期近記憶及晚期近、遠記憶障礙；② 思考、常識、理解和判斷能力、計算力下降（可有失認、失用）等認知障礙；③ 人格、行為改變；⑤ 定向障礙；⑤ 重症可有多動症、刻板帕金森樣表現及大小便失控等精神運動障礙。

2. 認知功能量表檢查

我們最常用的認知功能量表有韋氏記憶量表（WMS）、簡易智力量表（MMSE）、修訂的長谷川智能量表（表 7–3）、日常生活量表（表 7–4）、臨床癡呆評定量表（表 6–3）、Alzheimer 型癡呆缺陷量表（表 7–5）及用於鑒別血管性癡呆的 Hachinski 缺血指數量表（HIS，表 7–6）。關於癡呆的臨床診斷，首先應符合上述 DSM–IV（表 7–1）標準及 NINCDS–ADRDA 工作組（表 7–2）診斷標準。另需 MMSE＜24 分，ADL≥16 分。必要時作 CT 或 MRI 檢查。

3. 影像學檢查

腦 CT、腦磁共振顯像（MRI）、單光子發射電腦斷層攝影術（SPECT）及正電子發射斷層攝影術（PET）有重要診斷及鑒別診斷的價值。

① AD 時可顯示腦溝增寬、腦室擴大、腦萎縮。在早期，腦 CT 可能正常，顳葉海馬萎縮、下角擴大有助於老年性癡呆與正常腦老化的鑒別。無老年性癡呆的老年人常

表 7-3 修訂的長谷川智能量表（HDS-R）

題目	得分
1. 您今年幾歲？	0 1
2. 今天是何年？	0 1
今天是何月？	0 1
今天是何日？	0 1
今天是星期幾？	0 1
3. 我們現在所在地是什麼地方？（2＝自然說出，1＝提醒後說出）	
5 秒鐘內回答正確，得 2 分	0 2
5 秒鐘後回答正確，得 1 分	0 1
4. 下面我要說三個詞，請您記住，在我講完後復述一遍：	
第一套：櫻花，貓，火車	0 1
第二套：梅花，狗，汽車	0 1
5 連續減 7 的心算：	
① 100 減 7 等於多少？（若正確，得 1 分，並繼續）；若不正確，則跳到第 6 題	0 1
② 若正確，93 再減 7 等於多少？（若正確，得 1 分）	0 1
6. 現在我再讀出幾個數字，然後請您倒背出來，例如：我說 1、2，您就說 2、1，好嗎？請記住，您要把我說的數倒讀出來。	
6、8、2（若正確，得 1 分，並繼續；若不正確，跳到第 7 題）	0 1
3、5、2、9（若正確，得 1 分）	0 1
7. 剛才我請您記住的三個詞是什麼？（每次試驗用一套）（2 分＝自然回憶出，1 分＝經過提醒，0 分＝仍不正確或（不知道）	
第一套：櫻花、貓、火車	0 1 2
第二套：梅花、狗、汽車	0 1 2
8. 出示 5 種彼此無關的 5 種物體（湯勺、扣子、牙刷、鎖匙、梳子），	0 1 2
請說出它們的名稱。（說對 1 件得 1 分）	3 4 5
9. 取走上述彼此無關的 5 種物體，讓受試者回憶出其名稱。	0 1 2
（每說出一件得 1 分）	3 4 5
10. 請告訴我 10 種蔬菜的名字。沒有時間限制，可提醒一次。若間隔超過 10 種，則終止。	0 1 2
（說出第六種蔬菜記 1 分，以後每說出一種得 1 分）	3 4 5

註：本表適用於癡呆的篩選試驗。滿分 30 分，<24 分爲癡呆（六年小學畢業：非癡呆／癡呆，21／20）。有報告對 643 名老年人應用此表，結果顯示其敏感性爲 91.73%，特異性爲 83.73%。

表 7-4　日常生活能力量表（ADL）

項　　目	得	分			項　　目	得	分		
1. 使用公共車輛	1	2	3	4	8. 梳頭、刷牙等	1	2	3	4
2. 行走	1	2	3	4	9. 洗衣	1	2	3	4
3. 做飯菜	1	2	3	4	10. 洗澡	1	2	3	4
4. 做家務	1	2	3	4	11. 購物	1	2	3	4
5. 吃藥	1	2	3	4	12. 定時上廁所	1	2	3	4
6. 吃飯	1	2	3	4	13. 打電話	1	2	3	4
7. 穿衣	1	2	3	4	14. 處理自己錢財	1	2	3	4

注：ADL 共 14 項，包括兩部分內容：① 軀體生活自理量表，共 6 項，包括上廁所、吃飯、穿衣、梳洗、行走和洗澡等；② 工具性日常生活活動能力量表，共 8 項，包括打電話、購物、做飯菜、做家務、洗衣、使用公共車輛、吃藥和處理經濟等。

評分標準爲：1 分，自己完全可以做；2 分，有些困難；3 分，需要幫助；4 分，完全需要幫助。如被試者自己沒辦法做（癡呆或失語），則可根據家屬、護理人員等知情人的觀察評定。

得分總分≤20 分爲完全正常，＞20 分表示有不同程度的功能下降，最高得分爲 56 分。單項得分 1 分爲正常，2～4 分功能下降，有 2 項或 2 項以上≥3 分或總分≥22 爲分界值，提示功能有明顯障礙。如以 2 分大於 26 分爲準，與癡呆診斷標準相比，其敏感性與特異性分別爲 83.5%與 89.1%。

見生理性腦萎縮，可作腦 CT 指數量化分析，以助鑒別。我們體會雖可將腦萎縮作為老年性癡呆的主要診斷標準之一，但必須結合腦萎縮的程度與臨床表現作綜合性判斷，不能將輕度腦萎縮作為 AD 診斷的唯一標準。

② VD 時可顯示腦梗塞、腦缺血及腦出血等徵象。

③ 影像學檢查有助於 AD、VD 並存之混合性癡呆的診斷。

④ SPECT 可顯示腦血流減少程度，與癡呆嚴重度相關。

⑤ 必要時可作 PET 檢測。

表 7-5 Alzheimer 型癡呆缺陷量表（ADS）

評定日期　　　　第　　次評定　　　評定員：

項目	得分					
	5	4	3	2	1	0
進食	自己準備食物	餓了會找東西吃	給東西會自己吃	需部分餵食	需完全餵食	需用胃管
穿衣	主動、合適	經提醒可自行穿衣	需部分幫助，如扣鈕扣、拉拉鏈	裝扮不適宜或暴露身體	完全需幫忙	需幫忙且不合作
衛生	主動盥洗	需提醒或部分指示	需部分幫助	完全要人幫忙	偶爾大小便失禁	經常失禁，需包尿褲
對話	自由交談	談話不流暢	言語中明顯遺漏字詞和言談空洞	談話無內容	很少主動談話，只簡答是或不是	不能交談，沉默或只會發出聲音
合作	主動，自發	能接受複雜命令	能接受簡單命令	偶爾可接受簡單命令	無法接受命令	激動或沉默不合作
記憶	能記得一星期前談話內容和發生的事情	對不久前的事只記得片斷	重複問同樣問題，只記得眼前事情	常認不得親人、朋友或老地方	偶爾會不認得配偶	不認得配偶，叫不出配偶名字
社會接觸	不需陪伴即可在社區活動，可自行在附近活動	需陪伴才能參與社區活動	主動和朋友談話	無法主動與家人或朋友談話，談話均由家人和朋友誘導	只和最親近的家人接觸，需經常留意	需不斷留意
動機	主動看電視及選台，閱讀且了解	經鼓勵可維持嗜好，閱讀部分了解	偶爾會看電視，但不選擇	不會主動看電視	不願或不能做活動	沒有任何主動有意義活動
溝通技巧	流暢，合宜交談	流暢，但不合宜交談	談話中斷，字想不起來	對常見物品不能叫出名字	不知常用物品的功能	不會回答任何問題
行動	會開車	自動，有意義活動	無意義，在家晃來晃去	走路不穩，常跌倒，偶爾會在社區漫遊	只能走到住所，需幫助	臥床，坐輪椅需約束

表 7-6　Hachinski 缺血指數量表（HIS）

項　目	得　分	
	是	否
1. 急性起病	2	0
2. 階梯式惡化①	1	0
3. 波動性病程	2	0
4. 夜間意識模糊	1	0
5. 人格相對保持完整	1	0
6. 情緒低落	1	0
7. 軀體訴述	1	0
8. 情感失禁②	1	0
9. 有高血壓或高血壓史	1	0
10. 動脈硬化③	2	0
11. 中風史	2	0
12. 局灶神經系統症狀	2	0
13. 局灶神經系統體徵	2	0

注：Hachinski 缺血指數量表（hachinski ischemic score, HIS）按臨床經驗編製，主要用於血管性癡呆和老年性癡呆（Alzheimer 病）的鑒別診斷，效果良好。HIS 表由 13 個項目組成，陰性記分爲 0 分，陽性計分各項不等，第 2、4、5、6、7、8、9 項計 1 分，第 1、3、10、11、12、13 項爲 2 分。

結果分析：

1. Hachinski 法：取全部 13 項，滿分爲 18 分，得分≥7 分，屬血管性癡呆，得分<4 分的則屬老年性癡呆；

2. Rosen 法：僅取第 1、2、5、7、8、9、10、12、13 項等 9 個項目，各項計分同上，滿分爲 13 分，得分≥4 分的屬血管性癡呆，其敏感性爲 90.9%，特異性爲 98.97%。

① 指病情或癡呆發生後，病情停留在某一水平，而後病情又加重，接著又停留在該水平。

② 指控制情感的能力減弱，而表現爲好哭、好笑、易怒等，但每種情感的維持時間很短。

③ 主要指冠狀動脈、腎動脈、眼底動脈的硬化。

4. 經顱多普勒腦血流測定（TCD）及腦電圖

TCD 可顯示腦血流量降低；腦電圖上，主要在雙額葉、雙枕葉可見 α 節律變慢及彌漫性慢波，以 ϕ 准波和 δ 波為主。

5. 基因及生化檢測

我們體會 APOE ε 4 基因檢測有助於 AD 門診診斷及早期診斷，但 60 歲前患病時可增查早老素基因。Tau 蛋白的血、腦脊液濃度與癡呆嚴重程度成正相關。

日本多家醫療及科研機構大規模多中心研究，顯示腦脊液中 Tau 蛋白濃度是 AD 診斷指標之一，腦脊液 Tau 蛋白水準診斷 AD 的臨床界值是 375 pg / ml。據此標準，Tau 蛋白診斷 AD 的敏感性為 59.1%，特異性為 89.5%，是 AD 早期診斷和鑒別診斷的重要生物學指標之一。

早、晚期 AD 患者腦脊液 Tau 蛋白水準均增高，在應用這一診斷指標時，同時需考慮其他類型的癡呆、急慢性腦損傷、腦膜病變等可以導致腦脊液 Tau 蛋白水準增高的其他因素。另亦可作 SOD、LPO 等有關自由基代謝測定。

二、鑒別診斷

鑒別診斷當然是醫生的事情，我們自己也可以看一下圖 7-1，瞭解一下有關問題。根據圖 7-1，醫生也可以很方便地考慮有關癡呆或癡呆樣疾病診斷與鑒別診斷。

譬如說某些老年人，實際上患的是甲狀腺功能減退，別的表現不太明顯，而表明為類似癡呆的徵象，確診後給予甲狀腺素可迅速好轉。我們調查千餘例老年人甲狀腺功能，發現近 1 / 3 有甲狀腺功能減退，因而對這個問題不能小看。另譬如老年人也常見維生素 B_{12} 缺乏，一經確診，療效顯著。當然，還有其他一些內、外科疾病，如慢性硬膜

主訴記憶或其他認知功能下降

- 病史
- 精神病學評定
- 神經病學和物理檢查
- 用神經心理學量表作為功能評估
- 精神狀態檢查
- 照料者的評定

↓

是否符合癡呆診斷標準？ —否→ 非癡呆性記憶障礙，包括增齡相關記憶障礙，輕度認知障礙和其他增齡相關記憶減退（尚未達到增齡相關記憶障礙標準）、認知改變、記憶障礙、譫妄、主訴記憶異常伴抑鬱

↓ 是

癡呆的原因是否明顯？ —是→ 患者有創傷史，缺氧的傷害史或其他肯定的癡呆原因，如舞蹈病（Huntington）、帕金森病（Parkinson），如病情穩定，不需進一步診斷評定

↓ 否

是否有實驗室檢查異常結果或特殊疾病？ —是→ 特異診斷：甲狀腺功能減退，維生素 b12、菸鹼酸、葉酸、維生素 B_1 缺乏，慢性酒精中毒，嚴重高原適應衰退，藥物不良反應引起的癡呆徵象，梅毒，全身性疾病，人類免疫缺陷病病毒（HIV）感染（艾滋病），腦病等

↓ 否

應作神經系統影像檢查，其結果是否異常？ —是→ 腫瘤，膿腫，腦積水，硬膜下血腫，多發性硬化，卒中和血管性癡呆

↓ 否

是否存在運動系統異常？ —是→ 錐體外系綜合症：進行性核上性麻痺，Lewy 體癡呆，其他伴癡呆的運動異常如 Creutzfeldt Jakob 病（即人體感染瘋牛病病原體後的變異克－雅病）

↓ 否

是否有抑鬱綜合徵證據？ —是→ 抑鬱的癡呆綜合徵

↓ 否

阿滋海默病（Alzheimer）病：記憶、語言和視空間障礙，淡漠，妄想，激動。

額顳性癡呆：顯著的人格改變，相對地保留視空間技能，執行功能不良。

Lewy 體癡呆：顯著的視幻覺，妄想，波動的精神狀態，對精神抑制藥敏感。

圖 7-1　癡呆鑒別診斷流程圖

下血腫、正常壓力腦積水症、腦腫瘤等，在此不再另作解釋了。當然，主要應考慮老年性癡呆的診斷標準及其與血管性癡呆的鑒別要點。

AD 與 VD（血管性癡呆）的鑒別診斷：參考 Hachinski 缺血指數量表（表 7–6）評分，AD 病例 HIS–4 分，血管性癡呆 HIS–7 分，其敏感性為 90.9%，特異性為 98.97%；還可參考美國國立神經系統疾病與中風研究所和瑞士神經科學研究國際協會診斷標準（表 7–2）。腦 CT、MRI 有助於鑒別，腦梗塞超過 3 處有利於 VD 診斷。另外 AD 可與 VD 共存，即混合型癡呆，更需要根據病史及腦影像檢查作鑒別。VD 一般指腦血管意外後 3 個月內發病，3 個月以上仍顯示認知障礙徵象，且符合癡呆診斷標準；更嚴格標準為中風後 3 個月內發病，6 個月後仍有癡呆徵象。

三、癡呆嚴重程度的判斷

判斷癡呆嚴重程度可根據 ICD–10 診斷標準（表 7–7）、簡易智力狀態檢查量表（表 6–1）、修訂的長谷川智能量表（表 7–3）及臨床癡呆評定量表（表 6–3）。

四、其他用於檢測 AD 認知功能的重要常用量表

1. 韋氏記憶量表（WMS）

目前常用龔耀先修訂的《修訂韋氏記憶量表手冊》，它的優點是能夠測驗多種記憶，可用於判定、比較幾種記憶缺損的情況。共有 10 個單項，即心智、積累、圖片、再認、再生、聯想、觸覺記憶、理解、背數、總分；將總量

表 7-7 國際疾病分類第十版（international classification of diseases, 10th revision, ICD-10；世界衛生組織，1992）診斷標準

1. 癡呆的證據及嚴重程度 （1）學習新事物發生障礙，嚴重者對以往的事情回憶有障礙，損害的內容可以是詞語或非詞語部分。不僅是根據病人的主訴，而且由客觀檢查作出上述障礙的評價。並依據下列標準分為輕、中和重度損害。 ① 輕度：記憶障礙涉及日常生活，但仍能獨立生活，主要影響近期記憶，而遠期記憶可以受或不受影響。 ② 中度：較嚴重的記憶障礙，已影響到病人的獨立生活，可伴有括約肌功能障礙。 ③ 重度：嚴重的記憶障礙，完全需他人照顧，有明顯的括約肌功能障礙。 （2）通過病史及神經心理檢查證實智能衰退，思維和判斷受影響 ① 輕度：其智能障礙影響到病人的日常生活，但病人仍能獨立生活。完成複雜任務有明顯障礙。 ② 中度：智能障礙影響到病人獨立生活能力，需他人照顧。對任何事物完全缺乏興趣。 ③ 重度：完全依賴他人照顧。 2. 出現上述功能障礙過程中，不伴意識障礙，且不發生譫妄時 3. 可伴有情感社會行為和主動性障礙 4. 臨床診斷：出現記憶和／或智能障礙持續 6 個月以上。出現下列皮層損害的體徵時更支持診斷，如：失語、失認、失用。影響學檢查出現相應的改變，包括：CT、MRI、單光子發射斷層掃瞄和正電子發射斷層掃瞄等

表分再換算為記憶商（MQ）。

（1）從內容上劃分：

① 詞語記憶：Ⓐ 理解記憶：讓受試者復述檢查者所講的故事，並記錄回憶到關鍵字的數量；Ⓑ 聯想學習記憶：逐個呈現 10 對配對詞，檢查人員說出每一對詞的前面一個詞，請受試者說出後面一個詞。

② 非詞語記憶：

Ⓐ 視覺再生：讓受試者看圖案以後，靠記憶畫出；Ⓑ 視覺再認：讓受試者從一些圖形、符號、文字中找出方才

看過的對象；Ⓒ觸覺記憶：讓受試者回憶剛剛觸摸過的形板的形狀和位置。

（2）記憶時間：按記憶時間分為：Ⓐ暫態記憶，即背誦數目；Ⓑ短時記憶：有視覺再認、成對詞聯想學習記憶、視覺再生、圖片記憶、觸覺記憶、理解記憶。Ⓒ長時記憶：包括個人經歷、出生日期、年齡、數位累加、順數、倒數。

（3）記憶商：將檢查所得的量表分換算成記憶商，各個年齡組的記憶商標準平均值都是100分，這樣便於在同一年齡組的人群互相比較；而各年齡組的縱向比較，須採用量表分比較。但目前對高齡人群尚缺乏常模，也就是說還沒有高齡組按照量表分換算記憶商。目前，我們課題組正對這一常模進行研究。

2. 韋氏成人智力量表（WAIS）

目前應用的也是龔耀先修訂的《修訂韋氏成人智力量表》（WAIS-RC）。檢測內容及意義見表7-8，智商理論分等見表7-9。

（1）這項測驗分為言語測驗和操作測驗兩部分。

①言語測驗：共6項分測驗。Ⓐ常識測驗：測驗知識廣度和知識保持，包括人文及自然現象。Ⓑ理解或領悟測驗：主要測驗行為決策、風俗習慣、社會價值、倫理道德及社會適應等。Ⓒ心算測驗：主要測驗涉及數的概念、注意力、推理能力。Ⓓ相似性測驗：測驗抽象和概括能力。Ⓔ數字測驗：測驗注意力和機械記憶能力。Ⓕ辭彙測驗：測驗辭彙知識，包括理解力、表達力及知識廣度。

②操作測驗：共5項分測驗。Ⓐ解碼或數位記號測

表 7-8　韋氏成人智力量表（WAIS）各分測驗及所測量的主要內容

分測驗名稱		項目數	測量的主要能力
言語量表			
常識		29	知識的廣度
理解		14	實際知識與理解能力
心算		14	計算與推理能力
相似性		13	抽象概括能力
背數	順背	9 位	注意力與機械記憶能力
	倒背	8 位	
詞彙		40	詞彙知識
操作量表			
譯碼		90	學習與書寫速度
填圖		21	視覺記憶與視覺的理解性
積木圖案		10	視覺及結構分析能力
圖片排列		8	對社會情境的理解能力
圖像組合		4	處理部分與整體之間的關係的能力

表 7-9　智商的理論分等和所占百分數

智　商	分　等	百分數（%）
130 以上	極超常	2.2
130～129	超常	6.7
110～119	高於平常	16.1
90～109	平常	50.0
80～89	低於平常	16.1
70～79	邊界	6.7
69 以下	智力缺損	2.2

驗：測驗學習與書寫速度，包括學習聯想能力、視覺——運動精巧動作、持久能力和書寫速度。Ⓑ 填圖木塊圖案測驗：主要測驗涉及測驗空間知覺能力，視知覺及其分析與綜合的能力。Ⓒ 積木圖案或圖片排列測驗：主要測驗故事

情景內在聯繫的認知能力，邏輯聯想及思維靈活程度。Ⓓ圖片排列或圖形拼湊測驗：主要測驗想像力、決策力及手、眼協調能力。Ⓔ 圖像組合或圖畫填充測驗：主要測驗視覺辨認、記憶及理解能力。

（2）智商：將以上測得的量表分換算成語言智商（VIQ）、操作智商（PIQ）、總智商（IQ）。語言智商與大腦左半球關係較大，操作智商與大腦右半球關係較大，這對腦病損部位的鑒別可能有所提示，特別在語言智商與操作智商相差 15 分以上的時候。教育職業因素可產生二者間不平衡。

所以，不應僅依靠智商一項對被檢查者的智力作出最後的評估，而應綜合考慮被檢查者的教育程度、職業、經歷及檢查時被檢查者的心理狀態及體能等因素。特別對中小學生，更應十分慎重。一般檢測人員不應對檢測對象作結論，而應由專業心理醫生及臨床醫生作出最後決定，以免引起不良影響。大量例子都提供了這方面的經驗與教訓，不能等閒視之。智商的理論分等和百分數見表 7–9。

3. 正常人與老年性癡呆患者比較的量表

正常人和阿滋海默病（老年性癡呆）患者的功能分期對照表（表 7–10）及正常人發育和阿滋海默病（老年性癡呆）患者相當的發育年齡對照表（表 7–11）：顯示了老年性癡呆時智慧喪失的程度與不同年齡兒童發育期智慧相互對比關係，我們從中可以體會到如何幫助不同智力喪失程度的癡呆病人，即把他們看成不同年齡的老小孩。這樣，就容易協調護理者與病人的關係，並有助於取得更好的效果。因而特列出這兩張表，供患者家屬參閱。

表 7-10　正常人和阿滋海默病患者的功能分期對照表

大概年齡	正常人獲得技能	阿滋海默病人喪失技能	阿滋海默病分期
12 歲以上	工作	工作	初期
8～12 歲	處理簡單財政問題	處理簡單財政問題	輕度
5～7 歲	選擇恰當的衣著	選擇恰當的衣著	中度
5 歲	自行穿衣	自行穿衣	
4 歲	自行洗澡	自行洗澡	
4 歲	自行如廁	自行如廁	
3～4 歲	控制小便	控制小便	
2～3 歲	控制大便	控制大便	
15 月	能說 5～6 個詞	能說 5～6 個詞	重度
1 歲	能說 1 個詞	能說 1 個詞	
1 歲	會走	會走	
6～10 個月	會坐	會坐	
2～4 個月	會笑	會笑	
1～3 個月	會抬頭	會抬頭	

表 7-11　正常人發育年齡和阿滋海默病患者相當的發育年齡表

總體衰退量表分期	正常人發育年齡（DA）	正常衰老和阿滋海默病患者對照料的需求
1	成年	無
2	成年	無
3	12 歲以上	無
4	8～12 歲	仍然可以獨立生存
5	5～7 歲	需要不間斷地給予幫助，不能獨立地在社會上生存
6	2～5 歲	病人需要全天的看護
7	0～2 歲	病人需要持續的看護

五、AD 併發抑鬱症的診斷

早期「老呆」可有 15%左右並存抑鬱症，整個病程可有 30%左右並存抑鬱表現，因而必須提高對 AD 並存抑鬱狀態或併發抑鬱症的警惕性，而及早給予診斷及治療。早期 AD 併發的抑鬱狀態，有時可能自癒。對於 AD 併發抑鬱狀態或抑鬱症的診斷可參閱表 7-12 至表 7-16，其中表 7-12 至表 7-15 都是可以由家屬進行自評的，中老年朋友及家屬一定要看一看。抑鬱症的確診標準見表 7-17 與表 7-18。

表 7-12　Zung 抑鬱自評量表（SDS）

檢查項目	請在適當處面「√」			
	無／偶有	有時	經常	持續
1. 我感到情緒沮喪、鬱悶	1	2	3	4
2. * 我感到早晨心情最好	4	3	2	1
3. 我要哭或想哭	1	2	3	4
4. 我夜間睡眠不好	1	2	3	4
5. * 我吃飯像平時一樣多	4	3	2	1
6. * 我喜歡看有吸引力的男人／女人，喜歡與之聊天或在一起	4	3	2	1
7. 我感到體重減輕	1	2	3	4
8. 我為便秘煩惱	1	2	3	4
9. 我的心跳比平時快	1	2	3	4
10. 我無故感到疲勞	1	2	3	4
11. * 我的頭腦像往常一樣清楚	4	3	2	1
12. * 我做事情像平時一樣不感到困難	4	3	2	1
13. 我坐臥不安難以保持平靜	1	2	3	4
14. * 我對未來感到有希望	4	3	2	1
15. 我比平時更容易激動	1	2	3	4
16. * 我覺得決定事情很容易	4	3	2	1
17. * 我感到自己是有用的和不可缺少的人	4	3	2	1
18. * 我的生活很有意義	4	3	2	1
19. 假如我死了別人會過得更好	1	2	3	4
20. * 我仍然喜愛自己平時喜愛的東西	4	3	2	1

注：本表共 20 題，按 1～4 級評分，有 * 題爲反序計分。20 題包括 4 組特異性症狀：① 精神性障礙，即情感症狀，包含抑鬱心境和哭泣 2 個條目；② 軀體性障礙，包含情緒的日間差異、睡眠障礙、食慾減退、性慾減退、體重減輕、便秘、心動過速、易於疲勞共 8 個項目；③ 神經運動性障礙，包含精神運動性遲滯和激越 2 個條目；④ 抑鬱的心理障礙，包含思維混亂、無望感、易激惹、猶豫不決、自我貶值、空虛感、反覆思考自殺和不滿足共 8 個條目。該表總得分超過 55 分以上，表明具有臨床意義的抑鬱症狀。

表 7-13 貝克抑鬱問卷（BDI）

指導語：這個問卷由許多組項目組成，請仔細看每組的項目，然後在每組內選擇最適合你現在情況（最近一週，包括今天）的一項描述，並將那個數字圈出。請先讀完一組內的各項敘述，然後選擇。

題號	內　　容	得分
1	我不感到憂愁	0
	我感到憂愁	1
	我整天都感到憂愁，且不能改變這種情緒	2
	我非常憂傷或不愉快，以致我不能忍受	3
2	我對將來不感到悲觀	0
	我對將來感到悲觀	1
	我感到沒有什麼可指望的	2
	我感到將來無望，事情不能變好	3
3	我不像一個失敗者	0
	我覺得我比一般人失敗的次數多些	1
	當我回首過去我看到的是許多失敗	2
	我感到我是一個徹底失敗的人	3
4	我對事務像往常一樣滿意	0
	我對事務不像往常一樣滿意	1
	我不再對任何事情感到眞正的滿意	2
	我對每一件事都感到不滿意或厭倦	3
5	我沒有特別感到內疚	0
	在部分時間裡我感到內疚	1
	在相當一部分時間內我感到內疚	2
	我時刻感到內疚	3
6	我沒有感到正在受懲罰	0
	我感到我可能受懲罰	1
	我預感會受懲罰	2
	我感到我正在受懲罰	3
7	我感到我並不使人失望	0
	我對自己失望	1
	我討厭自己	2
	我痛恨自己	3
8	我感覺我並不比別人差	0

續表

題號	內　　容	得分
	我對自己的缺點和錯誤常自我反省	1
	我經常責備自己的過失	2
	每次發生糟糕的事我都責備自己	3
9	我沒有任何自殺的想法	0
	我有自殺的念頭但不會眞去自殺	1
	我很想自殺	2
	如果我有機會我就會自殺	3
10	我並不比以往愛哭	0
	我現在比以往愛哭	1
	現在我經常哭	2
	我以往能哭，但現在即使我想哭也哭不出來	3
11	我並不比以往容易激惹	0
	我比以往易於激惹或容易生氣	1
	我現在經常容易發火	2
	以往能激惹我的那些事情現在則完全不能激惹我了	3
12	我對他人的興趣沒有減少	0
	我對他人的興趣比我以往減少了	1
	我對他人喪失了大部分興趣	2
	我對他人現在毫無興趣	3
13	我與以往一樣能做決定	0
	我現在作決定沒有以往果斷	1
	我現在作決定比以往困難很多	2
	我現在完全不能做決定	3
14	我覺得自己看上去和以往差不多	0
	我擔心我看上去老了或沒有以往好看了	1
	我覺得我的外貌變得不好看了，而且是永久性的改變	2
	我認為我看上去很醜了	3
15	我能像以往一樣工作	0
	我要經一番特別努力才能開始做事	1
	我做任何事情必須作很大的努力，強迫自己去做	2
	我完全不能工作	3
16	我睡眠像以往一樣好	0

續表

題號	內　容	得分
	我睡眠沒有以往那樣好	1
	我比往常早醒 1～2 小時，再入睡有困難	2
	我比往常早醒幾小時，且不能再入睡	3
17	我現在並不比以往感到疲勞	0
	我現在比以往容易疲勞	1
	我做任何事情都容易疲勞	2
	我太疲勞了以致我不能做任何事情	3
18	我的食慾與以往一樣好	0
	我現在的食慾沒有往常那樣好	1
	我的食慾現在差多了	2
	我完全沒有食慾了	3
19	我最近沒有明顯的體重減輕	0
	我體重下降超過 2.5 kg	1
	我體重下降超過 5 kg	2
	我體重下降超過 7.5 kg，我在控制飲食來減輕體重(是)(否)	3
20	與以往比我並不過分擔心身體健康	0
	我擔心我身體的毛病如疼痛、反胃及便秘	1
	我很著急身體的毛病而妨礙我思考其他問題	2
	我非常著急身體疾病，以致不能思考任何其他事情	3
21	我的性慾最近沒有什麼變化	0
	我的性慾比以往差些	1
	現在我的性慾比以往減退了許多	2
	我完全喪失了性慾	3

注：Beck 量表的每個條目便代表一個類別。這些類別包括：心情、悲觀、失敗感、不滿、負罪感、懲罰感、自厭、自責、自殺意向、痛哭、易激惹、社會退縮、猶豫不決、體像歪曲、活動受抑制、睡眠障礙、疲勞、食慾下降、體重減輕、有關軀體的先占觀念與性慾減退。其目的是評價抑鬱的嚴重程度。每題的最低分 0分，最高分 3 分；總分最高 63 分，最低 0 分。參閱表 7-14 可以作出臨床情況的初步判斷。總分愈低愈好，總分愈高則抑鬱徵象愈重。自評時，每題只能選一個答案（有疑問時，選最高分）。

表 7-14 貝克總分與臨床分級

總分(分)	抑鬱程度
≤4	無或極輕
5～13	輕度
14～20	中度
21～40	重度
>40	極嚴重

表 7-15 老年抑鬱問卷(簡卷)

檢 查 項 目	結果	
請選出最適合你上週感受的答案	是	否
1. 你對生活基本上滿意嗎?(否)	是	否
2. 你是否放棄了許多活動或興趣(是)	是	否
3. 你是感到生活空虛?(是)	是	否
4. 你是否常常感到厭倦?(是)	是	否
5. 你覺得未來有希望嗎?(否)	是	否
6. 你是否因為腦子裡一些想法擺脫不掉而煩惱?(是)	是	否
7. 你是否大部分時間精力充沛?(否)	是	否
8. 你是否害怕會有不幸的事落到你頭上?(是)	是	否
9. 你是否大部分時間覺得幸福?(否)	是	否
10. 你是否常感到孤立無援?(是)	是	否
11. 你是否經常坐立不安，心煩意亂?(是)	是	否
12. 你是否希望呆在家裡而不願去做些新鮮事?(是)	是	否
13. 你是否常常擔心將來?(是)	是	否
14. 你是否覺得記憶力比以前差?(是)	是	否
15. 你覺得現在活著很愜意嗎?(否)	是	否
16. 你是否常感到心情沉重、鬱悶?(是)	是	否
17. 你是否覺得像現在這樣活著毫無意義?(是)	是	否
18. 你是否總為過去的事憂愁?(是)	是	否
19. 你覺得生活很令人興奮嗎?(否)	是	否
20. 你開始一件新的工作很困難嗎?(是)	是	否

續表

檢　查　項　目	結果
21. 你覺得生活充滿活力嗎？（否）	是　否
22. 你是否覺得你的處境已毫無希望？（是）	是　否
23. 你是否覺得大多數人比你強得多？（是）	是　否
24. 你是否常為一些小事傷心？（是）	是　否
25. 你是否常覺得想哭？（是）	是　否
26. 你集中精力有困難嗎？（是）	是　否
27. 你早晨起來很快活嗎？（否）	是　否
28. 你希望避開聚會嗎？（是）	是　否
29. 你做決定很容易嗎？（否）	是　否
30. 你的頭腦像往常一樣清晰嗎？（否）	是　否

注：每個條目後括號內的回答表示抑鬱，與其一致的回答得1分。得分爲0～10分，正常：11～20分，輕度抑鬱：21～30分，中重度抑鬱。

表7-16　漢密頓抑鬱量表（HRSD）

檢查項目	得分	檢查項目	得分
1. 抑鬱情緒	0 1 2 3 4	14. 性症狀	0 1 2
2. 有罪感	0 1 2 3	15. 疑病	0 1 2 3 4
3. 自殺	0 1 2 3 4	16. 體重減輕	0 1 2
4. 入睡困難	0 1 2	17. 自知力	0 1 2
5. 睡眠不深	0 1 2	18. 日夜變化　A. 早	0 1 2
6. 早醒	0 1 2	B. 晚	0 1 2
7. 工作和興趣	0 1 2 3 4	19. 人格解體和現實解體	0 1 2 3 4
8. 遲緩	0 1 2 3 4	20. 偏執症狀	0 1 2 3 4
9. 激越	0 1 2 3 4	21. 強迫症狀	0 1 2
10. 精神性焦慮	0 1 2 3 4	22. 能力減退感	0 1 2 3 4
11. 軀體性焦慮	0 1 2 3 4	23. 絕望感	0 1 2 3 4
12. 胃腸道症狀	0 1 2	24. 自卑感	0 1 2 3 4
13. 全身症狀	0 1 2		

注：漢密頓抑鬱量表共有17、21、24項三種版本，分別選用表的前17、前21或全部24項。該表目前最常用而且最具權威性。評定需15~20分鐘。

評分標準：5分題，0分—無，1分—輕，2分—中，3分—重，4分—極重；3分題，0分—無，1分—輕、中，2分—重。

結果解釋：得分總分＞35分，表示有嚴重抑鬱可能；＞20分，有輕、中度抑鬱可能；＜8分，無抑鬱。（17項版本中對應分界值則分別爲24分、17分及7分）總分可用於同一病例治療前後的比較以及兩組病例之間的比較。

除了總分外，還可以以個別項目得分作爲指標，即因數分。因數分共7項：①焦慮/軀體化，由精神性焦慮、軀體性焦慮、胃腸道症狀、疑病和自知力等5項組成；②體重，即體重減輕一項；③認知障礙，由有罪感、自殺、激越、人格解體和現實解體、偏執症狀和強迫症狀等6項組成；④日夜變化，僅日夜變化一項；⑤遲緩，由抑鬱情緒、工作和興趣、遲緩和性症狀等4項組成；⑥睡眠障礙，由入睡困難、睡眠不深和早醒等3項組成；⑦絕望感，由能力減退感、絕望感和自卑感等3項組成。這樣可更簡單明瞭地反映病人病情的實際特點，並且可以反映靶症狀群的治療效果。

因該量表重要，所以細列各項評定標準如下，以供參考。

1. 抑鬱情緒：1分，只在問到時才訴述；2分，在談話中自發地表達；3分，不用言語也可以從表情、姿勢、聲音或欲哭中流露出這種情緒；4分，病人的自發語言和非言語表達（表情、動作），幾乎完全表現爲這種情緒。

2. 有罪感：1分，責備自己，感到自己已連累他人；2分，認爲自己犯了罪，或反覆思考以往的過失和錯誤；3分，認爲目前的疾病是對自己錯誤的懲罰，或有罪惡妄想；4分，罪惡妄想伴有指責或威脅性幻覺。

3. 自殺：1分，覺得活著沒有意思；2分，希望自己已經死去，或常想到與死有關的事；3分，消極觀念（自殺念頭）；4分，有嚴重自殺行爲。

4. 入睡困難：1分，主訴有時有入睡困難，即上床後半小時仍不能入睡；2分，主訴每晚均入睡困難。

5. 睡眠不深：1分，睡眠淺多噩夢；2分，半夜（晚12點以前）曾醒來（不包括上廁所）。

6. 早醒：1分，有早醒，比平時早醒1小時，但能重新入睡；2分，早醒後無法重新入睡。

7. 工作和興趣：1分，提問時才訴述；2分，自發地直接或間接表達對活動、工作或學習失去興趣，如感到無精打采，猶豫不決，不能堅持或需強迫才能工作或活動；3分，病室勞動或娛樂不滿3小時；4分，因目前的疾病而停止工作，住院者不參加任何活動或者沒有他人幫助便不能完成病室日常事務。

8. 遲緩：指思維和言語緩慢，注意力難以集中，主動性減退。1分，精神檢查中發現輕度遲緩；2分，精神檢查中發現明顯的遲緩；3分，精神檢查困難；4分，完全不能回答問題（木僵）。

9. 激越：1分，檢查時表現得有些心神不定；2分，明顯的心神不定或小動作多；3分，不能靜坐，檢查中曾起立；4分，搓手，咬手指，扯頭髮，咬嘴唇。

10. 精神性焦慮：1分，問及時訴述；2分，自發地表達；3分，表情和言談流露出明顯憂慮；4分，明顯驚恐。

11. 軀體性焦慮：指焦慮的生理症狀，包括口乾、腹脹、腹瀉、打呃、腹部絞痛、心悸、頭痛、過度換氣和歎息以及尿頻和出汗等。1分，輕度；2分，中度，有肯定的上述症狀；3分，重度，上述症狀嚴重，影響生活或需加處理；4分，嚴重影響生活和活動。

12. 胃腸道症狀：1分，食慾減退，但不需他人鼓勵便自行進食；2分，進食需他人催促或請求或需要應用瀉藥或助消化藥。

13. 全身症狀：1分，四肢、背部或頸部沉重感，背痛，頭痛，肌肉疼痛，全身乏力或疲倦；2分，症狀明顯。

14. 性症狀：指性慾減退、月經紊亂等。1分，輕度；2分，重度；3分，不能肯定，或該項對被評者不適合（不計入總分）。

15. 疑病：1分，對身體過分關注；2分，反覆思考健康問題；3分，有疑病妄想；4分，伴幻覺的疑病妄想。

16. 體重減輕：1分，1週內體重減輕0.5 kg以上；2分，1週內體重減輕1 kg以上。

17. 自知力：0分，知道自己有病，表現爲抑鬱；1分，知道自己有病，但歸於伙食太差、環境問題、工作過忙、病毒感染或需要休息等；2分，完全否認有病。

18. 日夜變化：如果症狀在早晨或傍晚加重，先指出哪一種，然後按其變化程度評分。1分，輕度變化；2分，重度變化。

19. 人格解體和現實解體：指非眞實感或虛無妄想。1分，問及時才訴述；2分，自發訴述；3分，有虛無妄想；4分，伴幻覺的虛無妄想。

20. 偏執症狀：1分，有猜疑；2分，有關係觀念；3分，有關係妄想或被害妄想；4分，伴有幻覺的關係妄想或被害妄想。

21. 強迫症狀：指強迫思維和強迫行爲。1分，問及時才訴述；2分，自發訴述。

22. 能力減退感：1分，僅於提問時方提出主觀體驗；2分，病人主動表示有能力減退感；3分，需鼓勵、指導和安慰才能完成病室日常事務或個人衛生；4分，穿衣、梳洗、進食、鋪床或個人衛生均需要他人協助。

23. 絕望感：1分，有時懷疑「情況是否會好轉」，但解釋後能接受；2分，持續感到「沒有希望」，但解釋後能接受；3分，對未來感到灰心、悲觀和絕望，解釋後不能排除；4分，自動反覆訴述「我的病不會好了」或諸如此類的情況。

24. 自卑感：1分，僅在詢問時訴述有自卑感（我不如他人）；2分，自動訴述有自卑感（我不如他人）；3分，病人主動訴述「我一無是處」或「低人一等」，與評2分者只是程度上的差別；4分，自卑感達到妄想的程度，例如「我是廢物」或類似情況。

表 7-17　DSM-IV 重型抑鬱症發作診斷標準

抑鬱情緒和／或在所有的活動中缺乏愉快感，至少持續2週以上的時間
此外至少出現下述症狀中的4項，並且顯示出與既往功能不同的變化
軀體症狀
睡眠變化
食慾和體重改變
乏力
精神運動活動改變
心理障礙
無價值感或者自責
思考時集中注意力困難
或難以做出決定
反覆出現死亡的想法和／或自殺觀念、自殺計畫或自殺行為

表 7-18　DSM-IV-R 重型抑鬱綜合徵的診斷標準

病人在相連兩週內應該具備下述症狀中的至少 5 項，其中至少具備前 2 項中的 1 項
1. 惡劣心境
2. 快感喪失
其他症狀包括：
軀體症狀
3. 失眠或睡眠過多
4. 食慾或體重變化
5. 乏力或精疲力竭
6. 精神運動性激越或遲滯
心理症狀
7. 自尊心降低或自責
8. 注意力不集中／猶豫不決
9. 死亡念頭／自殺念頭

第六節　防治有方法

現在醫學界認為，AD 最終是可以預防的。高血壓、高血脂、動脈硬化、糖尿病、心腦血管疾病等血管性因素以及自由基損傷、老年婦女雌激素水準降低等均與 AD 發病有關，因此採取控制血壓、降低血脂、防治動脈硬化、應用抗氧化劑、停經後婦女服用雌激素及防治心腦血管病等都應有助於防治 AD。

由數年來的研究，β－澱粉樣蛋白疫苗的作用已得到初步證實。當然亦必須強調加強社會接觸，認知實踐及行為干預，堅持體育及腦功能鍛鍊等，這些均有助於延緩認知功能衰退。「老呆」發病機制是綜合性的，所以防治

「老呆」必須採取綜合措施。

一、一般防治措施

1. 針對病因的防治措施

如對高血壓、高血脂、動脈硬化、糖尿病、腦血管病的防治措施，包括注意飲食衛生（如低脂、低鹽、多纖維素、豆製品等）、戒菸酒、生活規律、娛樂活動、堅持適當的運動、堅持散步（每天半小時可增加智商、記憶商分數）、保持正常體重（體重指數＝體重千克／身高米^2，正常應＜23，最高亦須＜24）、普查、體檢，以便早診斷，早治療，控制病情，減少併發症的發生等。

我們體會，中老年人每年至少應體檢 1 次，包括測血壓、檢查血糖及血脂等。應爭取儘快控制血脂水準，並保持穩定。必要時給予降脂藥（包括他汀類、貝特類藥），使血脂維持較低的正常水準（力爭使血漿膽固醇＜5.17 mmol / L，甘油三酯＜1.24 mmol / L，低密度脂蛋白＜3.12 mmol / L，高密度脂蛋白＞0.91 mmol/L）。

長期服用多烯康製劑、絞股藍及含高纖維素的食品（如每日兩個蘋果）對降脂亦有一定效果，且無副作用，亦可考慮用作一般防治之用。

2. 合理的飲食營養

神經細胞活動和記憶需要足夠的蛋白質、能量、卵磷脂、膽鹼、EPA、DHA、維生素（包括維生素 A、維生素 B_1、維生素 B_6、維生素 B_{12}、葉酸、維生素 E）、鉀、鈉、磷及微量元素，所以應注意營養要素的補充，並做到飲食平衡。蛋黃含豐富的卵磷脂和膽鹼，如本人工作量及運動量較大，且無高血脂，每日可考慮吃1～2個雞蛋，有輕、中度高血脂則可適量減少至0.5～1個雞蛋。

我們調查發現老年人維生素B_1、維生素B_2、維生素C相對缺乏，因而每日補充多種維生素是必要的。適量補充維生素B_{12}及葉酸，有助於防治癡呆。

3. 心理衛生

努力參加集體活動，克服孤獨狀態與抑鬱情緒，培養新興趣，挑戰新事物，保持樂觀、開闊的胸襟。對抑鬱症患者應及早診治，因為長期抑鬱必將有損認知功能，長時間處於急、慢性應激刺激有損於認知功能。應儘量減少緊張及壓力，養成良好的生活習慣，保證休息及睡眠對調節心理、改善腦力活動均極為重要。

4. 腦功能鍛鍊

加強腦功能鍛鍊極為重要。對癡呆患者也應給予腦功能鍛鍊，如聽音樂、看電視（但不應整天長時間看）、學外文單詞、做智力拼圖和模型、填字等，家人及護理人員多與之交談。這些方法在國外一些養老院中已經使用多年，的確可以收到一些效果。

保持視力、聽力是防治認知功能衰退的重要一環，堅持活到老、學到老，增進大腦資訊儲備，爭取機會儘量參與社會活動及多種多樣的複雜的職業活動（如做木工、修自行車等）。良性而豐富多彩的社會與環境刺激能增加大腦毛細血管網及神經突觸，而複雜的智力遊戲可以改善並增強老人的認知功能，練習書法、繪畫、學電腦等都有利於老年人恢復智力。

5. 堅持體育鍛鍊

流行病學調查結果顯示缺乏運動是 AD 重要危險因素之一，故堅持體育鍛鍊對預防癡呆極為重要，切勿忽視。體育鍛鍊可以增加腦源性神經生長因子水準，堅持經常運動，可以激發大腦運動，長期運動可增加大腦供血，補充氧和葡萄糖，氧和葡萄糖對發揮大腦的功能起著關鍵的作用，這會促使形成新的毛細血管向神經細胞供血，增加神經遞質的合成與釋放，加強對神經細胞的保護，改善新的神經細胞突觸的連接，提高注意力和警覺能力，因而有助於改善記憶及認知能力。

散步是簡易有效的有氧運動，堅持每週散步 4 小時，可有助於抗衰老，防治大腦功能衰退。

胡大一教授提出，有氧運動要點是「一、三、五、七」。

「一」：一天至少運動 1 次。

「三」：每天運動不少於 30 分鐘，最好 1 次完成。如有困難，也可分解為 2～3 次，每次 10～15 分鐘。

「五」：每週至少運動 5 次。

「七」：運動量大小應由運動中心率增快的程度不同來確定，運動量因年齡不同而異，年齡越大，運動量越小，運動中達到的心率應掌握在 170 與年齡之差。

例如一位 70 歲老人，其運動中的心率應達到 170－70＝100 次／分。人們在運動中不可能記數心率，可以在運動剛結束時記數 15 秒中的脈率，再乘以 4，即得出此時每分鐘的心率。

事實上，運動中的心率比所數的脈率還要快 10%。例如運動結束時 15 秒的脈率為 30 次，每分鐘的脈率即心率為 30 × 4＝120 次 / 分，那麼，運動進行中的心率＝120 + 12＝132 次／分。在運動開始前，應做好熱身準備活動。運動結束後，要有 15 分鐘放鬆，不要突然停止活動。運動量大小應循序漸進。

6. 戒菸限酒

這點極為重要。吸菸會損害腦細胞並阻礙新的腦細胞的產生。

二、藥物防治

1. 降脂藥

（1）他汀類藥物：他汀類藥可使 AD 病人的一級親屬的 AD 發病危險降低 39%，但非他汀類降膽固醇藥無此作用。用他汀類藥在普通人群降低血膽固醇水準，可使 AD 發病率降低 70%。

（2）絞股藍：絞股藍 60 mg，每日 3 次，有一定降脂作用，並可抗氧化、提高 NK 細胞活性及記憶商，認為可以作防治之用。

（3）大蒜及大蒜製劑：大蒜中含有蒜素，可抑制血小板聚集、抗血栓、降脂，進食 5 克大蒜，可抑制血小板聚集 48 小時。蒜素經化學反應可具有降低血管緊張素活性、擴張血管和降壓作用，能改善因高血壓引起的頭暈、頭痛及耳鳴等。因為大蒜中含有的蒜素及其反應物分子量極小，不穩定，所以日常進食大蒜更適合於一般家用。

國產雪櫻花大蒜油丸有降脂、抗氧化、抑制血小板聚集、增加纖溶酶活性、抗血栓及防治動脈粥樣硬化的作用。臨床用於腦梗死患者有一定效果，可用於防治。每粒膠囊含濃縮蒜油 3 mg，相當於 1 500 mg 鮮蒜，每日 2～4 粒飯後服用。

應用降脂藥治療的目標是使血漿膽固醇＜5.17 mmol / L，甘油三酯＜1.24 mmol / L，低密度脂蛋白＜3.12 mmol / L，高密度脂蛋白＞0.91 mmol / L。國內研究認為，總膽固醇不應低於 3.62 mmol / L，以免腦出血患者增多。

2. 抗氧化劑

（1）紅葡萄酒：紅葡萄酒是較好的抗氧化劑（強於維生素 E），適量飲用可減緩動脈硬化，還可使 AD 發病率降低（每日超過 250 g 則有害）。

（2）大劑量維生素 E：維生素 E 是人體內重要的抗氧化劑，能阻止體內不飽和脂肪酸的過度氧化，以減少脂褐質的產生，延緩人體的衰老的進程，可以降低產生 AD 的風險。

（3）β－胡蘿蔔素：研究發現，每日攝入 β－胡蘿蔔素低於 0.9 mg 者，其認知障礙者比日入量大於 3.1 mg 者多一倍。顯示人們應堅持服用有大量水果和蔬菜的飲食。Cott 認為 β－胡蘿蔔素並不比維生素 A、維生素 E 更重要，而多種抗氧化劑協同作用比單一者強。

（4）刺梨濃縮提取液：該劑亦為抗氧化劑，可提高老年人紅細胞 SOD 含量及記憶商（WMS）。

（5）單胺氧化酶抑制劑：最近研究證實單胺氧化酶抑制劑司來吉蘭（克金平，思吉寧）有抗氧化劑作用，可增加腦 SOD、Cat 水準，且可延長動物壽命。

3. 雌激素

雌激素對中樞神經系統有明確的保護作用。雌激素可能由增加腦血流量和保護神經細胞而延緩 AD 發生。

美國約翰斯霍普金斯大學 Carlson 研究觀察 2000 多名 65 歲以上婦女 3 年，觀察結果表明終生接受雌激素替代療法（HRT）對非癡呆老年婦女的認知功能（用簡易智力狀態檢查法和簡易抑鬱狀態問卷調查）有顯著益處。國內常用雌激素為尼爾雌醇。

4. DHA + EPA 製劑

類似多烯康等魚油製劑即屬此類製劑，含有不飽和脂肪酸。魚油脂肪酸富含 n–3 系多不飽和脂肪酸，特別是作為魚油特徵脂肪酸的二十碳五烯酸（EPA）和二十二碳六烯酸（DHA）。該類製劑可降血脂，且可降低血漿黏度和抑制血小板的聚集及炎性因子。作為必需脂肪酸，魚油中的 n–3 脂肪酸，特別是 DHA 對保持高效的腦功能是必不可少的，它的缺乏可導致學習能力降低，影響視力。另有抗氧化損傷等作用，可降低血清過氧脂質（LPO），增加紅細胞超氧化物歧化酶活力（SOD）。

儘管 EPA 和 DHA 在很多地方有協同作用，但二者分別具有不同的功效。EPA 主要有益於心血管系統，防止動脈粥樣硬化和減輕炎症反應。DHA 不但在孕期和胎兒期至關重要，在老年認知功能衰退及老年性癡呆以及自由基代謝紊亂亦有裨益。

我們對照研究結果顯示「DHA + EPA」可改善中老年自由基代謝、微循環狀態及心血管功能，提高記憶商及反應速度，且可改善免疫功能。有報導為期 6 個月、較低劑量（700 mg / d）補充 DHA，可改善癡呆病人的狀況和提高其對外界環境的定向力。DHA 與 EPA 含量比以 4：1 左右為宜（與母乳接近），每日推薦補給量為「DHA + EPA」600～800 mg。

5. 脫氫表雄酮（DHEA）

脫氫表雄酮（DHEA）在血中存在形式是硫酸脫氫表雄酮（DHEA–S），DHEA–S 水準隨增齡而下降，可減低記憶功能，與 AD 有一定關係。DHEA–S 由刺激 CGMP 增加而提高腦記憶功能。

6. 單胺氧化酶–B（MAO–B）抑制劑

如 L–Deprenyl 即丙炔苯丙胺，可改善認知功能。

7. 非類固醇抗炎藥（NSAID）

現認為炎症與 AD 有一定關係，Ruzzini 報告為期 3 年前瞻性研究 7671 名老年人，其中 21%長期服用 NSAID，認為長期服用 NSAID 對老年人認知和功能障礙有保護作用。沃爾特· 斯圖爾特對 2065 名老人在 1990～1994 年服藥情況調查發現，經常服用 NSAID 者較從不服用者或服用其他抗炎藥者發生 AD 危險性低 30%～60%，但建議不要為單純預防 AD 而隨意服用 NSAID。

美國科學家對 5000 名 65 歲以上的老人作問卷調查，包括服藥情況，並進行精神心理學測試，3 年後復查，結果顯示，止痛藥和治療風濕病類藥物，特別是阿司匹林能使老年性癡呆的患病風險率降低一半，但需在癡呆症狀出現前服藥。該課題負責人約翰· 布賴特納教授說阿司匹林防治效果究竟是由於它抑制了炎症反應還是改善了供血尚待進一步研究。

8. 改善腦血流藥

因 AD 發病與血管性因素亦有關係，故改善腦血流至關重要。

（1）尼莫地平、心腦舒通、達納康、金鈉多、百路達、斯泰隆以及銀杏葉片、銀杏軟膠囊等銀杏製劑：可由改善腦血流（尼莫地平是選擇性地改善）而改善認知功能。臺灣陽明大學生物藥學研究所吳燦所長發現，在老年性癡呆病人，銀杏葉水萃取液可以分解澱粉樣蛋白沉積，保持神經細胞免受損傷，其機制可能是活化染色體末端的端粒酶，促進腦神經細胞再生，以抑制腦神經細胞死亡，因而銀杏製劑可抗老人智力衰退。

（2）小劑量阿司匹林：應常規應用 50～75 mg / d，美國心臟病學會公佈心血管疾病防治新指南為 75～150 mg/d。請參閱本篇第五章第八節。

9. 複方海蛇膠囊（R. S. C.）

R. S. C. 是用南海半環海蛇和玉足海參等作原料，經生物工程技術製成的純天然海洋生物製品，每粒 0.28 g，每日 3 次，每次 4～6 粒。R. S. C. 可作為合併用藥之一，其機制可能與 R. S. C.能促進腦神經元的生長，可提高腦乙酰膽鹼水準，並降低谷氨酸水準，臨床可改善自由基代謝與微循環、降低血黏度有關。

三、防治 AD 的疫苗

用人 β－澱粉樣蛋白 1–42（A β 1–42）作為抗原，可使 Swiss Webster 小鼠產生弱的抗體反應。前已證實用 A β 特殊性抗體作被動免疫可以清除 AD 模型小鼠腦中澱粉樣蛋白斑塊，顯示誘導血清抗體是疫苗有效的前提。

Frenkel 首次從荷蘭豬上得到抗聚集性 Aβ 有效的自身抗體，用以免疫後可產生長期效果，未見毒性反應。Morgane 用抗 Aβ 疫苗可保護轉基因 AD 小鼠增齡性學習記憶缺損，用此疫苗的小鼠認知功能優於對照組，且可減少 Aβ 導致的病變。此項治療性探索可能有助於預防，甚至治療老年性癡呆。

用可以減少澱粉樣蛋白沉積的 β－分泌酶抑制劑與 γ－分泌酶抑制劑，以及用抗 Aβ 疫苗作為治療，使我們對治療與預防 AD 產生了高度希望。

同時此項探索也可能為老年性癡呆的 Aβ 瀑布惡性循環學說提供支援。抗 Aβ 疫苗安全性已由動物實驗，進入臨床試驗階段，但目前臨床工作處於暫停狀態，可能考慮進一步實驗及臨床觀察，這顯然是一個大好的資訊。我們在這裏特別介紹防治 AD 的疫苗，是為了進一步提示 AD 最終是可以防治的。

老年性癡呆的發病機制是綜合性的，防治老年性癡呆必須採取綜合措施，僅用單一措施不可能收到良好效果。防治措施強調防治高血壓、高血脂、動脈硬化、糖尿病、心腦血管病等綜合防病措施，必須加強社會接觸，認知實踐及行為干預，堅持體育運動及腦功能鍛鍊。

AD 最終是可能預防的，必須加強深入防治 AD 的研究，對高危重點人群，必須加強防治 AD 宣教及干預措施，以便產生實效。這也是我們老年學及老年醫學工作者的責任。

第七節　治呆有藥物

應用藥物治療 AD 時，除考慮療效外，亦應綜合考慮藥物的不良反應及藥物費用等問題。如是癡呆早期，甚至僅僅是輕度認知障礙（MCI），可首先選用國產石杉鹼甲、茴拉西坦等。

對較嚴重病例，必要時開始即可合併用藥，如另加尼莫地平、心腦舒通、銀杏製劑、大劑量維生素 E 或雌激素等，安利申、艾斯能亦可首先考慮試用。但所有膽鹼酯酶抑制劑（CHEI）均不可相互並用。必須重視癡呆患者的護理問題，盡可能給予智力訓練。

一、藥物治療注意事項

應用藥物治療時應注意下列幾點。

（1）早期診斷，早期治療。

（2）應定期評估以幫助判斷藥效。

（3）一般講，初次療程為 2～3 個月，如 2～3 個月後毫無進步，可考慮加量、加藥或換藥；如有效，應在嚴密監測藥物不良反應條件下堅持用藥。忌療程太短，頻繁換藥。對重型病例開始即可合併用藥。開始治療時應逐漸加量。

（4）選藥時應適當考慮藥物不良反應情況、藥物價格。

（5）合併用藥時應兼顧不同藥理作用，如並用「膽鹼酯酶抑制劑（改善遞質）+ 促智藥（改善細胞代謝）+ 血管活性藥物或抗氧化劑」等。

（6）作好對症治療（如精神行為藥物）及護理。

二、國內常用的藥物

1.膽鹼酯酶抑制劑（CHEI）

增強 AD 患者缺損的中樞膽鹼能神經元功能可採用：① 膽鹼酯酶抑制劑（CHEI），可用於抑制能降解乙酰膽鹼的膽鹼酯酶；② 用適當的激動劑直接啟動突觸後神經元；③ 給予乙酰膽鹼前體（如卵磷脂、膽鹼）。

目前證實僅 CHEI 有臨床效果，所以治療 AD 主要用 CHEI。CHEI 有效機制除抑制膽鹼酯酶外，另與作用於 APP（澱粉樣蛋白前體）代謝及分泌酶有關。

膽鹼酯酶有兩種：① AChE，即真性膽鹼酯酶，底物為 ACh；② 假性膽鹼酯酶，即丁酰膽鹼酯酶（BuChE），底物為丁酰膽鹼。AChE 在膽鹼能神經元細胞體內合成。BuChE 分佈廣泛，包括心血管、呼吸、消化、泌尿等系統，亦存在於突觸周圍的膠質細胞，曾被認為在中樞神經系統功能不重要，最近研究提示 BuChE 可能與 AChE 協同調節 AD 病人中樞 ACh 水準，故亦與 AD 進展和認知障礙有密切關係。

AD 患者中樞神經系統同時有：① 主要由神經元細胞產生的 AChE 活性降低；② 主要由神經膠質細胞產生的 BuChE 活性明顯增加。

（1）石杉鹼甲（雙益平、哈伯因、亮邦）：本藥是國內研製開發的一類新藥，是從石杉科石杉屬植物蛇足石杉（千層塔）中提取的一種生物鹼（石杉鹼甲），是一種高選擇性的膽鹼酯酶競爭性和非競爭性的混合型抑制劑，對乙酰膽鹼酯酶的抑制作用比對丁酰膽鹼酯酶高約千倍，療效較滿意。該製劑有抗氧化且對Aβ產生的神經毒性有保護作用。服藥每日2次，每次0.1～0.2 mg（100～200 μg），日用量一般不超過0.45 mg（450 μg）。初用療程2～3個月。

不良反應發生率在6%～10%，主要為噁心、嘔吐、厭食、胃腸道不適、腹瀉等消化道症狀，以及頭暈、乏力、興奮、失眠等反應。一般多自行消失。該藥不良反應輕，門診用藥較安全，療效與其他ACEI相似。

（2）安理申（多奈呱齊）：安理申對中樞性即非外周性膽鹼酯酶有選擇性，因而與Tacrine相比有更少的胃腸道和毒蕈鹼樣副作用。由於不是吖啶衍生物，沒有肝毒性。因長效可以每天服藥1次（睡前服）。每天5 mg，可逐漸增加，最初4～6週服用5 mg / d，逐加量至10 mg / d，以減少副作用，初用療程3個月。

安理申不良反應約6%，表現為腹部不適、噁心、嘔吐、腹瀉、厭食、失眠、肌痙攣等，多發生在治療的前3週，繼續服藥1～2天可緩解。睡前服可減少胃腸道不適，失眠的病人則建議白天服藥。該藥對血管性癡呆亦有一定療效。

（3）艾斯能：艾斯能是新型的、假性不可逆性乙酰膽鹼酯酶抑制劑。服用艾斯能後，BuChE與認知功能改善的相關程度高於AchE，因而推論艾斯能提高並維持AD患者膽鹼能功能與其雙相抑制AChE、BuChE有關。其CHEI作用對皮層和海馬的AChE有選擇性及假性不可逆性。較理想的作用時間能維持 10 小時左右，對改善行為異常亦有一定作用。艾斯能起始劑量是每日 2 次，一次 1.5 mg，4 週後如無不良反應可調整劑量，最大劑量一日 2 次，每次 4.5 mg。初用療程 3 個月。維持服藥期不調整劑量。

不良反應發生率為 5%，常見有噁心、嘔吐、腹瀉、食慾不振、眩暈、乏力和頭痛，通常為輕到中度，持續時間短，常發生於治療開始後劑量調整階段。我們曾觀察到用 1.5 mg，每日 2 次，出現嚴重興奮表現，停藥後好轉，後又改為 1.5 mg，每日 1 次，又出現嚴重興奮，停後又好轉，對此需予注意，及早停藥。

（4）加蘭他敏：係競爭性 CHEI，有一定效果，每日劑量 30～60 mg，我們試用劑量為 30 mg，初用療程 3 個月。不良反應有噁心、嘔吐、胃腸不適及腹瀉等。

2. 腦細胞代謝啓動劑（促智藥）

包括一般促智藥、氯酯醒、胞二磷膽鹼、腦活素、神經營養因數及神經生長因數等：

（1）茴拉西坦（三樂喜）、奈芙西坦、腦復康：前兩種藥為新一代吡咯烷酮類物質。這三種藥物都能增強神經元突觸內磷脂酶活性，激活神經元內腺苷酸激酶，增強 ATP 的形成和轉運，增加蛋白質、酯類、RNA 的合成，促使神經元釋放神經遞質（包括乙酰膽鹼及單胺類遞質），促進大腦半球資訊傳遞。動物實驗及臨床顯示，三種藥均可改善記憶及認知功能，對老年性癡呆及血管性癡呆有一定療效。茴拉西坦劑量為 0.2～0.3 g，每日 3 次。奈芙西坦劑量為 0.15～0.45 g，每日 3 次。腦復康劑量為 0.8～1.2 g，每日 3 次，初用療程 2～3 個月。

茴拉西坦必要時可與CHEI合用。茴拉西坦門診用量較安全，必要時可以用腦復康代之。

（2）**氯酯醒**：有中樞神經系統興奮作用。可以抑制體內某些氧化酶，促進神經細胞氧化還原作用，可以調節下丘腦——垂體——腎上腺系統功能，可興奮中樞神經系統，改善認知功能。每次100～200 mg，每日3次。初用療程2～3個月。

不良反應有失眠、興奮、激動、疲乏無力、胃部不適等。必要時可試用於AD。

（3）**胞二磷膽鹼**：是核苷衍生物，可以促進卵磷脂合成，改善腦代謝與循環，亦有中樞神經系統興奮作用。200～600 mg溶於500 ml 5%葡萄糖溶液內，每天靜滴1次，10天1個療程。

3. 改善腦血流供應及腦微循環藥物

老年性癡呆的發病機制，與諸多血管性因素即腦缺血有密切關係。防治高血脂、動脈硬化、高血壓及糖尿病等，可由改善腦血流達到降低老年性癡呆的患病率的目的。很顯然，對老年性癡呆的治療必須兼顧改善腦血流及腦微循環狀態以及降低血小板聚集率、血黏度、高凝狀態等，以便取得更好的療效，必要時可作為聯合用藥之一治療AD。

（1）**鈣拮抗劑**：① 尼莫地平：口服每次20～60 mg，每日3次；不良反應常為頭痛、頭暈、面部潮紅、胃腸不適、血壓下降、心率增快等；劑量應逐漸增加，以減少副作用；必要時可併用治療AD，但必須逐漸增量，嚴密隨訪血壓；② 氟桂嗪（西吡靈）：每次10 mg，每日2次。

（2）喜得鎮、腦通：① 喜得鎮，每次 0.5～1 mg，每日 3 次，從低劑量漸增；② 腦通（尼麥角林），每次 5～10 mg，每日 3 次。藥物的不良反應有噁心、嘔吐、面色潮紅、視力模糊、皮疹等。

（3）己酮可可鹼：可在一定程度上提高認知功能。用量每次 400 mg，每日 3 次。

（4）心腦舒通：我們觀察到該藥對改善循環、自由基代謝及 MQ 有一定作用，可與 CHEI 併用以治療 AD。一般每次 30 mg，每日 3 次，門診用藥較安全。

（5）銀杏葉製劑（百路達、斯泰隆、銀杏葉片）：均係銀杏葉提取物，每片均含銀杏黃酮醇苷9.6 mg，每次 1 片，每日 3 次，初用療程 2～3 個月。可與 CHEI 併用。有抗血小板聚集、降低血黏度、改善紅細胞變形能力、抗氧化作用，可擴張腦血管，增加腦血流，對缺血、缺氧有保護作用，可改善 AD 認知功能。

（6）罌粟鹼樣藥物：① 罌粟鹼，每次 30～60 mg，每日 3 次；② 腦益嗪，每次 25～50 mg，每日 3 次；③ 環扁桃酯，每次 200～400 mg，每日 3 次。

4. 神經系統藥物

（1）抗氧化劑：如大劑量維生素 E、維生素 C、銀杏黃酮醇苷等，必要時可併用於 CHEI。

① 大劑量維生素 E 有一定效果。美國科研小組隨訪 341 例中等嚴重 AD 發現，每日給 2000 mg 維生素 E 可使 AD 症狀減輕。

② β－澱粉素：β－澱粉素是一種不能溶解的多肽，該種物質能夠有效防止氧化導致的二乙基溴乙酰胺的破

壞。可限制自由基的產生，並清除自由基，從而防止自由基帶來的損害。Idebenone 即此類物質，該化合物既是自由基清除劑，又是某種神經生長因子的刺激劑，對癡呆有一定治療作用。

（2）腦活素及神經營養、生長因子

① 腦活素為腦蛋白水解物，其注射劑不含蛋白質，其中 85%為人體必需氨基酸，15%為形成氨基酸的低分子肽，可能有利於神經細胞蛋白質的合成，影響呼吸鏈的功能，提高腦細胞對葡萄糖的代謝和利用及中樞神經系統抗缺氧能力，可改善 VD 及 AD 的記憶功能、情緒、疲勞等方面徵象，耐受性較好，偶見過敏反應及輕度發熱反應。

② 神經營養因子可能對調節神經元的生長及存活有一定作用。AD 發病過程中神經元細胞的凋亡及丟失可能在一定程度上與一種或多種營養因數缺乏有關，因而對 AD 患者補充神經營養因數可能有一定作用。

③ 神經生長因子（NGF）在前腦的膽鹼能神經元上有其受體，給予 NGF 可提高動物乙酰膽鹼轉移酶的活性。但該製劑不能透過血腦屏障，因而用於 AD 的可能性尚待進一步研究。

（3）丙戊茶鹼：該藥係黃嘌呤衍生物，是一種對神經元有作用的膠質細胞調節劑，可減少缺血導致的神經元死亡，減少星形膠質細胞活化，穩定小膠質細胞功能，而起到保護神經元的作用。用量為每次 300 mg，每日 3 次。對 VD、AD 均有一定效果，耐受性較好。不良反應有噁心、胃不適、頭痛、眩暈、血管擴張、面部泛紅。飯前 1 小時服用。

（4）美金剛：係谷氨酸鹽 NMDA 受體拮抗劑。在缺血、缺氧狀態下，谷氨酸釋放增加時美金剛能阻斷 NMDA 受體，防止大量 Ca^{2+} 作用，對 VD 及 AD 均有一定效果。應用時從 5 mg / d 開始，第 2 週增至 10 mg / d，第 3、4 週增至 15～20 mg / d，分 2 次服用。不良反應有頭暈、疲勞、噁心、頭痛、失眠、興奮過度等。

5. 增加動脈血氧分壓及含量的方法及藥物

應用吸氧療法及都可喜、消心痛等均可提高動脈血氧含量及動脈氧分壓，改善認知功能、心功能及免疫功能。

（1）吸氧療法：用製氧機家庭吸氧。家用製氧機可以滿足吸氧需要，每日 2 次，每次 2～3 小時，每分鐘 2 L，每 2～4 週為一療程，每隔 6～8 週可重複 1 個療程，可提高老年人已降低的動脈氧分壓。我們體會必要時對 VD 病例（如動脈血氧分壓 PaO_2 偏低者）給予吸氧療法也有所裨益。

（2）都可喜：係阿米三嗪和蘿巴新的複方製劑。前者可加強肺泡氣體交換，提高動脈血氧分壓和血氧飽和度；後者可加強前者的作用及時效。本藥可改善腦部氧供應及微循環，促進腦組織代謝。不良反應少而輕，偶有頭暈、噁心，過量亦可引起低血壓、心動過速和急促呼吸及呼吸性鹼中毒。對某些病例亦可考慮應用，劑量為每次 1～2 片，每日 2 次。對無法吸氧的對象可考慮並用都可喜。

6. 可能延緩 AD 進展的藥物

（1）非類固醇抗炎藥物（NSAID）：該類製劑可能由抑制與老年斑形成有關的炎症反應，包括抑制小膠質細胞增生和干擾老年斑形成，而阻止和延緩老年性癡呆的病理改變及發病。上一節內容中已經提到這類製劑對防治 AD 發病有一定作用。小劑量阿司匹林既有抗炎作用，又可抑制血小板聚集，改善腦血流。萘普生、布洛芬、雙氯芬酸等對延緩老年性癡呆的發展的作用值得深入研究。有報導，調查瞭解服用此藥的 1686 名物件，結果顯示服藥 2 年以上的人群患 AD 的危險性顯著降低，AD 患者服過該藥的占 26%，而非 AD 人群服用該藥者占 48%。

（2）針對 β－澱粉樣蛋白的藥物：開發這類藥物是 AD 治療研究中的熱點，其可能的靶點包括阻止 β－澱粉樣蛋白肽C 端的延長（C 端延長可增加澱粉樣蛋白的聚集）、作用於 β 分泌酶、α 分泌酶及 γ 分泌酶部位。其目的是調節 β－澱粉樣蛋白沉積的生物通路，開發能夠阻斷不同分泌酶分解 APP 產生 β－澱粉樣蛋白片段的藥物，這類藥物有 β－AAC 形成抑制劑，β－Apr 形成抑制劑，AB1－196 和 MOB－DG 等。

（3）必要時對女性患者可合併雌激素治療。

（4）某些中藥：銀杏、人參、刺五加、靈芝製劑、六味地黃丸、補中益氣湯、歸脾湯、天王補心丹等中藥有一定抗氧化、改善腦血流及抗衰老作用，對於延緩 AD 發展及改善癡呆症狀的作用值得進一步研究。

7. 非認知問題及精神行爲障礙藥物

約 1 / 3 患者常可有抑鬱狀態，可用百憂解、賽樂特，每天 1 次，20 mg。焦慮狀態可用舒樂安定，每次 1～2 mg，每日 2 次或 3 次。

另有其他一些行為障礙如衝動、不能抑制、強迫重複行為、尾隨跟蹤等，其發病機制至少部分地可能與乙酰膽鹼能神經元缺損有關，應用艾斯能等膽鹼酯酶抑制劑可能有一定作用。

近年來強調聯合用藥治療 AD，可聯用膽鹼酯酶抑制劑（CHEI）＋促智藥、抗氧化劑、雌激素或抗炎藥。我們近年來對癡呆患者常用石杉鹼甲+茴拉西坦、石杉鹼甲＋抗氧化劑、石杉鹼甲＋R. S. C.、茴拉西坦＋R. S. C.、石杉鹼甲＋茴拉西坦＋R. S. C. 或石杉鹼甲＋茴拉西坦＋抗氧化劑治療，初步體會對某些病例聯合用藥效果較佳。對中重或重型病例可併用氧療。必須強調在治療過程中定期作認知功能檢查以評價療效，這既可用於判斷病情的進展情況，亦可及早發現藥物療效的動態改變，特別是當臨床治療方案改變後，更應定期檢查。檢查專案一般可選用 MMSE、HDS-R、WMS 等。

三、基因治療及幹細胞治療用於 AD 患者的可能性

APOE ε 4 基因與遲發性、散發性 AD 有密切關係，AD 患者中 1 / 5～1 / 3 有此基因，因而如能改變 APOE ε 4 等位基因或替換其產物，將有可能用基因療法作為 AD 的防治及治療，這顯然是一個重大而值得深入探索的方向。

神經幹細胞（NSC）是指具有終生保持分裂和分化潛能的細胞，有自我更新能力並且能夠分化為神經元、星形膠質細胞及少突膠質細胞的多潛能細胞。

已經證明包括人在內的哺乳類動物的胎腦和成腦中都存在多潛能 NSC。NSC 的發現和體外分離培養的成功、NSC 系的建立，最終為中樞神經系統的細胞替代療法奠定

了基礎。用基因工程技術可將 NSC 永生化後進行移植。

國內外均已開展應用幹細胞（包括胎腦移植）治療 AD 的實驗研究工作，這顯然具有重大挑戰性及重大潛在效益性，但目前尚未見到用幹細胞移植治療 AD 的臨床應用報告。

以上兩種方法雖目前尚無實用價值，但亦予以介紹，也想請中老年朋友們看到一些治療的遠景。

四、AD 患者的護理及智力訓練

AD 患者的護理主要有以下幾點。

（1）一切事情儘量讓患者自己完成，如吃飯、大小便等，有助於延緩腦功能衰退。

（2）對患者必須有極大耐心，對患者提問和回答儘量簡明，避免病人迷惑不清。

（3）注意患者突然興奮、衝動等舉動，以免患者毀物傷人。如果患者吵鬧，須保持冷靜，儘量勸阻。

（4）晚期避免患者產生褥瘡。

（5）盡可能給予患者記憶及智力訓練，甚至音樂療法。

（6）改變患者行為，如讓患者定時上廁所、敦促排尿，有助於減少患者晚期尿失禁。

（7）不要經常交換對待患者的方式。

（8）患者身體功能明顯減退或出現新症狀時，應及時找醫生診治。

（9）為患者定向和記憶提供標誌線索。

AD 患者的智力訓練有下列幾種方法。

（1）數字概念和計算能力訓練；

（2）常識訓練；

（3）社會適應能力訓練；

（4）思維靈活性及邏輯聯想訓練，可利用拼圖等幫助訓練；

（5）分析和綜合能力訓練；

（6）理解和表達能力訓練；

（7）記憶力訓練，包括超短時記憶、短時記憶、長時記憶等。

國外包括韓國等地有很多專門收癡呆患者的托老所，大力開展智力訓練，的確收到了很好的效果。我們看到後受到很多啟發，大為感動。他們在大廳內有時各做各的遊戲，有時從事集體活動，他們畫的很多畫，寫的很多字（漢字）相當漂亮，發人深思。我們在這方面正需要努力、快步趕上去。

最後介紹一下學習療法。日本川島隆教授提出用讀、寫、算等學習療法可以改善癡呆症狀。他要求患癡呆的老年人每天學習 20 分鐘「3 + 4」之類的簡單計算或者閱讀童話。川島教授證實，癡呆症狀因訓練而得到改善，如大小便失禁好轉、比以前更希望同家人交流等，每週學習 5 次者，症狀改善較學習 2 次者更好。

研究證實，AD 發病除遺傳因素外，還與高血壓、高血脂、動脈硬化、糖尿病、氧損傷、女性雌激素水準下降、缺乏運動、吸菸等有關，對這些因素進行相應防治、干預（包括給予抗氧化劑維生素 E）以減少老年性癡呆發病率已收到顯著成效。

可喜的是，針對形成大腦老年斑β－澱粉樣蛋白的疫苗作用已得到初步證實，並已進入臨床實驗。因而認為「老呆」最終是可能預防的。

另外，現在已盡可能早地對老年性癡呆前期即輕度認知障礙（MCI）進行防治干預、診斷及治療。因而可以認為最終戰勝「老虎」將是有可能實現的。這可以說是中老年朋友們的一個福音。

第八章 血管性癡呆

我們前面曾多次談到，老年期癡呆分為兩型，一種叫老年性癡呆，又稱阿滋海默病（AD），我們戲稱為談「虎」莫色變的「虎」，該病占癡呆總數的50%～60%；另一種叫血管性癡呆（VD），占老年期癡呆的15%～20%；另外還有15%～20%老年期癡呆為混合性癡呆，也就是老年性癡呆合併血管性癡呆（AD合併VD），這樣單純的血管性癡呆與混合性癡呆中的血管性癡呆合併起來占老年期總癡呆數的25%～40%。

現在國內腦血管意外的人數已經超過千萬，每年新發病例約100萬人。中風的死亡率是急性心肌梗塞的4～6倍，每年死亡人數均達100多萬。VD可占中風總數的10%～20%，因而對血管性癡呆的防治顯得十分重要。不能因為強調老年性癡呆（AD）就忽略血管性癡呆（VD），所以，我們在本章中還要重點談一下血管性癡呆的有關問題。為了敘述方便，我們將血管性癡呆也就是中風後引起的癡呆簡稱為「中風呆」。

中老年朋友會問「中風呆」可以預防嗎？提出這個問題之前，首先要問，中風可以預防嗎？答案是肯定的，中風是可以預防的。中風發病雖有遺傳因素，但後天因素同樣重要，也就是說主要是由高血脂、動脈硬化、高血壓、糖尿病等引起的。近年國內外多次大系列研究證實，預防這些疾病是可能的，而且經由干預以減少腦血管病發病率已經收到很好的效果。中風可以防治，「中風呆」當然也是可以防治的。

第一節　重視「中風呆」

中風後可有10%～20%併發血管性癡呆。血管性癡呆約占癡呆總數的1/3，男性血管性癡呆發病率高於女性。及早有效診治腦血管意外包括腦缺血、腦梗塞及腦出血，有可能使中風併發血管性癡呆百分率下降。

我們在重視腦血管病診治的同時，不應忽略在中風患者中防治血管性癡呆的重要性。換言之，不能把注意力僅集中在防治中風上，而應同時給予防治認知功能惡化的措施，也就是說在治療中風的同時應防治血管性癡呆。這樣，就有可能減少中風患者併發癡呆的概率。

當然，最好能對高血壓、高血脂、動脈硬化及糖尿病等患者給予有效防治，以儘量減少中風的患病率，這是防治「中風呆」更為重要而有效的策略，而做好老年保健的四大基石即合理膳食、適當運動、保持心理平衡及戒菸戒酒，在防治中風方面也有重要作用，希望中老年朋友們給予特別關注。

第二節　辨清「中風呆」

血管性癡呆包括所有與血管因素有關的癡呆，即包括缺血性、出血性中風以及急、慢性腦缺血引起的癡呆。血管性因素主要指腦內血管本身的病變，但也包括微循環及血流狀態（如高黏及血栓前狀態）的因素。因血管病變及血流問題治療有很多方法，在一定程度上可進行防治，預後相對較好。但是，有幾種情況還需要在這裏談一談，以免混淆。

1. 對「中風呆」應提高警惕

患腦血栓、腦梗塞或輕度腦出血後，如神志清醒記憶功能減退，應嚴密觀察病情發展。如中風好轉，而記憶及其他認知功能惡化，特別是當病初神志改變明顯好轉之後，又出現記憶功能及其他認知功能惡化，應警惕血管性癡呆的可能性。

但必須注意，中風患者可有抑鬱表現以及因此而誘發的認知功能減退，當給予抗抑鬱藥物後，記憶及認知情況可迅速明顯好轉。以上兩方面應注意分清。

2. 輕度血管性癡呆與增齡相關記憶障礙的區別

不少老年朋友在中風前已有明顯或較嚴重的記憶減退，但並沒有達到前面第六章談到的輕度認知障礙的程度，更沒有達到前面講到的老年性癡呆程度，而僅是一般的記憶障礙，也就是我們第五章談到的增齡相關記憶障礙（AAMI）。假如患腦血栓後，記憶障礙的程度並沒有加重，特別是當患病前曾經做過記憶商測定，如果患病後的記憶商和患病前的記憶商相比沒有明顯減退，而且由一段觀察也沒有發展惡化，那麼，很可能並沒有因中風而患上另一種病，即血管性癡呆，記憶力減退可能是老化問題，儘管需要繼續隨訪病情，甚至用一些改善記憶功能的藥物，但也不要過於擔心，因為中風以後，只有 1 / 4 左右的人併發血管性癡呆，不少中風後的所謂記憶力減退，不過是病前早已有之。

3.「中風呆」與「老呆」症的區別

一般講，「中風呆」有腦血管意外的病史，如腦血栓、腦梗塞、腦出血的病史，而「老呆」症一般講沒有這方面的病史。在此，也必須說明一點，有一些很輕的腔隙性梗塞患者，可以沒有明顯的中風病史，此時可能需要做影像學檢查，以幫助區別。

4.關於中風後3個月內的神志改變問題

中風後出現認知功能改變並不表示以後一定轉化為血管性癡呆即「中風呆」。部分患者特別是嚴重的腦梗塞及腦出血患者，可出現神志改變，甚至昏迷，但隨著治療及病情的好轉，患者的神志及認知功能會逐漸恢復，一般講，在3個月內恢復的機會是很大的，但有的人在患病6個月內仍有恢復的可能性。這正是我們應該抓緊治療的機會，一方面儘量針對中風給予有效的診治，同時應及早給予改善認知功能的治療。

以上我們談到的幾個問題，對於我們中老年朋友來說，還是需要作一些初步瞭解的，以便於既不耽誤病情，也不至於過於緊張，庸人自擾，反得其害。

以上講的並不是血管性癡呆的鑒別診斷，關於血管性癡呆的診斷與鑒別診斷，將在下面談到。

第三節　「中風呆」病因

血管性癡呆的誘因即危險因數、病因及發病機制也是多種多樣、綜合性的。

一、中風導致危險因素

詳見表 8-1。

表 8-1 血管性癡呆的危險因素

1. 高血壓	9. 高齡
2. 糖尿病	10. 男性
3. 高血脂	11. 教育程度低
4. 吸菸、酗酒	12. 職業
5. 冠心病	13. Apoeε4 基因
6. 心律失常	14. 癲癇
7. 充血性人力衰竭	15. 缺乏雌激素替代治療
8. 頸動脈雜音	

（1）高血壓：血管性癡呆患者 1 / 5～1 / 4 並存高血壓病。

（2）糖尿病：現已確認糖尿病的主要危險在於其小動脈及微血管病變，因而易於誘發腦梗塞，進而發生血管性癡呆。

（3）高脂血症及動脈粥樣硬化：總膽固醇、低密度脂蛋白、甘油三酯、腦血栓及腦梗塞患者「中風呆」患病率高，高密度脂蛋白較高者 VD 患病率低，動脈硬化嚴重者容易患腦血管病及中風性癡呆。

（4）高血黏度、高凝綜合徵（血栓前期）、高血小板聚集率、紅細胞壓積偏高（>45%）易發生腦血栓、腦梗塞及血管性癡呆。紅細胞壓積>60%，則發生率更高。

（5）有一過性腦缺血（TIA）史或無明顯症狀的中風，特別是腔隙性梗塞。

（6）吸菸與酗酒：二者與中風的關係以及與血管性癡呆的關係極為密切。其機制可能與誘發動脈硬化、高血黏度、高凝狀態及酗酒者情緒波動有關。

（7）增齡與衰老：血管性癡呆過去主要見於老年，現在中、青年也有發病。

（8）心理因素：A型性格者（爭強好勝、容易激動）及有重大不能承受的精神壓力（包括家庭變故）等是血管性癡呆的重要誘因。

（9）低血壓、房顫、低教育程度、白質疏鬆症等亦與血管性癡呆有一定關係。

（10）遺傳因素：遺傳因素及高血壓、糖尿病、動脈硬化均與血管性癡呆有一定關係。

（11）亞健康對象及代謝綜合徵患者屬於血管性癡呆高危人群，應特別注意。

二、血管性癡呆的病因

1.腦梗塞

（1）腦梗塞病灶較多者，易發生癡呆，且症狀較重。過去對血管性癡呆曾有一個命名叫多灶梗塞性癡呆（MID），後來發現不但腦梗塞可以引起血管性癡呆，血管性病變和嚴重腦缺血（急性或慢性）也可併發癡呆，所以，現在將中風後併發的癡呆稱為血管性癡呆，但是多灶性梗塞仍是重要原因。

（2）腦梗塞反覆發作者，特別是一年內多次發作者，血管性癡呆發病率更高，病情也較重。

（3）若梗塞灶的體積合計大於 50 cm^3，可引起癡呆；大於 100 cm^3，將肯定併發癡呆。

（4）若腦的重要部位（如大腦左半球、角回、顳葉、丘腦、前腦基底部和基底節）出現梗塞，即令是單灶性的，也容易引起血管性癡呆。大腦左半球腦梗塞可能因基底節梗塞部位主要是頸內動脈深穿支供血，側支循環不好，吻合支較少，易併發腦梗塞及血管性癡呆。因大腦左半球與學習記憶功能關係密切，如此處受損，當然容易發生癡呆。

（5）額葉深部或丘腦的無症狀腦梗塞，亦可導致認知功能障礙。顳葉丘腦尾狀核、角回等部位因與認知功能有關，有時雖然梗塞體積不大，也較容易引起癡呆。

（6）腦腔隙性梗塞特別在高齡老人中較為多見，該症是腦梗塞的一種特殊類型，在動脈硬化、糖尿病、高血壓的基礎上，腦深部的微小動脈發生閉塞，導致腦組織缺血性軟化病變。該症患病率甚高，高齡老人中可能大多有之，雖大多症狀不明顯，有時僅有輕微的頭暈、頭昏、記憶力減退、注意力不夠集中等表現，但可因多次發作、數量多，其總體積也可能達到 50 cm^3，此時也可併發血管性癡呆，不可忽視。

2. 腦缺血

腦動脈硬化引起腦動脈狹窄，腦血流量下降，腦組織缺氧，可導致血管性癡呆。高黏綜合徵及高凝狀態（血栓前期）亦嚴重影響微循環及腦灌流量，與腦缺血關係密切。腦缺血可加重老年性癡呆，換言之，老年性癡呆與腦缺血也有一定關係。

3.腦出血

腦出血包括原發性出血、嚴重腦梗塞後及應用溶栓劑後繼發性腦出血。腦出血亦可造成癡呆，特別是出血量較多的更應引起注意。在此應強調腦梗塞合併存在腦出血，也就是混合性中風，或者所謂的雙重中風，這時會出現治療問題複雜化及選擇困難，雖然這種中風並不表示病情危險性加倍，但需特別注意。

混合性中風的特點是：① 2/3 患者有高血壓（病初幾乎均有血壓增高）及動脈硬化病史；② 老年人可占半數；③ 多於日常活動狀態下發病；④ 神志及局部神經徵改變較輕微，腦影像學檢查可見腦梗塞與腦出血病變。

4.中風

中風可誘發腦白質病變，腦萎縮引起的腦室周圍腦白質損傷也較多見，表現為腦室周圍動脈硬化、皮質下小梗塞、局灶腦壞死。

有報導腦白質 1/4 有病變時或腦萎縮指數＞60%時，方會引起癡呆。我們觀察發現，腦白質病變與認知功能有相關關係，因而當有腦缺血或腦梗塞發生時，可能對誘發血管性癡呆有一定作用。

5.遺傳因素

鑒於血管性癡呆與高血壓、糖尿病、高血脂、動脈硬化引起的中風及腦梗塞有密切關係，而高血壓、糖尿病、高血脂及動脈硬化都與某些遺傳因素及基因有關，因而血管性癡呆與遺傳因素及有關基因亦存在一定關係。

有些作者報告血管性癡呆與常染色體顯性遺傳有關。關於 APOE ε 4 與中風的關係曾有不少研究報告，有些報告認為 APOE ε 4 與中風有一定相關性。

我們和中科院賀林、張建剛等合作，發現在社區中風患者與 APOE ε 4 有相關性，而在一特定高齡人群中，未發現二者有高度相關。對此仍在繼續進行觀察。

以上顯示 APOE ε 4 通過與中風的關係可能亦與血管性癡呆有一定關係，亦可能間接產生某些影響。

6. 免疫功能異常

有報告血管性癡呆中自身抗體陽性者可高達 80%，抗核抗體和抗神經元抗體各有半數陽性，遠高於沒有血管性癡呆的患者。另發現腦脊液中免疫球蛋白 G（IgG）濃度及血清免疫複合物陽性均高於對照組。以上提示對某些血管性癡呆患者免疫功能異常可能有一定關係。

7. 神經病變對神經遞質的影響

大腦額葉、顳葉、丘腦及其相關的邊緣系統，特別是前額葉、額葉眶面、顳葉海馬、丘腦前核、丘腦背內側核等結構，因缺血及梗塞可導致記憶及認知障礙，甚至出現性格改變、淡漠、緘默與狂躁。

我們知道，來自海馬的神經纖維經過穹隆、丘腦下乳頭體，由乳頭丘腦束到丘腦前核，進而到達扣帶回，這就是所謂的 Papez 記憶環路。與記憶及認知功能有關的神經遞質有乙酰膽鹼、5- 羥色胺、去甲腎上腺素等，因神經細胞和神經核缺血、功能缺陷，甚至壞死、喪失功能，可導致神經遞質缺損。

我們前面談過額葉基底部 Meynert 核主要為乙酰膽鹼神

經元，向顳葉、杏仁核海馬區投射，主導認知功能，中縫核為5-羥色胺能神經元，藍斑核為去甲腎上腺素能神經元，這些部位都可能因腦缺血、腦梗塞而導致這些神經遞質缺損，共同導致記憶與認知功能障礙，最後導致血管性癡呆。谷氨酸等短神經元間的遞質，常在癡呆晚期發生缺損而更加重了認知功能障礙。

綜上所述，引起血管性癡呆的原因與老年心血管病變的發病誘因及病因有相同之處。治療時既要考慮到腦梗塞、腦白質病變等因素，也需要考慮到腦梗塞前期的腦缺血、腦血流量降低、高黏綜合徵、高凝狀態等因素。

血管性癡呆亦存在膽鹼能神經元、5-羥色胺能神經元、去甲腎上腺素能神經元、谷氨酸能神經元等神經元及乙酰膽鹼、5-羥色胺及去甲腎上腺素等神經遞質的缺損，治療時也均應考慮之。

第四節　細看「中風呆」

一、血管性癡呆的臨床表現

血管性癡呆起病及病程可有多種多樣的表現。

1.緩慢起病

一些輕型腦梗塞，包括沒有明顯症狀的腔隙性梗塞併發血管性癡呆時常為緩慢起病，當然較重的中風患者也可在起病後神志恢復階段而逐漸起病。緩慢發病者中風後常出現近期記憶功能減退，遠期記憶可能還可以，常有抑鬱徵象，情緒波動，可整天因無關緊要的小事或者根本不存在的事情而哭泣，甚至於大哭。這種情感失禁的現象應特別予以關注。

筆者曾遇到過這樣一位患者（枕顳葉病變），他因覺得自己記憶力不好，十分痛苦，說著說著就大哭起來，哭得十分傷心，經治療 2 個月後，這一徵象才逐漸減輕。

血管性癡呆一般先有明確臨床及影像學檢查腦梗塞的病史，進而出現其他認知功能減退，包括生活與工作能力下降，注意力不集中，計算能力下降，理解力和對人物、地點和時間的定向力減退，甚至不認識家人，說不出自己的年齡，可以有幻覺、淡漠、強哭、強笑。一般講，人格相對保持較好。中風引起的癡呆，應在病後 3 個月內就表現出認知功能的異常。

如果中風後半年、1 年後才出現嚴重記憶及認知功能減退，而並沒有發現中風的惡化和再次中風（包括腦 CT 及磁共振等檢查），一般應考慮併發老年性癡呆的可能性，而不一定是血管性癡呆，這當然不能一概而論。

2. 急性起病

這類患者常常由較大面積的腦梗塞或者關鍵腦區出現病損所引起，此時腦 CT、磁共振可協助判斷。當時的一些症狀包括神志改變而較長時間不能恢復，或者在神志恢復後，定向、記憶、計算、精細動作（包括書寫）等能力都曾急劇下降，大不如前，在中風相對穩定後再次發作時，又出現急性認知功能顯著下降，常有局部神經徵象，可有不同程度的神志改變、說話不清、偏癱、口角歪斜、流口水、吞嚥困難等。

有時候難以鑒別究竟是血管性癡呆還是腦缺血引起的

徵象，需要由一段時間的臨床觀察，才能作出判斷。一般講，沒有給予特殊治療而在1～3個月神志及認知功能基本或完全恢復者，不能診斷為血管性癡呆。

3. 病程波動

鑒於中風可能多次發作，因而血管性癡呆的病情也可出現相應的波動及多次發作病情加重的表現，這有助於幫助血管性癡呆的診斷。

4. 臨床表現與病變部位密切相關

血管性癡呆的表現與中風病變部位、病變範圍及發作次數都有密切的關係，該症的臨床表現既有中風引起的相應症狀及體徵，也有認知功能下降的表現，甚至出現抑鬱症。

（1）大腦前動脈主要供應大腦的額葉，該動脈閉塞可以出現淡漠、固執、木僵、注意力減退、自言自語等。

（2）大腦後動脈缺血引起顳葉枕葉腦梗塞，可有幻覺、妄想、視空間障礙及偏盲等。經常用右手的人，他的大腦左半球腦梗塞可出現優勢半球徵象，可出現不能講話、不能計算、不能讀寫、不會精細動作等症狀。

（3）皮質下及傳導束病變常有大哭、大笑以及相應的感覺、運動及相關錐體外係功能障礙的表現。

（4）丘腦性癡呆可出現多動、走路不穩等共濟失調的表現。

血管性癡呆還可能會有某些特殊臨床表現，如步態不穩，易於跌倒，步態異常，排尿障礙，人格和情緒改變等徵象，應予特別注意。

二、血管性癡呆的分型

請參閱表8-2、表8-3、表8-4。國內將血管性癡呆分為六型，茲對該六型簡介如下。

1. 多梗塞性癡呆

多梗塞性癡呆（MID）在血管性癡呆中最常見，發病率隨增齡而顯著增高，性別間無明顯差異。癡呆發病率與

表8-2　血管性癡呆業型

1. 多發性梗塞性癡呆	2. 單發性梗塞或幾處局限性梗塞
3. 多發皮質下腔隙性梗塞	4. 動脈粥樣硬化性皮質下腦白質病
5. 侵及皮質及皮質下組織的大小混合性梗塞	6. 出血性疾病
7. 遺傳性動脈病引起的皮質下腔隙性梗塞	8. 混合性癡呆

表8-3　血管性癡呆不同業型的特徵（按照世界衛生組織的國際疾病分類第10版，1992, ICD-10）

業　型	類　別	特　　徵
急性起病	F01.0	癡呆的發生迅速（即一般在1個月內發生，不超過3個月），在連續數次中風後或在一次大梗塞後（少見）發生
多發性梗塞	F01.1	在多次小的缺血性發作後逐步（即3~6個月）發生癡呆。推測是大腦實質中有梗塞的積聚。在缺血性發作之間可有實際上的臨床好轉期
皮質下	F01.2	(a) 高血壓病史 (b) 根據臨床檢查和特殊檢查，有血管性疾病的證據，病變位於大腦深部的白質，但大腦皮質完好
皮質和皮質下混合型	F01.3	根據臨床特徵、檢查結果或結合二者，可推測出皮質和皮質下混合型血管性癡呆
其他非特定型	F01.8和F01.9	在ICD-10研究標準中未對這些血管性癡呆業型提出特殊的診斷指標

表 8-4　血管性癡呆不同業型的病理生理和臨床特徵

癡呆業型	病理生理	結構性病理改變	症狀和體徵
多發性梗塞	單因素(血栓栓塞)	皮質梗塞 其他組織病變(如白質改變) 大動脈改變	有局灶性體徵和精神症狀的 TIA 或中風
重要部位梗死	單因素(血栓栓塞)	小而孤立的腔隙性梗塞 其他組織病變(如白質改變) 皮質下小血管改變	TIA 或中風伴有局灶性體徵症狀根據部位而定
皮質下皮質	多因素(屏障機能障?載體機能障礙?血液動力機能障礙?血管危險因素?)	白質改變伴腔隙性梗塞 皮質下小血管改變	有(離散的)或無局灶性體徵、皮質下／額皮質下症狀

梗塞灶數目有密切關係，亦與梗塞部位有關。最常見的部位依次為基底節區、額葉、顳葉、枕葉。除記憶與認知功能障礙外，常可有性格改變與情緒、睡眠障礙。

2. 大面積腦梗塞性癡呆

大面積腦梗塞性癡呆主要因腦動脈主幹閉塞引起，多發生於優勢半球，梗塞總體積與發病率相關。

3. 關鍵部位梗塞的癡呆

關鍵部位梗塞的癡呆在初次梗塞時即可迅速出現認知功能障礙及癡呆。常由於單一動脈閉塞引起。

（1）這些要害區主要位於大腦後動脈供應區域，如角回、丘腦、尾狀核等。優勢半球的丘腦、顳葉中下回、丘腦內丘腦核雙側蝶形損害，可破壞大腦深部重要神經通路，導致皮層—丘腦聯繫中斷，促成癡呆發病。

（2）角回梗塞除有記憶及認知功能障礙外，可表現為空間及結構障礙，失讀，失寫。

（3）大腦前動脈區雙側額葉病變，可表現為逐步發展的認知功能障礙。

4. 低灌流性癡呆

低灌流性癡呆的常見原因為大出血、脫水等所致的嚴重休克，心搏驟停，可致分水嶺腦梗塞及癡呆。

5. 小血管病癡呆

小血管病癡呆包括腔梗、Binswanger 病、腦澱粉樣血管病（CAA）。

（1）腔隙性梗塞：與部分深穿支動脈壁的類纖維蛋白樣退行性變和透明樣變有關，多位於基底節、腦室周圍及放射冠、腦橋基底部等。常波及雙側皮質腦幹束與皮質脊髓束。

（2）Binswanger 病：病理改變為大片腦白質脫髓鞘，臨床表現為中老年人進行性癡呆而伴高血壓。腦影像學可協助診斷。

（3）腦澱粉樣血管病（CAA）：較少見。可表現為缺血性或多灶性出血灶。發病率與增齡相關。該症血管病變可能與免疫有關。

6. 出血性癡呆

一般指原發性腦出血引起的癡呆，不包括腦梗塞後繼發性輕度腦出血及蛛網膜下隙出血。常可見到腦出血吸收程度與臨床病情進展不相符的現象。

中風患者可有 30%甚至 60%並存抑鬱狀態或惡劣心境，有的患者抑鬱狀態較嚴重且持續時間較久，給予抗抑鬱藥物有助於治療中風後抑鬱狀態。

第五節　判定「中風呆」

一、診斷依據

1. 病史

患者可有腦中風病史及神經系統體徵。但血管性癡呆的患者並不一定都有明顯腦中風的病史，甚至根本沒有任何腦梗塞（包括輕微的腔隙梗塞）的徵象，對此必須有所警惕並給予重視。我們知道，血管性癡呆患者也可沒有任何腦梗塞改變，而僅表現為嚴重動脈硬化、腦缺血、缺氧及諸多原因引起的低灌流狀態。

2. 危險因素

必須考慮中風及 VD 的危險因素。應儘量尋找有關誘因，了解有關中風及了解有關中風及 VD 的危險因素，有助於早期診斷及防治。

3. 實驗室檢查

包括腦 CT、腦磁共振（MRI）、腦電圖、經顱多普勒腦血流測定（TCD）檢查。

（1）CT、MRI：老年人輕度生理性腦萎縮並不少見，但主要在幕上結構。血管性癡呆時，腦萎縮程度較非癡呆老年人為重。可見腦梗塞及腔隙性梗塞病變，可涉及大腦皮層、基底節、腦室周圍、額葉、顳葉、枕葉、頂葉、丘腦、內囊、尾狀核、島葉和邊緣系統等處，顯像低密度灶。腔隙性梗塞顯示淺色小點狀或斑點狀，陳舊病灶可呈囊性病變或軟化灶。急性腦梗塞 6 小時內可沒有明顯徵象，腦磁共振可能較一般 CT 敏感。腦出血時可出現密度增高的改變。

（2）TCD：可顯示腦血流下降。

（3）腦電圖主要表現為不對稱性，α 波頻率減慢，並有彌漫性 θ 波和 δ 波，腦電圖呈現多節律的變化，可能有助於鑒別診斷。

4. 臨床表現

癡呆發生在中風（腦缺血、腦血栓、腦梗塞、腦出血等）後 3 個月之內，但肯定診斷需中風後 3～6 個月仍未恢復。

5. 全面認知功能檢查

除 Hachinski 缺血指數量表（HIS）外，如有可能，應進行有關記憶商（WMS, MQ）、簡易智力狀態檢查量表（MMSE）、長谷川智能量表（HDS-R）、臨床癡呆評定量表（CDR）、總體衰退量表（GDS）、日常生活活動能力量表（ADL）、NINCDS-ADRDA 工作組診斷標準及 ICD-10 國際疾病分類第 10 版測評，必要時可使用韋氏成人智力量表測定智商（WAIS、IQ）。

二、診斷步驟

1. 先確定癡呆的診斷

首先應確定中風後併發癡呆的診斷。關於癡呆診斷的標準可參閱上一章第五節有關內容，一般講應有記憶、認知功能進行性下降，除記憶減退外，另有兩種以上認知功能障礙（如定向、語言、行為、注意力、視空間功能、運動自控能力、掌握及運用能力等）且影響日常生活的表現

（不是中風引起的表現）。同時應排除意識障礙、抑鬱症及其他可引起認知功能障礙的原因。

2. 作出血管性癡呆的診斷

血管性癡呆的診斷標準是中風後 3 個月內出現癡呆徵象，且符合癡呆診斷標準者，同時伴有腦血管意外的臨床表現（包括輕度表現，如一過性腦缺血的表現 TIA）及影像學診斷指徵。詳細請參考表 8–5 及表 8–6。

同時應注意有關中風神經徵象及局灶性體徵，如輕度偏癱及中樞性面癱、感覺障礙及病理性錐體束徵、發音障礙、同向偏盲等徵象；腦影像學檢查應注意大血管梗塞灶或某一關鍵部位梗塞，如基底前腦或後腦動脈、大腦前動脈、丘腦及角回供血區域，另外亦應注意腔隙性梗性或腦白質病變。

三、鑒別診斷

1. 血管性癡呆（VD）與老年性癡呆（AD）的鑒別

除發病誘因、臨床表現及腦影像學（CT、磁共振等）檢查外，還可根據 Hachinski 缺血指數量表（表 7–6）鑒別。得分≥7 分（Rosen 法總分≥4 分），屬血管性癡呆；得分≤4 分，屬老年性癡呆。大多數腔隙性梗塞患者可出現階梯性惡化，其中 1 / 3 患者病程持續進展，有時容易誤診為老年性癡呆。此時可有額葉性梗塞的表現，可有明顯的錐體系和錐體外系體徵，可助鑒別。

2. 混合性癡呆的診斷

有 15%～20%老年性癡呆與血管性癡呆並存，所以必須重視血管性癡呆合併老年性癡呆，也就是混合性癡呆的

表 8-5　血管性癡呆的 NINDS-AIREN 診斷標準

A. 臨床很可能標準

1. 由臨床及神經心理學檢查有充分證據證明有癡呆。同時排除了由意識障礙、譫妄、神經症、嚴重失語及全身性疾病或腦病變性疾病（老年性癡呆）所引起的癡呆。

2. 有中風的證據：

（1）臨床證明有中風所引起的局灶性體徵，如偏癱、中樞性舌癱、病理徵、偏身失認、構音障礙等；

（2）CT 或磁共振證實有中風的表現；多發性腦梗塞和腔隙性腦梗塞；

（3）重要部位單一的腦梗塞。

3. 下述兩種損害有明顯的因果關係：

（1）在明確的中風後 3 個月內出現癡呆；

（2）突然出現認知功能衰退，或波動樣、階梯樣進行性認知功能損害。

B. 臨床支持很可能血管性癡呆標準

1. 不能用其他原因解釋的多次摔倒病史。

2. 早期出現尿急、尿頻及其他泌尿系統症狀，且不能用泌尿系統疾病來解釋。

3. 假性球麻痺。

4. 人格及精神狀態改變：意志缺乏、抑鬱、情感改變及其他皮層下功能損害，包括精神運動遲緩和運用障礙。

C. 不支持血管性癡呆診斷標準

1. 早期發現的記憶力損害，且進行性加重，同時伴有其他認知功能障礙，且神經影像學上缺乏相應的病灶。

2. 缺乏局灶性神經系統體徵。

3. CT 或磁共振上無中風損害的表現。

D. 臨床疑診血管性癡呆標準

1. 有癡呆表現及神經系統局灶性體徵，但腦影像學上無肯定的中風表現。

2. 癡呆與腦中風之間缺乏明顯的相互關係。

3. 隱匿性起病，認知功能損害呈平台樣過程，且有相應的中風證據。

E. 確定血管性癡呆診斷標準

1. 符合臨床很可能診斷為血管性癡呆標準。

2. 腦活檢或屍檢的病理報告證實有中風的病理改變。

3. 無病理性神經元纖維纏結及老年斑。

續表

4. 無其他可導致癡呆病理改變的病因。 F. 為研究方便，依據臨床、影像學及病理學特點，血管性癡呆可分為下列幾種業型：皮層型、皮層下型、Bingswanger 病及丘腦癡呆

注：本標準是美國國立神經病變和中風研究所（NINDS）與瑞士國際神經科學研究和教育學會（AIREN）於 1993 年採用的標準。

表 8-6　血管性癡呆 NINDS-AIREN 標準和 ADDTC 標準的比較

NINDS-AIREN 標準	ADDTC 標準
癡呆的定義 記憶損害，並在其他認知領域中至少還有兩方面受損，其嚴重程度應足以干擾日常生活活動，而這些並非僅由中風所致。	從原有智力功能水平退化，並足以干擾病人的通常的生活事務，而退化並不局限於單一範疇的智力行為。
很可能的血管性癡呆 下述情況均存在： 1. 癡呆。 2. 腦血管疾病，檢查局灶性體徵和有關腦血管疾病的腦影像學（CT / MRI）證據。 3. 上述兩種病變之間的關係，由下述一或兩種情況證明： (1) 中風後 3 個月內發生癡呆； (2) 認知功能突然退化，或有逐步波動過程。	下列情況均存在： 1. 癡呆。 2. 根據病史，神經系統體徵和／或神經影像學證明有兩次中風或多次中風，或一次中風但與癡呆的發生有明確時間關係。 3. 通過 CT 和 TI 加權的 MRI 證明在小腦以外至少有一個梗塞灶。
可能的血管性癡呆 病人存在癡呆的局灶性神經系統體徵，但這些病人： 1. 在神經影像學方面並無中風的證據，或 2. 在中風和癡呆之間缺乏明確的時間關係，或 3. 病人的認知缺陷在開始時輕微而不明確，且有反覆不定的過程，還有中風的證據。	癡呆並有下述之一或兩者均有： 1. 有單次中風的病史或證據，但與癡呆的發生無明確的時間關係，和／或 2. Binswanger 病，包括下列情況； (1) 早期發生尿失禁或步態障礙； (2) 血管性危險因素； (3) 神經影像學檢查見廣泛的白質改變。

注：ADDTC 標準是美國加利福尼亞州阿滋海默病診斷和治療中心 1992 年開始採用的標準。

診斷問題。

在混合性癡呆的診斷中，首先確定占主導地位的是哪一種癡呆，如先確診為血管性癡呆（或老年性癡呆），在血管性癡呆（或老年性癡呆）確診的情況下，再根據病史及腦影像學檢查做出並存老年性癡呆（或血管性癡呆）的診斷。譬如在中風及血管性癡呆之前已經存在老年性癡呆（如認知功能減退及明顯或嚴重腦萎縮），中風發病後，癡呆徵象明顯加重，此時可診斷為混合性癡呆。

又譬如，數年前患中風及血管性癡呆，近數年來中風未重複發作，中風病情穩定，病程沒有波動性，且無腦影像學檢查改變，但最近出現癡呆徵象加重，甚至已經進入高齡（75 歲以上）狀態，腦影像學顯示腦萎縮明顯或嚴重，也可考慮診斷為混合性癡呆。

不少情況下，有腔隙性梗塞或其他類型的較輕的腦梗塞，病史中雖沒有明確的中風史及局部性神經系統體徵，但腦影像顯示有較重甚至嚴重的腦萎縮，即可做出混合性癡呆的診斷。

我們臨床體會對上述情況可做出混合性癡呆的診斷。當然有時把兩種情況並存的可能機制搞得清清楚楚，也是不太容易的。此時，在治療方面必須兼顧二者。

實際上，老年性癡呆發病機制中，血管性因素的重要性已在近年研究中被證實，在給予膽鹼酯酶抑制劑治療老年性癡呆時，應給予改善腦血管及腦血流的藥物。反之，因血管性癡呆同時存在乙酰膽鹼等神經遞質缺損，在給予改善腦血管和腦血流藥物時，也應治療神經遞質缺損，包括給予膽鹼酯酶抑制劑一類的藥物。

3. 疑似血管性癡呆的鑒別診斷

（1）CT 或磁共振檢查無血管性損害的證據，可排除血管性癡呆的可能性。

（2）雖有認知記憶功能障礙，並疑有輕度腦缺血或腔梗徵象，但長期病情穩定，認知功能檢查尚不符合癡呆標準，這些對象可能屬於增齡相關記憶障礙的範疇。有時認知功能檢查結果介乎單純記憶功能障礙及輕度認知障礙（MCI）之間，如 MMSE 為 28 分，而記憶商為 99 分，則需長期隨訪，方能作出鑒別（MMSE＜27 分、MQ＜100 分方可符合 MCI 診斷，但同時需給予相應防治措施。

（3）有記憶障礙且逐步加重，並伴有其他失語、失認、失用等徵象，而 CT、磁共振僅顯示極輕度的腔梗徵象，則血管性癡呆的可能性較小。

（4）記憶商大於等於 90 而小於 100 分，MMSE 為 25～26 分，前幾年及最近腦 CT、腦部磁共振均顯示有極輕度的腔梗表現，且最近檢查影像學結果並未惡化，亦需長期隨訪，以確定患者認知功能改變是否屬於血管性癡呆早期。

（5）雖有認知功能異常表現，甚至有 CT、磁共振顯示輕度腔梗，但不能完全排除其他原因，如有腦外傷、有抑鬱症及長期服用某些精神病藥物、腦部感染、煤氣中毒等病史，此時應該考慮做進一步檢查，包括 APOE 等基因檢查。對這種情況應給予相應防治措施，包括停用某些神經病藥物，治療抑鬱症等。此時尚不應作出血管性癡呆的診斷。

第六節 預防「中風呆」

預防血管性癡呆，首先應防治動脈硬化、高血壓及中風。健康四大基石在防治動脈硬化、高血壓及中風方面有著重要意義，實踐已經證實做好健康四大基石，改善生活方式可顯著減少高血壓及中風的患病率、發病率及病死率。

前文已經詳細討論過老年性癡呆的防治問題，理論上說防治老年性癡呆的所有措施都對防治血管性癡呆具有同樣重要性。譬如，老年性癡呆的一般防治措施如防治病因疾患、合理膳食、保持心理衛生、進行腦功能鍛鍊、戒菸、戒酒等對於血管性癡呆也同樣重要。

另外，應用抗氧化劑、服用多烯康等魚油製劑、用一些心腦血管活性藥物及小劑量阿司匹林 50～75 mg / d（或 75～150 mg / d）等，均同樣適用於防治血管性癡呆。

關於阿司匹林的抗栓劑量，多年來研究結果顯示，每日 75～100 mg 可達到最佳。阿司匹林的抗栓機制是由抑制花生四烯酸代謝途徑中的環氧化酶活性來阻斷血栓烷 A_2（TXA_2）生成，故以 TXA_2 抑制情況作為阿司匹林抗栓劑量的重要指標。

有研究顯示，不穩定型心絞痛病人每天服阿司匹林 1300 mg、325 mg 和 75 mg，預防心肌梗塞和減少死亡的效果相似，故每日服 75～100 mg 就可以預防血栓栓塞病的發生了。亦有人認為，阿司匹林抗栓的最佳劑量為 80～160 mg / d。有報告指出，對缺血性中風患者，每日服用 50 mg

阿司匹林，7 日後尿 TXB_2 代謝物 11- 去氫 $-TXB_2$ 降低 85%。我們用 ADP 誘導的血小板聚集率觀察結果顯示，每日 75 mg 為最小有效劑量，75 mg 的血小板聚集抑制率已低於每日 150 mg 的抑制作用。因而我們認為最小有效量為 75～100 mg / d，不應低於 75 mg / d。

中風後應及早給予改善認知功能的藥物，對非出血性中風可給予既能改善血流（降黏、降凝）又能改善認知功能的藥物，如尼莫地平、心腦舒通、銀杏製劑及複方海蛇製劑等。通心絡膠囊係由人參、水蛭、全蝎、土鱉蟲、蜈蚣、蟬蛻、赤芍、冰片、檀香、降香、乳香、酸棗仁等藥組成，可降低血黏度，抑制血小板聚集率，亦可用於防治中風呆。口服每次 2～4 粒膠囊，1 日 3 次。

另對腦梗恐及出血性中風均可及早給予促智藥，如茴拉西坦、腦復康、石杉鹼甲、都可喜等，還可考慮給予吸氧療法，每日 2 次，每次 2～3 小時，每分鐘 2L，每 2～4 週 1 個療程，每隔 2～4 週重複 1 次，有助於減少血管性癡呆的發生。

儘早給予中風患者可改善認知功能的腦功能鍛鍊，包括主動鍛鍊及被動鍛鍊。對於神志清醒者，應儘可能讓患者主動進行有關腦功能鍛鍊，包括肢體及手指運動、看報、寫點小東西、聽音樂、看金魚或電視小品等。

如神志欠清或自己完全沒有能力進行有關主動腦功能鍛鍊者，家屬及護理人員應幫助其進行被動腦功能鍛鍊，如手指、肢體運動，給予音樂、歌唱及戲劇等刺激聽覺的鍛鍊。

中風患者中 1 / 4～1 / 2 可能並存高血壓。血壓過高，不但對心血管系統不利，還可誘發梗塞後腦出血，對出血性中風患者當然更危險，因而適度降壓是必要的。有報導對腦梗塞及血管性癡呆並存高血壓的患者將收縮壓控制在135～150 mmHg，有助於改善認知功能，但血壓過低不利於病情及認知功能的恢復。

腦血栓、腦梗塞導致腦缺血時，機體內糖的有氧代謝受到抑制，轉為無氧糖酵解，生成乳酸增多。高血糖及糖代謝紊亂均可加重神經元的損害，影響腦功能的恢復。

有報導，入院時血糖水平與起病後3個月內功能恢復成負相關。因而應儘早降低血糖至正常水平。降低餐後血糖，可考慮用拜糖平等降糖藥，以便有效降低心腦血管病等併發症。

積極治療併發症，如心血管疾病等，作好防治腦水腫的有關工作。對中風而有高度頸動脈狹窄的患者，可考慮儘早進行介入治療（如頸動脈支架成形術、球囊擴張術等），以改善腦血流。對高血脂者迅速給予降脂藥物治療，如他汀類藥物等。還要防止腦血管疾病再發，此點極為重要，反覆發作腦梗塞易併發血管性癡呆。

此外，還應儘早給予抗氧化劑治療，如維生素E，每日100～200 mg，必要時可鼻餵。儘早補充多種維生素B_1、維生素C、維生素B_{12}及復合維生素B、葉酸等，特別是維生素B_{12}及葉酸，這些對恢復神經元功能都是必要的，不可忽視。有報導神經節苷脂有助於神經元的修復。鼓勵患者儘早起床活動，做適量運動。密切隨訪，進行認知功能檢查（用MMSE、HDS-R、生活量表等），以判斷病情發展。

第七節 治療「中風呆」

血管性癡呆除特殊病例外，隨著腦血管病的逐漸好轉，也有可能隨之出現相當程度的好轉，而且改善腦部血液循環的中西藥物對之都有一定療效，因而血管性癡呆的預後好於老年性癡呆。治療關鍵是應爭取儘早給予相應的治療，而不能僅僅只考慮到中風本身的治療。

選用的改善腦部血液循環的藥物一般講須可減少腦血管阻力，增加腦血流量，降低血黏度，降低高凝狀態，降低血小板及紅細胞聚集率，改善腦微循環並可提高氧的利用度，而同時對心血管的正常功能沒有明顯影響。

下面介紹一些常用的治療血管性癡呆的藥物。

1.降低血小板聚集率，改善血流藥物

常用的有阿司匹林、抵克利得、氯匹咯雷、丹參、川芎嗪、銀杏黃酮苷等。

（1）阿司匹林：小劑量阿司匹林可以降低血小板聚集率，減少血栓形成，且抑制血栓素 A_2 的縮血管作用。國內常用劑量為每日 50～75 mg（國外為 75～150 mg），可減少中風危險因子，改善或穩定輕、中度 VD 病人的腦血流灌注。可用於無禁忌證如潰瘍史或上消化道出血史的 VD 病人。

（2）抵克利得、氯匹喀雷：抗血小板聚集，抑制血小板聚集的二磷酸腺苷通路。有報導應用抵克利得每次 250 mg，每日 2 次，比用阿司匹林每次 650 mg，每日 2 次，能更有效地預防致命性或非致命性中風。國內常用劑量為每日 250 mg。副作用是腹瀉、皮疹、出血和嚴重的中性粒細胞減少。皮膚和胃腸道的副作用常為自限性。需作血流學隨訪。有專家認為這兩種藥的副作用比阿司匹林小，而效果更好。其中氯匹咯雷不引起中性粒細胞減少，效果更佳。

（3）丹參：丹參可降低血小板聚集率，降低血黏度，有抗氧化作用，改善自由基代謝。常用劑量為丹參片每次 3 粒，每日 3 次。

（4）川芎嗪：川芎嗪有效成分為川芎一號鹼即甲基吡嗪，每日用量為 80 mg 溶於 500 ml 葡萄糖溶液中，靜脈滴注 1 次，療程一般為 2 週左右。第一次靜脈滴注時，應注意觀察。

2. 擴張腦血管，改善血流藥物

擴張血管及改善血流藥物（降黏、抗凝藥）可酌情選用。必要時亦可與其他藥聯合應用以治療 VD。

（1）：鈣拮抗劑：① 尼莫地平：有研究表明，治後 1 年病情較治前顯著好轉；口服每次 20～60 mg，1 日 3 次；不良反應常為頭痛、頭暈、面部潮紅、胃腸不適、血壓下降、心率增快等。使用時必須逐漸增量，嚴密隨訪血壓；② 氟桂嗪（西比靈）：作用較緩和，常見不良反應有嗜睡、乏力，偶有精神抑鬱徵象及錐體外系症狀；每次 10 mg，每日 2 次。

（2）喜得鎮、腦通：① 喜得鎮除減少腦血管阻力外，亦可降低血小板聚集率，促進神經遞質乙酰膽鹼和多巴胺的合成與釋放，改善神經元功能；每次 0.5～1 mg，1 日 3 次，從低劑量漸增；② 腦通藥理作用與喜得鎮類似；

每次 5～10 mg，1 日 3 次；藥物的不良反應有噁心、嘔吐、面色潮紅、視力模糊、皮疹等。

（3）己酮可可鹼（巡能泰）：己酮可可鹼可在一定程度上提高認知功能。用量為每次 400 mg，每日 3 次。

（4）心腦舒通：我們觀察到該藥對改善心血管功能、微循環、自由基代謝及記憶商 MQ 有一定作用，可與 CHEI 併用以治療 VD 及 AD。一般用量為每次 30 mg，每日 3 次，門診用藥較安全。

（5）銀杏葉製劑（達維康、金納多、百路達、斯泰隆、銀杏葉片等）：均係銀杏葉提取物，每片均含銀杏黃酮醇苷9.6 mg，每次 1 片，每日 3 次，初用療程 2～3 個月。可與 CHEI 併用。有抗血小板聚集、降低血黏度、改善紅細胞變形能力、抗氧化作用，可擴張腦血管，增加腦血流，對缺血、缺氧有改善作用，可改善 AD 認知功能。EGB761 是銀杏葉的特殊提取物，有效成分為類黃酮、類萜烯、有機酸等，均有抗氧化作用。金納多從德國進口，可用 20～50 ml 加入 500 ml 5%葡萄糖溶液中，靜脈滴注，每日 1 次，一個療程 10～15 天。

（6）罌粟鹼樣藥物：

① 罌粟鹼，每次 30～60 mg，每日 3 次；

② 腦益嗪，每次 25～50 mg，每日 3 次；

③ 環扁桃酯，每次 200～400 mg，每日 3 次。

（7）某些中藥製劑：

① 腦安：主要成分為川芎、當歸、人參等，劑量為每次 2 粒膠囊（每粒 0.4 g），每日 2 次；

② 血栓通：主要成分為三七總皂苷，用 4～10 ml 溶於

葡萄糖溶液 250 ml 中，每日 1 次，靜脈滴注，10～15 天為一個療程；

③ 普樂林：主要成分為葛根，300～500 mg 溶於 250 ml 5%葡萄糖溶液中，每日靜脈滴注 1 次，7～10 天為一療程。

3. 抗氧化劑

大劑量維生素 E、維生素 C、銀杏黃酮醇苷等，必要時可合用於 CHEI。

大劑量維生素 E 有一定效果。美國科研小組隨訪 341 例中等嚴重 AD 發現，每日給 2000 mg 維生素 E 可使 AD 症狀減輕。我們體會日用量可 100～200 mg。

4. 增加動脈血氧分壓及含量的方法及藥物

如吸氧療法及都可喜、消心痛等藥物均可提高動脈血氧含量及動脈血氧分壓，改善認知功能、心功能及免疫功能。具體使用方法與治療老年性癡呆（AD）患者相同，此處不再贅述。

治療過程中應定期作認知功能檢查以評價療效，這點極為重要，既可用於判斷病情的進展情況，亦可及早發現藥物療效的動態改變，特別是當臨床治療方案改變後，更應定期檢查，檢查項目一般可選用 MMSE、HDS-R、WMS 及生活量表等。

另外，中風後患者常有精神狀態異常。抑鬱狀態可用百憂解、賽樂等，每次 20 mg，每日 1 次。對高齡老人應先用半片，如用藥 3～5 天後無特效反應，再增加至 3 / 4，如 5～10 天後無特殊反應，可逐漸加至 1 片，同時應觀察有關藥物不良反應問題。

另馬普替林初次用量為 25 mg 每日 3 次，必要時可逐漸加倍至每日 75～150 mg。焦慮狀態可用舒樂安定每次 1～2 mg，每日 2 次或 3 次，阿普唑侖每次 0.25～0.5 mg，每日 3 次。躁狂狀態可考慮用卡馬西平每次 0.1～0.2 g，每日 3 次，碳酸鋰每次 250～500 mg，每日 3 次。

第九章
中老年需提防的其他疾病

第一節 失 眠

中老年人必須重視睡眠問題。良好的睡眠品質是健康和工作的重要保證，睡眠不好，精神體力消耗難以補充，機體內環境失調，免疫功能下降，精神、心理必然會受到重大影響。睡眠差可能加速衰老，晚上10點到夜間2點是機體細胞新生最活躍的時間，如此時睡不好會影響細胞新陳代謝，長此以往，當然會加速人體衰老。

有的人睡眠不足，抵抗力差，經常患神經衰弱、乏力、胃口不好、傷風感冒，應就醫解決睡眠問題，而非吃保健品。長時間晚睡或睡眠不足，即令以後補睡也無法彌補以前睡眠不足造成的損失。

美國佛羅里達大學有一個研究小組透過對睡眠、催眠與人體免疫功能的研究，認為睡眠除了可以消除疲勞，使人體產生新的活力外，還與提高免疫力、抗病能力有著密切的關係。研究還發現，實行催眠術的受試人員對工作壓力有更強的自信與獨立處事的能力。國際精神衛生和神經科學基金會主辦的全球睡眠和健康計畫，決定每年3月21日為「世界睡眠日」。

1998年秋，某星期二，美國有關科學家驚奇地發現：

該日東北部地區的人均勞動生產率，突然比以往的星期二提高了 3%。3%的勞動生產率相當於好幾億美元的產值。經反覆調查研究發現，這天勞動生產率增值竟與人們的睡眠有關。在美國，秋天是橄欖球賽季節，該大賽安排在星期一晚間電視轉播，午夜後結束。而該週一的轉播時間比以往提早 1 小時，11 點半結束，這樣球迷們多睡了 1 個小時。就是這 1 個小時的睡眠，創造了第二天 3%的勞動生產率增值。從此認識了睡眠潛在的經濟價值。認為足夠的睡眠，可以改善人們的身心健康，從而影響勞動生產率。

另一研究發現，參加研究的大學生們平均睡眠時間約 8 小時，每少睡 1 個小時，對身心健康及生活感覺的評分可下降 8%，這一損失直接影響他們的工作和學習，午夜以前的睡眠品質較午夜後入睡為高。以上顯示睡眠價值在於保障身心健康，進而可創造精神及物質財富的增值。

一、睡眠與健康

每日究竟應該睡幾個小時？對這個問題國外近年來有多次大樣本的縱向研究。最近科學研究證實，睡眠時間過少當然不好，過長也影響人的壽命，出乎意料的研究發現最理想的睡眠時間是每日 6～7 小時，對某些老年人來講，也可能需要 7～8 小時，但再長的時間可能是不好的。

美國一項最新研究顯示，每晚睡眠 8 小時以上或低於 4 小時者，死亡危險比每晚睡眠只有 6～7 小時者高。

最近，加利福尼亞大學的研究人員在一項對 110 萬成人（30～102 歲）長達 6 年（1982～1988 年）的研究顯示，每晚睡眠僅 5～7 小時的成人壽命較睡眠 8 小時以上者長。這是第一項大規模研究，顯示每晚睡眠 8 小時者比睡眠 6.5～7.5 小時者死亡危險增加 12%，甚至每晚睡眠 5 小時者壽命也較睡眠 8 個小時者長，每晚睡眠 7 小時者生存率最大。但該研究沒有解釋這種關係的原因。

研究者 Kripke 博士指出，每個人保證平均每晚睡眠 7 小時是安全的睡眠量。

另有研究發現，每天睡眠 5 小時以下女性，患心臟病的相對風險較睡眠 8 小時者增加 45%，而每天睡眠 6～7 小時者，患心臟病危險分別增加 18%、9%，而每天睡眠時間 9 小時以上者，患心臟病的風險增加 9%。其機制尚待進一步研究。但是，死亡率與失眠症相關性很低，而使用安眠藥確實會增加死亡危險。

Buysse 和 Ganguli 博士在該研究發表時配發的評論中指出，即使睡眠短和失眠與早死無關，也會增加抑鬱危險和導致記憶力下降、情緒低下，影響健康。

美國國家睡眠基金會為此發表聲明，仍堅持推薦成人每晚平均睡眠 7～9 小時。每個人都有自己的合適的睡眠量，如果某人每晚睡眠 8.5 小時感到精力充沛，則不必根據這項研究結果去減少睡眠時間。

我們認為特別應反對整天嗜睡。睡眠時間過長，肯定不利於大腦功能的正常運轉，易造成老年記憶功能及智力的衰退。當然不能一概而論。不過，體質較弱、病後恢復期的人適當延長睡眠時間是必要的。

上述這一新的研究成果與過去的研究結論有所不同，過去曾認為每日至少應該睡眠 8 小時或 7～8 小時，老年人甚至更長些。這個問題以後可能還需要進一步地研究。

二、失眠的臨床表現

失眠者精神痛苦，可誘發焦慮症，甚至其他身心疾患，必須予以重視。失眠可表現為入睡困難、過早醒來、睡眠過淺、容易中斷等。根據發病時間，失眠可分為短暫性失眠、短期性失眠及慢性失眠等。

慢性失眠的原因有患慢性病（如心血管病、呼吸系統疾病、腦血管病等）、有情緒障礙（如焦慮、抑鬱或過於敏感等）及長期依賴於藥物、香菸、酒精、咖啡或濃茶等。應進行專業的睡眠和心理測試及詳細詢問有關情況，以便作出病因分析診斷。

睡眠障礙通常起因於內科疾病、精神科疾病、有關藥物或物質使用等次發性睡眠疾患。常見的原發性睡眠疾患包括晝夜節律性睡眠疾患，呼吸關聯之睡眠疾患及週期性肢動症（PLMS）或稱夜間肌躍症。原發性睡眠障礙隨增齡而增加，對睡眠障礙患者應有完整的病史記錄與體格檢查，以便進行正確的評估與診斷，此係用藥治療的重要環節。

三、失眠的治療

1. 心理疏導

中老年人失眠的處理需考慮到心理、精神、行為及生理疾病、睡眠環境、患者經歷等多方面的情況，不能只靠安眠藥解決問題，必須進行心理分析與心理疏導。必須向患者說明，要對醫生敞開思想，以便能分析有關原因而疏導情緒，方能得到更好的效果。

要建議患者晚上睡覺前避免喝濃茶、咖啡、酒及抽菸，或者參加會引起過於激動的活動包括打牌、打麻將、跳舞等，但睡前做一些適量運動是必要的，也可看一些有助於放鬆精神的書籍（如讀幾首詩、聽輕音樂）。應建議患者學會放鬆自己，將一切想法暫時擱置一旁，任其自然入睡，睡不著也不急，必要時也可以重新看點什麼資料。睡前沐浴有助於入睡，甚至可使入睡時間縮短到 1/3 左右。

2. 應用安眠藥

安眠藥的使用，原則上儘量不用或少用，必要時應根據醫生的建議選擇不易成癮的而且副作用小的鎮靜催眠劑。目前國內常用的安眠藥主要是苯二氮草類藥物（包括短、中、長效）。

短效的三唑侖對一過性失眠可能有幫助，且不影響次日精神狀態，但這類短效藥較易出現失眠的反彈現象；長效安眠藥有時可作用數十小時甚至幾天之久，應用時必須注意日間對認知和工作的影響，一般仍選用短效藥物較好。另一類藥物——抗焦慮劑有時也有助於安眠。

非苯二氮草類是新一代的安眠藥，如咪唑吡啶類的思諾思，該製劑有導入並維持睡眠的療效，且能減少對睡眠基本結構的影響，能保持良好的睡眠品質，藥物依賴情況較少，較易停藥。該類藥有逐漸取代苯二氮類而成為失眠短期治療的一線藥物的趨勢。

第二節　超重及肥胖症

目前國外及國內大城市中超重及肥胖者的比例很高，中國城市居民超重及肥胖者約占 40%，這向我們提出了如何改善生活方式以防治肥胖的重大健康問題。肥胖平均可減少一個人10餘年的預期壽命，黑人可達20年。

肥胖是健康危險因素，特別是對青年人和中年人。肥胖症可分為單純性肥胖和繼發性肥胖，前者占絕大多數，且病因複雜，繼發性肥胖與原發病有關。

一、超重及肥胖症流行病學調查

（1）國外：美國人口中的超重者在1960～1980年占總人口的1/4，1980～1991年猛增至總人口的1/3，10年間肥胖症患者增加32%，心臟病、乳腺癌患者也增加32%。美國最新一項調查顯示，美國人口中有60%超重，美國每年死於肥胖者達28萬人。

（2）國內：超重及肥胖症約有40%。臺灣20～64歲人群約占45%，北京高達50%以上。

王微報告北京25～64歲人群在1984～1999年超重率從27.5%增至35.9%，其中城區從29.1%增至31.8%，郊區從22.1%增至49.6%。城市及郊區的男性的發病率從23.5%增至43.4%，鄉村女性發病率增高（由28.4%增至46.0%），而城市女性發病率減低（由36.0%降至23.3%）。賈偉平報告超重和肥胖症患病率為44.26%。

二、超重及肥胖的病因

老年人肥胖症的病因主要是能量攝取超過支出。原發性肥胖與多種因素有關。

（1）飲食因素：如高熱量、高脂肪、低纖維膳食，食量過多，進食過快。

（2）年齡因素：增齡導致組織水分減少，肌肉萎縮，脂肪組織增多，體力活動及熱量消耗減少等；

（3）內分泌代謝因素：甲狀腺素減少，皮質激素增多等；

（4）遺傳因素：如父母有一方肥胖者，則其子女肥胖患病率為30%～40%；父母雙方肥胖者，則其子女肥胖率可高達60%～70%；

（5）基因因素：近來研究發現肥胖基因產物瘦素與肥胖發病有關。肥胖小鼠的肥胖由單基因控制，其突變可導致肥胖小鼠瘦素缺乏，多食及肥胖。人肥胖症患者有瘦素抵抗現象。

（6）其他：肥胖還與生活條件、工作環境、個人衛生知識及神經因素有關。

三、超重及肥胖症的診斷

（1）按與理想體重相差的百分比計算：老年人的理想體重的計算方法有兩種：

① 理想體重（kg）＝身高（cm）－105

② 理想體重（kg）＝〔身高（cm）－100〕×0.9

實際體重與理想體重相差在10%以內為正常，超過標準10%以上為超重，超過20%為肥胖。如果低於理想體重10%則為體重偏低，低於理想體重20%為消瘦。

（2）按體重指數（BMI）計算：體重指數＝體重（kg）／身高（m^2）。正常範圍為18.5～23，應盡可能使之小於24，因為BMI≥23，高血壓、糖尿病、血脂異常的患病率顯著升高。世界衛生組織（WHO）定BMI≥25為超

表 9-1　體重指數（BMI）的分類

分類	亞洲成人的 BMI	歐洲成人的 BMI
體重過低	<18.5	<18.5
正常範圍	18.5～22.9	18.5～24.9
超重	≥23	≥25
肥胖前期	23～24.9	25～29.9
Ⅰ度肥胖	25～29.9	30～34.9
Ⅱ度肥胖	≥30	35～39.9
Ⅲ度肥胖		≥40

重，≥30 為肥胖。亞太地區曾根據印度和日本的研究資料，定 BMI＞23 為超重，≥25 為肥胖。（表 9-1）

（3）按「三圍」計算：近年來因肥胖症、糖尿病及代謝綜合徵發病率高，已受到廣泛重視。肥胖有兩種，一種是周圍型肥胖，即全身各部位普遍發胖，特別是臀部與下肢，亦稱為梨形肥胖，多見於女性；另一種為中心型肥胖，以腹部肥胖為主，俗稱蘋果形肥胖或「將軍肚」，多見於男性。

腹部肥胖顯示腹部內臟有脂肪堆積，如脂肪肝等。檢查腰圍、臀圍並計算其比例即腰臀比，有助於判斷上述兩種肥胖。正常人腰臀比平均值為 0.899，糖尿病患者為 0.924；正常人腰股比平均值為 1.74，糖尿病患者為 1.82。男性腰臀比大於 1、女性大於 0.9 即為不正常。測量腰臀比和腰股比對超重患者有重要意義。

代謝綜合徵是上述比例不正常。有報導，代謝綜合徵患者雖然總體脂肪增長，但大腿部皮下脂肪反而減少，此係體內脂肪重新分佈所致，即周圍脂肪逐漸減少，腹部脂肪逐漸增加。

四、超重及肥胖的危害性

超重可增加患多種慢性病的風險，發生糖尿病、膽結石、高血壓、心臟病和腦中風的危險性均隨超重程度的增加而增加。與體重指數（BMI）為 18.5～24.9 的同性別同地位的人群相比：

① BMI 大於 35.0 的肥胖者發生糖尿病的危險約增加 20 倍，其中女性為 17 倍，男性為 23.4 倍；

② BMI 為 25.0～29.9 的超重但非肥胖者發生慢性病的危險也顯著增加，其中膽石症相對危險性為 1.9 倍，高血壓為 1.7 倍，高膽固醇血症為 1.1 倍，心血管疾病為 1.4 倍，隨訪 10 年期間，男女超重者糖尿病、高血壓、高血脂、膽石症、結腸癌和腦卒中（僅限男性）均隨超重的程度增加而增加。

發生慢性病的危險與 BMI 增高呈量的依賴關係。即便是體重位於正常上限（BMI 為 22.0～24.9），亦有類似發現。研究結果提示，最好能將 BMI 維持在 18.5～21.9，以便最大限度地降低慢性病患病危險。

五、超重及肥胖的防治

防治高血脂、超重及肥胖症，除逐步而嚴格限制熱能攝取量外，必須堅持長期一定量的運動，二者應給予同等重視，不可偏廢。

（1）必須加強對病人的教育

必須教育患者充分認識肥胖的危險性，使之克服不予重視或過於恐懼的心理狀態，認識到減肥是有作用的，但必須長期堅持，減肥後應預防再度肥胖。每 3 天或每週測 1 次體重，應盡可能脫掉衣服，以利於準確比較。如有可能，每月最好減輕 0.5～1 kg，不宜過快。檢查體重是為了檢驗治療效果，不可忽視。

（2）飲食療法

膳食治療應達到三個要求：① 確定合適的能量攝取量；② 適當的營養素分配比例和供給；③ 糾正不良膳食習慣。

1 kg 人體脂肪大約含有 29288 kJ 的能量，欲減少 1 kg 脂肪須減少 29288 kJ 能量攝取。如每天減少能量攝取 2092.0～2928.8 kJ，則 10～14 日後可減肥 1 kg。

肥胖膳食治療三大營養物質分配比例：蛋白質可占總熱量 20%～25%、脂肪占 10%～15%、碳水化合物占 60%。動物蛋白可占總蛋白的 50%左右。有提出總熱量可按每日每千克體重 83.68～104.6 kJ 計算，輕、中、重度肥胖每天攝取熱量應分別低於 6700、5900 及 5000 kJ，應同時保證攝取足夠的蛋白質（占總熱量的 10%～15%）、各種維生素及微量元素。堅決克服食量過多、食入過快、貪吃（如在某些場合）、進食高熱量食物包括煎炸的食品。

除控制動物油脂外，亦應充分重視植物油量的控制，食低脂肪、低熱量及高纖維素膳食對減肥有重要意義。同時應儘量減少食鹽的攝取量，嚴格規定飲食及運動量，有時可考慮給予某些藥物。

（3）運動療法

運動是減肥的重要一環，必須制定計劃長期堅持，其強度及時間可根據具體情況及本人適應能力而調整，包括患病情況。最簡單的運動是散步與慢跑。

（4）目前尚無確切而安全的減肥藥

故防治高血脂、超重及肥胖症主要仍在於自我保健措施。必要時可在醫師指導下試用食慾抑制劑及食用纖維製劑（每日 10～20g）。

義大利和法國對 2000 名肺動脈高壓患者進行研究，發現其中 30%不同程度地服用過與節食減肥有關的藥品，提出常用的由抑制食慾的減肥藥，可導致人體肺功能受損，嚴重者可造成肺動脈高壓。

研究人員發現，氟苯丙胺、安非他命等是這類減肥藥中含有的「對人體器官影響極大的」最危險成分，這些物質對血液循環和肺的生理功能產生嚴重影響，可導致血管收縮及血栓形成。甲狀腺素等代謝增強劑不適於老年物件。老年亦不適宜手術治療肥胖症。

第三節　營養不良

老年營養不良在一般人群中，特別是患某些進食欠佳者中，是一個常見的臨床問題，必須予以重視。不能因為營養過剩問題是當前重要問題，而忽略老年營養不良問題，以致耽誤診治。

老年營養不良包括低蛋白血症及其繼發的免疫功能低下、營養性浮腫、貧血，還包括特種維生素、微量元素的缺乏，均應引起高度重視。

一、營養不良流行病學調查

有報導顯示，在一些國家和地區營養不良仍是重要臨床問題。

（1）我們共統計 1994～2001 年的 8 篇關於社區老年居民營養不良的患病率的報告（其中年齡組分別為 77±6、>75、>70、>65、>65、>70、>75 及 74±7 歲），調查人數分別為 330、783、171、356、420、134、102、502 人，有營養不良高危物件加營養低下者分別為 19%、45%、22%、28%、15%、40.2%、17%及 31%。

（2）我們還統計了 8 篇關於一般職業醫師管理的門診及家庭病床物件營養狀況調查的報告，各報告中提及人數分別為 61、70、43、463、80、529、53、56 人，其年齡為 72～79，各組平均年齡分別為 79、83、70、84、84±6、78±9、80±7、>65 歲，顯示多屬於高齡物件，有營養不良高危物件加營養低下者分別為 38%、49%、71%、9%、66%、52%、25%及 59%。

Wilson 提及營養不良的診斷標準為血清白蛋白<35g / L，體重低於按年齡、性別、身高調整的正常值之 90%，提及如僅按體重標準則營養不良者在社區居民中為 11%。如將低蛋白血症作為營養低下之指標，則其患病率可高達 22%。我們在老年社區一般健康居民、一般門診對象及住院患者中，亦有類似觀察。特別在高齡、久病和進食少的對象中，有營養不良性貧血、低蛋白血症、營養不良性水腫者並不太少見。

上海華東醫院的鄭松柏、鄭安琳等報導住院老年病人血漿白蛋白水準隨增齡而降低，低蛋白血症性蛋白質能量營養不良在老年病人中非常常見。

我們調查發現半數老年人中維生素 B_1、維生素 B_2、維生素 C 缺乏，我們門診常見有些老年人主訴精神不好，常感乏力，胃口欠佳，甚至間歇出現輕度水腫，檢查沒有發現什麼特殊情況，服用維生素 B_1、複合維生素 B 後 1～2 個月，上述症狀消失。不少地區主食吃白米而少雜糧更容易缺乏維生素 B_1 等，應予注意。

二、營養不良的病因

Wilson 提到常見危險因素及營養低下的原因有藥物（服用多種藥物、天然製劑等）、情緒原因（如抑鬱症、精神病）、胃納障礙、吞嚥障礙、口腔因素（牙齒喪失、牙周炎、牙齦炎）、貧窮、癡呆、高活動／高代謝率（如抖動、運動障礙、甲狀腺功能亢進）、腸道問題（慢性腹瀉、吸收不良綜合徵）、飲食問題（如偏食、味覺及香味感受減退等）、低營養飲食（如低鹽、低膽固醇、抗糖尿病飲食）、購物及食物保存問題（運動障礙、環境不安全、運輸不足）等。

三、營養不良的診斷

（1）Omran 討論營養低下者之診斷，包括下述三個方面。

① 臨床評估：包括醫學病史、服藥情況、限制某些飲食情況、飲酒情況、社會及功能性病史、體格檢查；

② 評估各種膳食攝取量：可用食物登記法、24 小時回

表 9-2　評定老年營養低下的 SCALES 工具

	1分（較輕）	2分（較重）
悲傷①	10～14	≥15
膽固醇	≤160 mg / dL	≤160 mg / dL
白蛋白	35 g / L	<35 g / L
體重減輕②	每月 1 kg	6 個月 3 kg

注：① 悲傷評定用 Yesavage 老年抑鬱量表。

② Wilson 提及營養不良的診斷標準爲血清白蛋白低於 35g / L，體重低於按年齡、性別、身高調整的正常值的 90%。

顧法、應用食物的頻率問題法、膳食史法等；

③ 生化評估：包括血清蛋白、膽固醇等血生化檢查、免疫功能。

（2）SCALES 評定工具：用於評定老年營養低下危險因數有關標準，作為篩選工具可信度及敏感度均極高，且簡便易行，適於臨床應用，其標準如表 9–2。我們體會該表簡單而實用，其抑鬱量表必要時可用其他類似表格代替。

四、營養不良的防治

我們體會防治一般老年人群及某些特殊人群營養不良應作為每年體檢及諮詢項目之一，以便有效地進行防治老年營養不良工作。提出診斷及改進措施，包括對營養不良性貧血、低蛋白血症、缺鉀及某些維生素、微量元素缺乏的防治建議。不能將注意力僅集中於與老年慢性病有關的營養過剩問題。對較重的低蛋白血症、營養不良、貧血、維生素及微量元素缺乏，應給予積極治療。

一般可用改善食慾、增加攝取量、改善膳食構成（如高蛋白等），給予多種維生素、微量元素等，必要時可給予靜脈輸液補充白蛋白、維生素C、鉀鹽等，並定期檢查有關指標，預防感染。

同時應兼顧併發症的防治。我們體會一般老年人均應給予多種維生素，如維生素B_1、複合維生素B、維生素C、維生素E、維生素A、維生素D等。

第四節　骨質疏鬆症

老年骨質疏鬆及骨折發生率甚高，必須注意防治。2001年美國國立衛生研究院（NIH）對骨質疏鬆的定義為「以骨強度受損易使骨折危險增加的一種骨骼疾病。骨強度主要反映骨密度和骨品質的完整性」。

女性老年骨質疏鬆及骨折患病率遠高於男性，應特別注意，但最近有報告提到，臨床上對男性骨質疏鬆注意不夠，全球股骨頸骨折有1/3發生在男性，所以，對男性骨質疏鬆問題亦不能忽視。近年國內骨質疏鬆防治工作取得進展。

一、骨質疏鬆症流行病學調查

Srivastava提出，估計美國停經後的白人婦女中有54%（1680萬人）骨品質偏低（≤青年成人平均值減去2.0標準差），另20%～30%（690萬人）有骨質疏鬆，美國女性患骨質疏鬆症者50～59歲組為15%，≥80歲組為

70%。女性骨密度最低的 1 / 4 對象，股骨頸骨折的危險度高出骨密度最高的 1 / 4 對象 8.5 倍。骨密度每減低 1 個標準差，股骨頸骨折增加 2.6 倍，其他國家亦有類似發現。

李甯華、黃公怡報告在華北、華東、華南、西南及東北五大區，對 50 歲以上漢族人群 5602 人調查結果顯示，骨質疏鬆症總患病率為 12.4%（男 8.5%，女 15.7%）。中國張向明等調查 60 歲以上老年骨折 2242 例，髖部骨折占 21.41%。北京地區對 50 歲以上婦女的調查結果顯示，脊椎骨折的患病率為 15%，50～59 歲組僅 4.9%，而 80 歲以上組高達 36.6%，是前者的 6 倍以上。

朱漢民以 T'score 2SD 標準（DEXA）檢查上海地區居民骨密度，男性骨質疏鬆為 13.4%，女性為 40.1%；60 歲以上老人中，男性為 14.6%，女性為 61.8%；城市老年女性骨折患病率為 19.6%，城市男性為 12.4%，農村女性為 8.8%，農村男性為 3.4%。

吳青等調查北京地區 1333 例對象，進行雙能線骨密度測定，將骨質疏鬆診斷的標準定為峰值 −2.0 SD，骨質疏鬆在各年齡組的患病率分別為 50～59 歲組 30%～40%，60～69 歲組 60%～70%，70～79 歲組 80%～89%，80 歲以上組 85%～100%。

二、骨質疏鬆危險因子

運動不足、營養過量（高蛋白攝取量）或不足（鈣及維生素的攝取量不足）、吸菸、酒精過量、某些藥物（如糖皮質激素、甲狀腺素）、年齡（骨折的獨立危險因素），女性（患病率高）、停經過早、種族（非洲婦女骨量低於白人）、家庭骨折病史、遺傳史（骨密度遺傳度為50%～70%）等，均可導致骨質疏鬆症。

攝取動物蛋白過多可增加尿鈣排泄，蛋白質攝取量接近或超過 2g / kg，常有骨量低下。西方飲食習慣攝取動物蛋白質過多，可能與骨質疏鬆症發病率高有關。

三、骨質疏鬆症的診斷標準

（1）Srivastava 根據世界衛生組織標準，提出用於停經後婦女的診斷標準（用骨密度 BMD 為指標的骨量分類的診斷標準）。

① 骨量正常：BMD 不低於青年平均值減去 1 個 SD，即骨量正常，其 BMD 在正常青年人平均值的 ±1 SD 之內。

② 骨量減少（低骨量）：指 BMD 介於青年人平均值減去 1～2.5 SD 的範圍內。

③ 骨質疏鬆：指 BMD 值低於青年人均值減去 2.5 SD 以上。

④ 嚴重骨質疏鬆：指 BMD 值低於青年人均值減去 2.5 SD 以上，且有一處或多處脆性骨折。

（2）中國目前常用的診斷標準：

① 女性骨密度低於正常青年峰值減去 2 SD。

② 男性骨密度低於青年峰值減去 2.5 SD。

四、骨質疏鬆症的防治

（1）合理膳食：包括增加鈣及維生素 D 攝取量的飲食干預是防治骨質疏鬆的基本措施，且對改進骨密度及減少骨折有效。

首先必須保證飲食中鈣的供應。每日 2 瓶牛奶（450～500 ml），可保證鈣的供應，至少每日 1 瓶。必要時可補充口服鈣劑（如碳酸鈣 1000 mg / d、枸櫞酸鈣 1600 mg / d）。口服鈣劑對防治停經後婦女骨質疏鬆及骨折有一定效果。應注意牛奶與菠菜不要同吃，以免減少鈣的吸收，也勿用未經發酵的麵包作主食（以免影響鈣的吸收）。必須保證推薦量蛋白質的攝取，有利於骨質合成。

鈉攝取可增加尿鈣排泄量，女性每日多攝取 1 g鈉，可使增加 1%鈣丟失，攝取咖啡過多者，亦增加尿鈣排泄，所以應注意儘量少吃鹹食，咖啡亦不應多吃。應避免高蛋白過量攝取，以免增加鈣排泄。

臺灣成功大學的一項研究顯示，每天平均飲紅茶、綠茶或烏龍茶 2 杯至少 6 年，可增加骨密度。關於防治骨質疏鬆某些營養素的推薦攝取量分別參照表 4–3 及表 9–3（因二表內容不盡相同，故同時列出）。

（2）堅持運動及戶外活動：應注意盡可能早年即開始適量運動，運動的效果不受年齡的影響。體力活動防治骨質疏鬆及骨折危險度，可由兩個機制起作用：第一由增加 BMD 改善骨品質及骨強度，第二有可能減少摔跤的危險度。須注意有意識地經常接觸陽光，特別是冬春季。但老年人應避免劇烈的運動，特別是負重的劇烈運動。運動量應逐漸增加，如出現痛感應立即停止。

（3）戒菸戒酒：吸菸者 BMD 低於非吸菸者 5%～10%，吸菸的老年婦女髖部骨折率增加，可高出非吸菸者 17%。慢性酗酒者血清甲狀旁腺素（PTH）增高，降鈣素

表 9-3　骨組織的發育和維護營養素推薦攝取量

年齡(年)	鈣(mg / d, AI)	磷(mg / d, RNI)	鎂(mg / d, RNI) 男	鎂(mg / d, RNI) 女	維生素D(mg / d, AI)	氟(mg / d, AI) 男	氟(mg / d, AI) 女
1~3	500	460	80	80	5	0.7	0.7
4~8	800	500	130	130	5	1.1	1.1
9~13	1300	1250	240	240	5	2.0	2.0
14~18	1300	1250	410	360	5	3.2	2.9
19~30	1000	700	400	310	5	3.8	3.1
31~50	1000	700	420	320	5	3.8	3.1
51~70	1200	700	420	320	10	3.8	3.1
>70	1200	700	420	320	15	3.8	3.1

注：該表係 1998 年美國和加拿大國家科學院和醫學研究所食品和營養委員會公佈的推薦攝取量。AI：適宜攝取量；RNI：推薦攝取量。

濃度降低，增加尿鈣排泄，血清鈣水準降低。須強調，儘早戒菸、戒酒對防治骨質疏鬆亦極為重要。

（4）及早補充適量維生素 D，必要時加用活性維生素 D。

（5）另須再三強調防治骨折的重要性，這包括平時自己及家屬的重視，在上下樓梯、走過路滑地段或擁擠場所、穿馬路等時更應小心。晚上室內行動應有燈光，不要摸黑。

（6）停經後女性可以服用雌激素預防骨質疏鬆，雌激素有預防骨質疏鬆的作用，但應用激素替代療法的安全性問題仍有待進一步研究闡明。

五、骨質疏鬆症的常用治療藥物

針對某些可能加重骨質疏鬆的病因及其發病機制給予針對性治療。供應適量的鈣劑及維生素 D 是預防及治療骨質疏鬆症的基礎用藥，不可忽視。用藥過程中應定期檢查血鈣、磷濃度，並隨訪骨密度，以觀察療效，保證安全。

（1）鈣劑：鈣劑補充仍是治療骨質疏鬆症的基本手段，除由飲食補充鈣外，還可口服鈣劑，每日元素鈣攝取量為 1000～1200 mg。

（2）維生素 D：一般維生素 D 攝取量為每日 400～600 單位。必要時須用活性維生素 D_3，如 1- 羥基維生素 D_3（如萌格旺、阿法 D_3 等）、1 , 25 – 二羥基維生素 D_3〔1 , 25（OH）$_2$ D_3，如羅鈣全〕。羅鈣全用量為每日或隔日 0.25 μg。1 , 25（OH）$_2$ D_3 可增加破骨細胞數量和功能，促進骨吸收，另可直接抑制甲狀旁腺增生和 PTH 合成，並經由腸鈣吸收而間接抑制 PTH 分泌，減少骨吸收。在生理條件下，對骨吸收的抑制作用超過對破骨細胞介導的骨吸收促進作用，對成骨細胞骨形成作用較強，故其正負作用對消後之純效應是促進骨形成和骨基質礦化。故維生素 D_3 對老年骨質疏鬆的治療是必要的和有效的。

（3）降鈣素：降鈣素是機體內甲狀腺 C 細胞及非哺乳運動鰓後腺分泌的調節鈣代謝的激素。可減低破骨細胞的活力及數量，降低高轉換型骨質疏鬆引起的骨吸收增加，可用於骨轉換率高，特別是骨痛較重者。目前主要用魚類降鈣素，常用的有密鈣息，每次注射 50～100 U；鼻噴劑 200 U / 次；依降鈣素即益鈣寧注射劑，每次 10 U。須間斷治療，可每2週皮下注射1次。

（4）雙磷酸鹽：該藥與強羥磷灰石有高度親和性，可對抗酶消化，能進入羥磷灰石晶體中，當破骨細胞溶解晶體時，可釋放出以抑制破骨細胞作用。另可由刺激成骨細胞而抑制骨吸收，半衰期可有多年，可降低破骨細胞代謝活性，減弱其對骨的吸收能力。雙磷酸鹽對防治及治療骨質疏鬆均可應用，對降低椎體、髖關節骨折發病率有效。

① 依替磷酸二鈉：常用劑量為每日 400 mg，共 14 日，後每日口服相當元素鈣 500 mg 的鈣製劑，共 76 日，依此類推，循環使用。療程由醫師決定。

② 帕米磷酸二鈉：服藥時需空腹，服藥前後 2 小時不宜進食，不能與鐵劑、抗酸劑、瀉劑及其他含鎂、鋁、鈣製劑同服。每次 300 mg，用一杯清水至少 200 ml 送服，服藥後不應平臥至少 30 分鐘。

③ 阿倫磷酸鈉：本藥是新一代雙磷酸鹽，是對破骨細胞引起的骨吸收的強力抑制劑，可促使骨轉換速率恢復正常，已廣泛用於防治骨質疏鬆而取得較佳臨床效果。劑量為 5～20 mg / d（有用至 1 mg / d、2.5 mg / d、5 mg / d），常用劑量每日 1 次 10 mg，空腹服用，喝水 250 ml，服藥後 30 分鐘內不平臥，以防藥物在食管引起黏膜刺激，30 分鐘後方可進食，可同時服用鈣劑（如元素鈣 500 mg），晚餐後服用。因不抑制骨礦化所致骨軟化，可長期服用，明顯降低骨折發病率（降低骨折患病率主要發生在用藥最初的 12 個月）。

鑒於破骨細胞除骨吸收外，亦是刺激成骨細胞形成的啟動因素，對促進老年成骨細胞骨形成功能有作用。故應用抗骨吸收藥物治療老年骨質疏鬆的劑量應適當減少。有提出注射頻度可改為隔日 1 次，劑量可減半。必要時可加用氨基雙磷酸鹽。

（5）雌激素類製劑：雌激素能有效地減少骨吸收，降低破骨細胞活性，增加降鈣素的釋放，調節甲狀旁腺素（PTH）活性，增加鈣吸收，促進成骨作用，使骨質高轉換率恢復到正常水準，對骨小梁及骨皮質可抑制骨吸收作用（對後者作用程度較小），對停經後骨質疏鬆症其他方法療效欠佳且無禁忌證時，可考慮應用之。

應用激素替代治療（HRT）治療骨質疏鬆症，目前尚有爭論意見。美國哈佛大學的 Manson 博士認為在總體上健康停經後婦女使用雌激素 + 孕激素無心臟保護作用，並可能增加冠心病發病危險，最初一年猶為如此，認為不應該使用該療法預防心血管疾病。

然而，對此亦有不同看法。如澳洲婦產科專家 Barry 對 WHI 沒有主要選擇女性老年前期即 45～55 歲伴有潮熱、出汗等症狀者，而所選擇物件的 2 / 3 大於 60 歲，提出質疑。他指出研究物件中 BMI＞25 者占 69.5%，1 / 3 婦女 BMI＞30，這本身即可增加心血管疾病發生率。

美國Solomon 指出，伴有停經期症狀如潮熱、陰道乾燥不濕等症狀者仍是 HRT 有效的適應證，但不能鼓勵 HRT 長期用於防治骨質疏鬆。加拿大婦產科學會提出將療程控制在 4 年內是安全的。

現在對於停經後綜合徵的過渡期症狀如月經紊亂、潮熱出汗、尿頻等，採用 HRT 治療其療效及安全性經過 30 年臨床觀察已有共識。骨質疏鬆高危人群或已患骨質疏鬆症者在停經後仍可在必要時儘早應用 HR 治療。而僅為預防心血管病，則不應再將 HRT 作為治療方法，而需採用其他措施進行防治，如改變生活方式、運用健康四大基石等。

根據上述討論，結合國內情況及個體差異，應探索最小劑量而能達到最佳療效及最小風險的方案。用 HRT 者必須排除禁忌證及心血管疾患的高危因素如高血脂、高血壓、超重、肥胖、有較重動脈硬化或前期心腦血管疾病、血栓病病史，乳腺癌病史或有家族史、子宮內膜癌病史、子宮內膜移位症病史，嚴重肝病等。

當停經期綜合徵好轉後，可減量逐停。用於預防及治療骨質疏鬆的療程應適當縮短，過去一般主張 5～10 年，現一般考慮限制在 4 年以內。另可考慮選擇其他藥物進行預防及治療（如活性維生素 D_3、雙磷酸鹽、降鈣素及 SERM 等）。療程中應嚴密觀察包括心血管系統疾病及乳腺癌等在內的各種變化。國內常用的雌激素製劑有：

① 尼二雌醇（維尼安）：每次 2 mg，每 2 週 1 次，聯用安宮黃體酮，每 3～6 個月用 7～10 日，每日 6～10 mg。

② 結合型雌激素（倍美力）：0.625 mg / d，每日 1 次，每週期 1 個月，每個週期的後 10～14 日聯用安宮黃體酮每日 5 mg。

③ 7- 甲基異炔諾酮（利維愛）：2.5 mg / d，每日 1 次口服。

④ 17 β - 雌二醇（愛斯妥）：2 mg 外用。

⑤ 雷諾昔芬：係選擇性雌激素受體調節劑（SERM），作用於骨、脂肪、腦組織，有雌激素受體激動劑作用，對乳腺、子宮確有雌激素拮抗作用，防止停經後婦女骨丟

失，不增加乳腺癌危險，劑量為每日 60 mg。

（6）氟化物（特樂定）：該藥係單氟磷酸鹽（MFP）與鈣的複合製劑，係強效的骨形成刺激劑，可持久增加骨小梁的骨量，增加骨密度。每日 3 片，療程不超過 5 年。

第五節　高血壓

原發性高血壓是在一定的遺傳背景下與多種環境因素相互作用而引起的多因素疾病，是一種所謂複雜性發病機制的疾病，與不良生活方式如缺少運動以及超重、肥胖、高血脂、糖尿病、代謝綜合徵、攝取鹽過多、持續應激及心理失衡等因素均有密切關係。血脂代謝紊亂與高血壓發病也有關係。

一、最新血壓值正常標準

2003 年 5 月美國醫學會雜誌發表美國預防、檢測、評估和治療高血壓全國聯合委員會第七次報告（JNC-7）。JNC-7 中指出，收縮壓每降 20 mmHg，心腦血管事件的危險性就減少一半；舒張壓每降 10 mmHg，心腦血管事件的危險性亦有類似下降。

亦即血壓從 115 / 75 mmHg 開始，每增加 20 / 10 mmHg，心腦血管病發生的危險加倍，腦中風、冠心病和其他血管事件的病史率隨血壓增加而進行性增加。

隨著年齡增加，血壓有增加趨勢，認為 50 歲時血壓為 120 / 80 mmHg 的人，直至晚年有 90%的危險性將演變成高血壓。故 JNC-7 將正常血壓定為＜120 / 80 mmHg，而將

（120～139）/（80～89） mmHg 定為高血壓前期。高血壓前期應積極改變生活方式，如進低鈉飲食、運動、減肥、適量飲酒，進行干預。

國內有人認為該標準雖有警示作用，但也可能引起不必要的恐慌或造成醫療資源的浪費，提出治療高血壓的目標為＜140 / 90 mmHg，糖尿病＜130 / 80 mmHg。中國高血壓指南的修訂應充分考慮到中國高血壓防治的重點，有中國特點及科學性與實用性，以推動中國高血壓藥物治療的科學化、現代化和規範化，提高高血壓的防治水準。畢竟治療高血壓仍需臨床醫生結合經驗及病人的具體情況而定。血壓水準的分級見表 9-4。

JNC-7 將高血壓病分期簡化成兩期，均以血壓高低為準，而不考慮靶器官損害。第一期高血壓指血壓為（140～

表 9-4　血壓水準的分級

類　型	收縮壓〔mmHg（kPa）〕	舒張壓〔mmHg（kPa）〕
理想血壓、正常血壓①	<120(16.0)	<80(10.67)
正常血壓	<130(17.33)	<85(11.33)
高血壓前期①		
正常高值	130~139(17.33~18.53)	85~89(11.33~11.87)
亞組：臨界高血壓	140~149(18.67~19.87)	90~94(12.0~12.66)
1 級高血壓（輕型）	140~159(18.67~21.20)	90~99(12.0~13.20)
2 級高血壓（中型）	160~179(21.33~23.87)	100~109(13.33~14.53)
3 級高血壓（重型）	≥180(24.0)	≥110(14.66)
單純收縮期高血壓	≥140(18.67)	≤90(12.0)
亞組：臨界期收縮期高血壓	140~149(18.67~19.87)	≤90(12.0)

注：①參考值根據《美國預防、檢測、評估和治療高血壓全國聯合委員會第七次報告》（JNC-7）資料。

159）／（90～99） mmHg（收縮壓或舒張壓一項達標即可），第二期指收縮壓＞160 mmHg，舒張壓＞100 mmHg，這樣就把以前定的第二期、第三期合為新的第二期（因治療完全相同）。

治療目標標的血壓穩定，無併發症者血壓應＜ 140 / 90 mmHg，有併發症者（如左心室肥厚、蛋白尿、腎病、腦血管意外、冠心病等），血壓應＜130 mmHg，合併糖尿病者應＜100 / 80 mmHg。高血壓患者的血壓超過高血壓臨界值（140 / 90 mmHg）20 / 10 mmHg，即達到 160 / 100 mmHg，應給予藥物治療。

無併發症的第一期患者，應首先用利尿劑，第二期患者應該聯合應用兩種以上降壓藥，其中一種必須是利尿劑。50 歲以上成年人收縮壓＞140 mmHg 是比舒張壓更為重要的心血管病危險因素。

二、高血壓患者的生活方式的調整

Lawrence J. Appel 為主席的多中心研究協作組寫作組於 2001 年 1 月至 2001 年 6 月調查研究了 810 名物件（平均年齡 50±8.9 歲，62% 女性；其中 34% 為非洲裔美國成人），其血壓為（120～159）／（80～95） mmHg，且未用抗高血壓藥物治療。干預分為三組：行為干預組（268 人）、行為干預＋飲食干預組（269 人）、僅給予一般忠告組（273 人）。行為干預＋飲食控制組，採取的措施主要包括以下：

① BMI＞25 者，6 月內減重 6.8 kg；② 每週中等強度體力活動 3 小時；③ 每日鈉鹽攝取量＜180 mmol / L；④ 飲

酒，男性日量＜30 g（2 杯），女性日量為男性日量的 1 / 2 上量。

另增加蔬菜及水果攝取，結果顯示行為干預組，去除僅給予建議組導致的改變外，平均收縮壓下降 3.7 mmHg，P＜0.001。行為干預＋飲食控制組收縮壓下降 4.3 mmHg。結果顯示：① 在僅基於建議組之基線檢查時高血壓患病率為 38%，6 月後降為 26%；② 行為干預組高血壓患病率為 17%；③ 行為干預+飲食控制組高血壓患病率為 12%。結論認為多種生活方式的改變可降低血壓，並減少心血管病的發病危險度。

國內有學者報導在北京等六城市城區選擇兩個不相鄰框架人口約為 1 萬的自然人群，分別作為干預和對照社區，從兩社區 35 歲以上人群中分別選取 2000 名既往無腦中風病史者作為隊列人群，進行體格檢查及腦中風危險因素調查，篩查高危對象，3 年後隨訪。

在高危組中對基線篩查的高危人群進行干預，重點是高血壓的防治，對照組則順其原有醫療條件不加干預，3

表 9-5　生活方式的調整

調整項目	推薦	收縮壓下降大致範圍（mmHg）
體重減輕	BMI 控制在 <24，至少 <24.9	5~20①
用新飲食方案	多吃蔬菜、水果、低脂飲食	8~14
減少鈉攝入	每日 2.4 g 鈉或 6 g 氯化鈉	2~8
體育活動	規律的有氧鍛鍊 >30 分鐘／日，每週多次	4~9
限制飲酒	100~200 g 紅葡萄酒	2~4

注：① 高血壓肥胖者，體重每下降 10 kg，收縮壓可下降 5 ~ 20 mmHg。

年後復查結果顯示，干預組腦中風發病危險減少 29%（相對危險度 0.71），死亡減少 40%（相對危險度 0.60），干預可減少各類高血壓患者腦中風發生。

結論認為，社區干預可有效地控制高血壓，提高人群的高血壓知曉率、治療率和控制率，減少其腦中風發病率和死亡率。老年高血壓治療時有關藥物劑量應從小劑量開始逐漸增加，嚴密觀察，隨時調整劑量，必要時可聯合用藥。對高血壓患者應設法使血壓降至 125 / 75 mmHg 以下。

三、高血壓的藥物治療

老年高血壓患者在改變生活方式數月，血壓仍超標時應予藥物治療。即使高齡患者，藥物對治療單純收縮壓升高或收縮壓、舒張壓均增高者也都有效。

特別是伴有糖尿病、心力衰竭或腎臟併發症危險因素者，更應嚴格控制血壓，對降低心腦血管病等併發症的發生均有顯著作用，絕不可忽視。

1. 用藥注意事項

（1）一般應從低劑量開始，以減少可能的不良反應，需要時逐漸增加劑量。

（2）聯合用藥。當某藥小劑量療效不顯著或耐受欠佳時，首先可加用小劑量的第二種藥物，而不是加大第一藥物的劑量，以盡可能減少不良反應。一般單一降壓藥有效降壓率為 50%～60%，40%～50%患者可能需用兩種或兩種以上藥物聯合治療。

（3）一般可考慮首選每日給藥一次的製劑，以提高依從性，保證療效。

（4）必須堅持用藥，定期復查，以便觀察療效，及時調整劑量，特別是氣溫顯著降低時或有某些重大事件時更要密切觀察。

（5）當血壓得到滿意控制一段時間後，可在嚴密觀察下，逐步減少藥物劑量或聯合用藥中的一種，一般不可突然停藥，以免血壓波動，甚至誘發心血管事件。

（6）因噻嗪類利尿劑在預防主要心血管事件方面的優越性，且費用低，可作為單純中老年高血壓患者首選藥物。不宜使用利尿劑者可考慮選用鈣拮抗劑或血管緊張素轉換酶抑制劑（ACEI）。ACEI 與長效鈣拮抗劑在老年高血壓患者中預防心血管死亡率的效果相同，ACEI 在降低心梗和充血性心力衰竭方面優於鈣拮抗劑。

（7）對腦或冠狀動脈供血不足者，降壓較多可能引起腦血管意外或心梗，應特別注意。

2. 常用降壓藥物

常用藥物包括利尿劑、β受體阻滯劑、ACEI、血管緊張素Ⅱ受體拮抗劑、鈣通道阻滯劑（CCB）、α、β腎上腺受體阻滯劑。

（1）利尿劑：療效肯定，價格較低，適用於老年人。特別需從小劑量開始。

① 雙氫克尿塞每日可 12.5 mg 或更低劑量。另有與噻嗪類利尿劑化學結構相似的吲噠帕胺鈉催離，有利尿和鈣拮抗作用，為新的強效長效降壓藥，可由阻止鈣內流擴張血管，降低外周阻力而降壓，對心排血量及心律無明顯影響，降壓效果較為理想。適用於輕中度原發性高血壓及充血性心力衰竭，可單用或聯用藥，每日可用半片 1.25 mg。

使用過程中應注意電解質變化。不良反應有腹瀉、食慾減退、噁心、口乾、眩暈、心悸等，可有體位性低血壓及低血鉀、低血鈉、低氯性鹼中毒等。成人常用劑量為每日1次，1.25 mg晨服，4週後可增至每日1次，2.5 mg，再4週後增至每日1次，5 mg。一般每日2.5 mg，好轉後可減為隔日2.5 mg的維持量，並合用其他利尿劑。

② 保鉀利尿劑：可導致血鉀升高，血鈣降低，血膽固醇與血糖升高，必須注意。氯噻酮，每日1次，12.5～25 mg。螺內酯，每日1次，20～100 mg。氨苯喋啶，每日1次，25～100 mg。阿米洛利，每日1次，5～10 mg。

（2）β受體阻滯劑：

該類藥物有效而安全，老年人對該類藥較為敏感，治療應從小劑量開始。臨床常用中效脂溶性β阻滯劑倍他樂克（美托洛爾）及長效水溶性比索洛爾等。對本藥過敏或有支氣管哮喘、嚴重心動過緩、慢性呼吸道阻塞性疾患及周圍血管性疾病者勿用。

① 倍他樂克：本藥可作為第一線用藥，可單用或聯用。本藥為選擇性β_1受體阻滯劑，無內在擬交感活性，較大劑量時對心臟選擇性逐漸消失，對血管及支氣管平滑肌的β_2受體亦有作用。

其降壓機制可能有：Ⓐ阻斷心臟β_1受體，減慢心率，降低心排血量；Ⓑ抑制腎素釋放，降低血漿腎素濃度；Ⓒ阻斷中樞β受體，降低外周交感神經活性；Ⓓ 減少去甲腎上腺素釋放。口服1.5小時血藥濃度達峰值，最大作用時間1～2小時。成人劑量每日25 ~100 mg，分早晚2次服。老年人對本藥代謝與排泄能力低，應從小劑量開始適當調節劑量。本藥常能較好耐受。常見不良反應有疲乏、眩暈、抑鬱、頭痛、失眠等，另可有氣短、心動過緩。

②比索洛爾：本藥亦係β_1受體阻滯劑，無內在擬交感活性，對β_1受體的親和力較β_2受體大11～34倍，對支氣管β_2受體也有一定程度的阻滯。成人常規劑量首次從每天早晨服2.5～5 mg開始，用藥1週後根據療效調整劑量。推薦劑量為5～10 mg，每日1次。老年人對本藥代謝與排泄能力低，應從小劑量開始適當調節劑量。不良反應同上。

（3）ACEI：由抑制血管緊張素轉換酶（ACE），使血管緊張素Ⅱ合成減少而降壓，較為安全而有效，可有效降低心力衰竭患者死亡率和病死率，對左心室肥厚和胰島素抵抗均有較強作用，適用於併發糖尿病、高尿酸或心衰患者。臨床常用的有卡托普利（甲巰丙脯酸、開搏通）、培哚普利特丁（雅施達）、依那普利（悅寧定）以及具有雙通道排泄的苯那普利（洛丁新）、蒙諾和西拉普利（一平蘇）等。主要不良反應是乾咳，是緩激肽降解受阻而刺激呼吸道引起的。

①卡托普利（甲巰丙脯酸、開搏通）：係ACEI，能競爭性抑制ACE。ACE可將無活性血管緊張素Ⅰ轉化為血管緊張素Ⅱ，後者有強縮血管作用，本藥能減少血管緊張素Ⅱ的生成，從而抑制血管收縮而降壓。另可減少醛固酮分泌，抑制激肽酶Ⅱ，使緩激肽積聚，且可增加前列腺素及其代謝產物生成，進一步擴張血管而降壓。

本藥亦可直接降低周圍血管阻力，心排血量無明顯改變或增多，腎血流量增加。臥位、立位降壓作用無差異。

能同時擴張動脈與靜脈，降低周圍血管阻力（後負荷）和肺毛細血管楔壓（前負荷），因而可改善心排血量，提高運動耐量，用於心衰治療。

口服吸收迅速，吸收率在 75%以上，但胃腸道有食物存在，可使本藥吸收減少 30%～40%，故宜在餐前 1 小時服用。成人常用劑量為 12.5 mg，每日 2～3 次，必要時可逐漸增加至 25 mg，每日 2～3 次。可單用或與強心劑利尿劑合用。適用於老年高血壓及伴充血性心衰患者。

禁忌證：Ⓐ 對 ACEI 過敏：Ⓑ 曾使用其他 ACEI 而出現腎衰或神經血管性水腫。老年人對其降壓作用較敏感，須酌情減量。

② 培哚普利特丁（雅施達）：本藥是前體藥，在體內水解為活性代謝物培哚普利拉，後者係競爭性 ACEI。

適應證：原發性高血壓及腎性高血壓，充血性心衰。

禁忌證：Ⓐ 血管神經性水腫；Ⓑ 對 ACEI 過敏者。對粒細胞減少者慎用。

成人常規劑量為初始 2 mg，每日 1 次，必要時可逐增至 4 mg，每日 1 次，最大劑量為 8 mg，每日 1 次。

一般維持劑量為 2～4 mg，每日 1 次。老年人初始劑量亦為 2 mg，每日 1 次晨服。必要時治療 1 個月後可逐漸增至每日 4 mg。

③ 依那普利（悅寧定）：本藥是一種弱 ACEI，但其活性代謝產物依那普利拉是一種具有高親和力的競爭性 ACEI，藥效是卡托普利的 10～20 倍。其作用機制與卡托普利相似。

成人常規劑量為 5～10 mg，每日 1 次。必要時可逐漸增至每日 20 mg，最大劑量為每日 40 mg，分 2～3 次服用。老年人對降壓作用較敏感，需酌情減量，嚴密觀察。

④ 蒙諾：本藥亦係前體藥，在體內水解為活性代謝產物福辛普利拉，後者係競爭性 ACEI，成人常規劑量為每日 1 次 10 mg，必要時可逐漸增至 20～40 mg，每日 1 或 2 次服用，最大日量為 80 mg。老年人應酌情減量。

⑤ 西拉普利（一平蘇）：該藥是新型長效無巰基 ACEI，其本身為含羧基的前體藥，口服後被組織中酯酶轉化成活性代謝產物西拉普利那，後者係競爭性 ACEI，成人常用劑量每日 1 次 2.5～5 mg，最初 2 日可從 1.25～2.5 mg 開始，2～4 過後必要時可調整至每日 5.0 mg。老年人應採用較低劑量，開始可每日 0.5 mg，根據情況調整。

⑥ 苯那普利（洛丁新）：本藥係前體藥，肝內水解成有活性的代謝產物苯那普利拉，後者為不含巰基的 ACEI。成人常規劑量為每日 1 次 10 mg，維持量可逐漸加至 20～40 mg，每日 1 次或 2 次。老年人應酌情減量。

（4）血管緊張素 II 受體拮抗劑：

該類藥具有與 ACEI 共同的特點，即對心力衰竭患者有特殊價值，可阻斷血管緊張素 II 的生成，延緩血管動脈粥樣硬化及左心室肥厚，優點是沒有咳嗽的不良反應，且幾乎沒有其他不良反應。代表藥有纈沙坦（代文）、氯沙坦鉀（科素亞）、氯沙坦鉀－氫氯噻嗪（海捷亞）及替米沙坦（美卡素）。

① 纈沙坦（代文）：是一種強效和特異性的非肽類血管緊張素 II 受體拮抗劑（ARB），選擇性作用於血管緊張素 II 相關的 AT_1 受體亞型，抑制血管緊張素 II 引起的血管

收縮、醛固酮釋放、平滑肌細胞增生等作用而降壓。本藥對 AT1 受體的親和力比 AT_2 強約 20000 倍。對其他激素受體或離子通道無作用，在降低血壓的同時不影響心率。該藥非 ACEI，可單獨或聯用其他藥物如氫氯噻嗪治療高血壓。對本藥或其他 ARB 過敏者禁用。

患者對本藥耐受良好，不良反應較少，且輕微短暫，不需治療。發生率≥1%的不良反應有頭疼、頭暈、咳嗽、疲勞、噁心、腹痛等，發生率＜1%的不良反應有水腫、虛弱、失眠、眩暈等。但這些反應與藥物有無因果關係尚未明確。成人用藥劑量為每日 1 次 80 mg，抗壓作用一般在 2 週內出現，4 週後可達最大療效。血壓降低不滿意者，2～4 週後酌情逐漸增至 160 mg，每日 1 次。老年人一般可每日 1 次 80 mg，必要時酌情作適當調整。

② 氯沙坦鉀（科素亞）：作用機制同上。對 AT_1 有高度選擇性，其 5- 羧酸體內代謝產物（E-3174）活性比母藥強 10～40 倍。本藥非 ACEI，亦不與其他激素受體或離子通道相結合，無激動活性。本藥可單用或聯用其他藥物治療高血壓及心力衰竭。

不良反應：較常見的有頭暈、乏力，少見的有體位性低血壓、腹瀉、偏頭痛、皮疹、失眠，神經血管性水腫極罕見，出現即應停藥。不良反應率與劑量無關，但老年患者明顯較多。成人常規劑量為每日 1 次 50 mg，可逐漸增加至每日 75～100 mg，分 1 或 2 次服用。肝功能不全或有水、鈉缺失者，起始用較小劑量。老年患者一般不需調整劑量，但亦不能排除個別老年患者對本藥敏感，必要時可先用半量（25 mg）。

（5）鈣通道拮抗劑（CCB）：

由阻止鈣離子內流和細胞內鈣離子移動，降低周圍血管阻力及心肌收縮力而有較好降壓效果，對血脂及胰島素水準無不良影響。本藥耐受性好，適用於老年高血壓伴有冠心病、糖尿病或有代謝綜合徵等患者。應用於老年收縮期高血壓患者有助於防治腦血管病。一般應選用長效鈣拮抗劑，常用者有苯磺酸氨氯地平（絡活喜）、硝苯地平控釋片（拜心通）、非洛地平（波壓定），以及緩釋維拉帕米等。第二代短效製劑尼群地平。不良反應有潮紅、踝部水腫、便秘等。

① 苯磺酸氨氯地平（絡活喜）：該藥係 1，4- 二氫吡啶類鈣通道阻滯劑，結構及藥理效應與硝苯地平相似，能優先阻滯去極化的細胞鈣通道，口服起效時間為 24～96 小時，治療後 7 年可觀察到收縮壓明顯下降。本藥可單用或與其他藥聯用治療高血壓及慢性穩定性心絞痛和血管痙攣心絞痛。對本藥或其他同類藥過敏者、嚴重低血壓患者禁用，慎用於與 β - 受體阻滯劑聯用。常見的不良反應有踝部和足部水腫、頭暈、頭疼、面紅、心悸、乏力、噁心等，少見的有心動過緩、低血壓、體位性低血壓。

成人常用劑量為開始時每日 1 次 5 mg，必要時增至最大劑量每日 1 次 10 mg。肝功能不全者，可從每日 1 次 2.5 mg 開始。老年患者每日 1 次 2.5 mg。老年患者用較小劑量即可能收效，每日 5～10 mg 可使 75%老年人血壓恢復正常。藥品有每片 2.5 mg、5 mg、10 mg 三種規格。

② 硝苯地平控釋片（拜心通）：可阻滯鈣離子內流入細胞內，阻止血管平滑肌及心肌細胞收縮，擴張血管，降低血壓，緩解心絞痛，可單用或與其他降壓藥合用，適用

於預防和治療冠心病、心絞痛及高血壓。

不良反應：初用者可見面部潮紅，心悸，踝、足與小腿水腫，用利尿藥可消退；較少見的有咳嗽、哮鳴、呼吸困難；個別可有口乾、舌根麻木、頭痛、噁心、食慾缺乏等。成人常用劑量為每日 1 次 30～60 mg，一般不超過每日 90 mg，多數在 7～14 天可完成劑量調整。

③ 尼群地平：化學結構與硝苯地平類似，係 1，4- 二氫吡啶類鈣通道阻滯劑，能抑制血管平滑肌及心肌的跨膜鈣離子內流，以血管作用為主。可擴張全身血管，包括冠狀動脈及腎小動脈，降低舒張壓及心肌耗氧量，保護缺血心肌，不影響竇房結或房室結傳導。另有利尿作用，但不增加尿鉀排量，可單用或聯用於治療高血壓。對該藥過敏者忌用，心絞痛患者初用時或增加劑量時須慎重。老年人血藥濃度較高，雖半衰期未延長，亦應減少劑量。

成人常規用藥劑量為每日 1 次 10 mg，以後可逐漸調整為每日 1 次 20～40 mg，亦可每日 2 次，每次 10 mg 或 20 mg。老年人可能對較低劑量（每次 5 mg，每日 1 至 2 次）即有反應，應予注意。

（6）α、β腎上腺受體阻滯劑：有卡維地洛（達利全）、拉貝洛爾、鹽酸阿羅洛爾。

① 卡維地洛（達利全）：本藥同時阻滯α_1及β受體而降壓，其對β受體阻滯作用較強，對心排血量及心律影響不大，極少產生水鈉瀦留。適用於原發性高血壓、心絞痛及充血性心力衰竭患者。不良反應有偶發輕度頭暈、頭痛、乏力、心動過緩、體位性低血壓及胃腸不適等。對本藥過敏者、糖尿病患者、支氣管痙攣或慢性阻塞性肺炎患

者及嚴重心動過緩者（心律<50 / 分）禁用。

成人常用劑量為初次每日 1 次 25 mg，可酌情逐漸調整至每日 50 mg，分 1～2 次服用，最大日用量小於 100 mg。老年人初始劑量為每日 1 次 12.5 mg，2 週後可逐漸增至最大劑量每日 50 mg，分 2 次服用。本藥有每片 6.25 mg、10 mg、25 mg 三種規格。

② 拉貝洛爾：成人常規劑量為每次 100 mg，每日 2 次，2～3 日後可逐漸增至維持量 200～400 mg。

③ 鹽酸阿羅洛爾：成人常規劑量為每次 10 mg，每日 2 次。劑量可逐漸增至每次 15 mg，每日 2 次，老年人宜從小劑量 5 mg 開始。

第六節　糖尿病

一、糖尿病流行病學調查

中國新華社重慶 11 月 8 日報導，2004 年 10 月 7 日在重慶召開的「2004 年糖尿病防治論壇」稱，中國糖尿病患者已超過 5000 萬人，且以 150～200 萬／年的速度遞增，成為世界上糖尿病患者最多的國家，其中 90%以上是 2 型糖尿病。如不能有效防治，到 2025 年，中國糖尿病人數將達到 1 億。

美國糖尿病患病率為 6.8%，65～74 歲組為 18.7%，目前美國＞ 65 歲者糖尿病有 400 萬人。英國倫敦≥60 歲者 4%有糖尿病，≥80 歲者占 9%，糖耐量減低（IGT）分別有 6%和 13%。澳洲≥65 歲者中糖尿病患病率占 10%，IGT

為 80%，≥75 歲者分別為 15%和 10%。日本≥45 歲者中糖尿病患病率為 10%，IGT 為 15%。

二、糖尿病病因

糖尿病的發病與遺傳因素及後天生活方式均有密切關係。近年特別強調不良生活方式在糖尿病發病中的重要性，如肥胖症、高血壓、缺少運動、飲食過量、吸菸、應激反應及心理調節失衡等，其中特別以肥胖症更為重要。

肥胖症是 2 型糖尿病獨立的高危因素，是糖尿病自然病程的起源。肥胖症首先引起胰島素抵抗，胰島代償性分泌胰島素以保持糖代謝正常，當胰島素分泌量不能代償胰島素抵抗時則餐後血糖升高或糖耐量減低（IGT），IGT 可進一步損傷胰島功能，如空腹血糖超過 7.0 mmol / L，即可發生臨床糖尿病。

80%～90%的 2 型糖尿病患者伴有超重或肥胖，體重增加與其發病危險性高度相關。如將 BMI＜23 時糖尿病發病率風險定為 1.0，則 BMI≥25 者風險為 5.5，BMI≥30 者風險為 25，BMI≥35 者風險為 72。以上因素共同促使體內胰島素分泌不足或老年後出現胰島素抵抗和作用減退。血糖過高，可使葡萄糖介導的胰島 β 細胞分泌胰島素的反應受到抑制，即所謂「葡萄糖毒性作用」。

三、糖尿病診斷標準

目前常用診斷標準為世界衛生組織制定的標準，以空腹血糖（FPG）≥7.0 mmol / L 和口服葡萄糖耐量試驗（OGTT）2 小時血糖（2 HPG）≥11.1 mmol / L 為診斷的公認標準。但 FPG≧7.8 mmol / L 不是一項靈敏的診斷指標，而 OGTT 費事、費時，故 1997 年美國糖尿病學會透過大量流行病學資料分析，建議推薦 FPG≧7.0 mmol / L 作為新的糖尿病流行病學診斷標準。

WHO 制訂了糖尿病新的分類和診斷標準，將正常空腹血糖定義為＜6.0 mmol / L，對新診斷的糖尿病病人，建議在初始測試後作一個確認測試；糖耐量減低（IGT）的標準為 FPG＜7.0 mmol / L，但 75 g葡萄糖負荷後（OGTT）2 小時為 7.8～11.1 mmol / L。另將空腹血糖 6.0～6.9 mmol / L 定義為空腹血糖受損（IFG），其意義與 IGT 同（參閱表 9-6）。按此分類標準更有助於鑒別出高危物件並及時干預。

表 9-6　糖尿病診斷標準

	正常〔mmol / L(mg / dl)〕	糖耐量減低〔mmol / L(mg / dl)〕	糖尿病〔mmol / L(mg / dl)〕
空腹	<6.1(110)	6.1~7.0(110~125)	≥7.0(126)
餐後	<7.8(140)	7.8~11.1(140~199)	≥11.1(200)
給糖後	<7.8(140)	7.8~11.1(140~199)	≥11.1(200)

中國糖尿病防治指南達標標準：空腹血糖＜7.8 mmol / L，餐後兩小時血糖＜10.0 mmol / L。血壓＜140 / 90 mmHg。血脂：三酰甘油＜2.2 mmol / L。膽固醇：＜5.7 mmol / L，低密度脂蛋白＜3.6 mmol / L，高密度脂蛋白＞0.9 mmol / L。

四、糖尿病防治干預

生活方式干預是防治糖尿病的首要措施。

生活方式干預目標：① 降低總熱量攝取，結合運動以減輕體重，BMI 降至 25 或體重至少下降 5%；② 脂肪攝取量占總攝取量的 30%以下；③ 飽和脂肪占總熱量 10%以下；④ 膳食纖維攝取量高於 63 mg / kJ；⑤ 每週體力活動 4 小時以上（每天＞30 分鐘）。

改變生活方式措施主要有：① 開始階段進行健康教育；② 長期接受個體化健康教育，包括運動、營養、心理、行為指導，每 2 月 1 次；③ 加強患者自我監測。

改變不良生活方式是防治糖尿病的基本干預措施，必須予以重視。關於應用藥物防治的問題，個別化對待。給藥應限於安全、有效、耐受性好（且易於被接受的藥物干預）。

五、糖尿病常用治療藥物

1.促胰島素分泌劑

（1）磺酰脲（SU）類降糖藥：磺酰脲簇是 SU 類降糖藥發揮降糖作用的基本結構，而去除苯環上的 NH2 及打開苯環側鏈上的異構氮環，可增強降糖作用而降低其不良反應。目前已研製開發出三代 SU 類降糖藥。第一代磺酰脲類降糖藥有甲苯磺丁脲、氯磺丙脲等；第二代有格列齊特、格列吡嗪、格列本脲等；第三代有格列美脲等。老年人宜選用半衰期短、排泄快的短效藥物，如格列齊特、格列吡嗪、甲苯磺丁脲等短中效製劑，而避免使用氯磺丙脲、格列本脲等長效 SU 類降糖藥，因為作用時間長，腎功能損害時易積蓄，易產生低血糖。

① 格列齊特（達美康）：本藥適用於經飲食控制及體育鍛鍊 2～3 個月後療效不滿意的輕、中度 2 型糖尿病患

者。本藥為第二代磺酰脲類（SU）降糖藥，降糖作用較強，其降血糖強度僅次於格列本脲，可持續作用 24 小時。本藥對大多數 2 型糖尿病有效，使空腹及餐後血糖降低，使糖化血紅蛋白下降 1%～2%。

作用機制為：Ⓐ 與胰島 β 細胞膜上的磺酰脲受體特異性結合，關閉 K^+ 通管、開啟 $Ca2^+$ 通道，升高細胞內 $Ca2^+$ 濃度，增加胰島素分泌；Ⓑ 對糖尿病代謝紊亂有效，防止血管病變如改善視網膜病變和腎功能；Ⓒ 可減少血小板黏附與聚集，降低血栓素水準，增加內皮細胞纖維蛋白溶解酶原活性，加強纖維蛋白降解能力。成人常規劑量，開始每次 80 mg，在早、晚餐前 30 分鐘口服；亦可 40 mg，早晚餐前口服，最大量 240 mg / d，老年人一般 80 mg / d 即可。製劑規格有每片 40 mg 與 80 mg 兩種。

② 甲苯磺丁脲（甲磺丁脲，甲糖寧，D-860）：其適應證及藥理大致同上，持續時間 6～12 小時。成人常用劑量每次 0.5g，每日 2～3 次，餐前半小時服用，一般日量 1.5 g，最大日量 3g。製劑規格為每片 0.5 g。

③ 格列本脲（優降糖）：本藥有強大的降血糖作用，對大多數 2 型糖尿病患者有效。口服吸收快，口服後 2～5 小時血藥濃度達峰值。持續作用 24 小時。成人常規劑量，初始每日 2.5～5 mg，與早餐同服。對降糖藥特別敏感者起始劑量為每日 1.25 mg，必要時每週可增加藥量 2.5 mg，最大劑量為每日 10 mg，製劑規格為每片 2.5 mg。肝、腎功能不全者及老年患者需慎用此藥。

④ 磺酰脲類藥物一般不良反應不嚴重，1%～2%患者可有過敏性皮疹、眩暈、乏力、噁心嘔吐、食慾減退、腹

瀉等。劑量過大時應注意發生低血糖的可能性。肝功能異常及白細胞減少均少見。禁忌證：對磺胺類藥物過敏者，2型糖尿病患者伴有急性併發症，白細胞減少者，肝腎功能不全者，1型糖尿病患者。

（2）瑞格列奈（諾和龍）：本藥為氨基甲醯甲基苯甲酸衍生物，是一種起效快、作用時間短的非磺酰脲類促胰島素分泌的餐時血糖調節藥。適用於2型糖尿病患者，特別是老年人較適用。

禁忌證：對本藥過敏者，糖尿病酮症酸中毒，1型糖尿病，有明顯肝腎功能損害者。75歲以上患者慎用。

不良反應：（偶發）胃腸道反應，腹痛、腹瀉、噁心、嘔吐、便秘，一般較輕微；低血糖一般較輕微；偶發皮膚過敏反應，如瘙癢、發紅、蕁麻疹。

成人常規劑量起始為0.5～1 mg，餐前服用者，劑量調整至少間隔1週或1週以上，最大日用量為16 mg。小於65歲者和大於65歲者藥動力學無明顯差異。製劑規格為每片0.5 mg、1.0 mg或2 mg。

2. 雙胍類降糖藥

宜用二甲雙胍（格華止），而不用苯乙雙胍，因前者代謝併發症明顯少於後者，但用藥劑量不宜過大（日量＜2g），75歲以上慎用。二甲雙胍單用不產生低血糖症，但如與磺酰脲類藥或胰島素合用，可引起低血糖。本藥能降低2型糖尿病患者的空腹、餐後血糖，可使糖化血紅蛋白下降1%～2%。

作用機制為：Ⓐ 增加周圍組織對胰島素的敏感性，增加胰島素介導的葡萄糖利用；Ⓑ 增加非胰島素依賴的組織對葡萄糖的利用；Ⓒ 抑制肝糖原異生，降低肝糖輸出；Ⓓ 抑制腸壁細胞攝取葡萄糖；Ⓔ 抑制膽固醇的生物合成和貯存，降低血三醯甘油、總膽固醇水準。

禁忌證：2 型糖尿病併發急性併發症及肝、腎功能不全，有嚴重心、肺疾患，對本藥過敏者，全身情況較差者（營養不良）。老年人慎用。

不良反應：胃腸症狀，如噁心、嘔吐、腹瀉、腹脹、食欲減退；偶見乏力、疲倦、皮疹；可發生乳酸性酸中毒。成人常用劑量為開始每次 0.25 g，1 日 2～3 次，必要時可逐漸增至每日總量 1～1.5 g，每日最多不超過 2 g。80 歲以上者用藥需檢查肌酐清除率是否在正常範圍。製劑規格為每片 0.5 g或 0.75 g。

3. α－葡萄糖苷酶抑制劑

有阿卡波糖、伏格列波糖等。阿卡波糖和伏格列波糖可減慢小腸上端 80%的澱粉及糊精分解成葡萄糖，對腎功能無影響，適用於老年患者。

（1）阿卡波糖（拜糖平）：適用於經飲食控制及體育鍛鍊 2 個月而療效欠佳的 2 型糖尿病患者，可單用或與磺酰脲類、二甲雙胍或胰島素合用。本藥是新一代降糖藥，能明顯降低餐後血糖。長期服用還可降低空腹血糖和糖化血紅蛋白水準。

禁忌證：對本藥過敏者，有明顯消化和吸收障礙的慢性胃腸功能紊亂者，腎功能不全者。

不良反應：常見有胃腸道不良反應如胃脹、腹脹、腹瀉、胃腸痙攣性疼痛、便秘、排氣增多等，原因系由於腸道中沒被消化的碳水化合物經細菌酵解、產氣增多之故，低劑量、服用時間延長均可減輕此副作用；少見乏力、頭痛、眩暈、低血糖、皮膚搔癢、紅斑、皮疹及蕁麻疹等過敏反應。成人常規劑量起始為每次 25 g，1 日 2～3 次，與第一口飯同服，可每間隔 1～2 週逐漸增至每次 50～100 g，1 日 3 次，每日量不宜超過 0.3 g。製劑規格為每片 50～100 mg。

（2）伏格列波糖（倍欣）：適應證、不良反應大致同上。老年人生理功能下降，應從小劑量開始，並適當減量，成人常規劑量為每次 0.2 mg，每日 3 次，餐時服用，必要時可逐漸增至每日 1.2 mg。製劑規格為每片 0.2 mg。

4. 胰島素增敏劑

有馬來酸羅格列酮、吡格列酮 。這類藥有保護 β 細胞功能和增強胰島素敏感性的作用，較安全。適用於經飲食和鍛鍊治療後血糖控制欠佳的 2 型糖尿病患者。患者體內有一定的胰島素水準是本藥治療 2 型糖尿病前提。本藥半衰期 3～4 小時。

禁忌證：對本藥過敏者、肝腎功能不全者禁用，1 型糖尿病可與胰島素合併。不良反應少見，單用者不引起低血糖，少數可出現輕度貧血、水腫，一般不需中斷治療。本藥不可掰開服用。成人常規劑量起始為 4 mg，單次服用，必要時可加至每日 8 mg，分 2 次服用。

5. 胰島素

使用胰島素應嚴格掌握適應證，如血糖控制差，臨床症狀明顯，急性併發症，併發嚴重感染或嚴重心腦血管病，進行外科手術等。應用過程中應嚴密觀察，避免發生低血糖。

第七節　高血脂症

一、基本概念

1.脂質

脂質即脂類物質。中性脂質由脂肪（甘油三酯和膽固醇）和類脂（包括固醇類固醇、磷脂和糖脂）兩部分組成。脂肪主要存積於脂肪組織中，是儲存能量的場所。類脂主要分佈於腦、神經以及各種細胞的細胞膜上，是構成生物膜的基本成分，也合成類固醇激素和膽酸，參與人體生命活動。血漿中的脂質有膽固醇（C）、膽固醇酯、甘油三酯（TG）、磷脂及游離脂肪酸等以結合的形式存在於血液中，其中游離脂肪酸與白蛋白結合，其餘脂質都與球蛋白結合成脂蛋白。

（1）脂質的來源：一部分來自富含脂肪和膽固醇的食物，稱外源性脂質；另一部分由人體代謝過程中肝臟利用糖類和其他物質自身合成，稱內源性脂質。

（2）血中脂質叫血脂，具有重要生理功能。血脂代謝異常可導致動脈粥樣硬化及相關疾病。

2.脂蛋白

脂質不溶或微溶於水，在血液中脂質必須與一類特殊蛋白質相結合構成易溶於水的複合物，這種複合物叫脂蛋白。脂蛋白能溶於血液，在循環中轉運脂質。脂蛋白的分子結構由疏水性的核心（由甘油三酯 TG、膽固醇酯組成）和親水性的外殼（由磷脂、游離膽固醇、載脂蛋白組成）

兩部分構成。各種脂蛋白的代謝需載脂蛋白、酶和脂蛋白受體共同參與。各種脂蛋白的化學組成和代謝途徑不同，產生不同的生理作用。脂蛋白按其密度的不同及漂浮於鹽溶液中的漂浮率不同，可分為以下四種。

（1）乳糜微粒（CM）：CM是運送外源性TG及TC的形式。來源於食物脂肪，顆粒最大，密度最低，含蛋白質（1%～2%）及膽固醇（2%～7%）量最低，而含三酰甘油量最高（80%～95%）。血漿中乳糜微粒升高可引起明顯的高三酰甘油，正常人血清中僅含有少量的CM，因此血清清亮，如血清中CM較多則呈混濁狀。其功能主要是轉運外源性三酰甘油。

（2）極低密度脂蛋白（前β脂蛋白，VLDL）：顆粒較CM略小，介於CM與低密度脂蛋白之間，而密度較CM略高。主要由肝臟合成，其成分主要為內源性三酰甘油（60%），含蛋白質（5%～10%）及膽固醇（10%～15%）量較低。血液中VLDL含量高時，外觀混濁。其功能主要為轉運內源性三酰甘油。極低密度脂蛋白增高則產生高三酰甘油症和高膽固醇血症。

（3）低密度脂蛋白（β脂蛋白，LDL）：顆粒較VLDL小，密度則較高。主要作用是將膽固醇從肝內轉運至肝外組織。血漿LDL升高與心血管疾病患病率和死亡率升高相關。含內源性膽固醇量（40%～45%）最高，三酰甘油含量（10%）較低，含蛋白質25%。其功能為轉運外源性膽固醇。低密度脂蛋白增高可產生高膽固醇血症。

（4）高密度脂蛋白（α脂蛋白，HDL）：顆粒最小，密度最高。其蛋白質量最高（45%～50%），富含膽固醇和磷脂（各占 25%），僅含少量三酰甘油（2%）。其血漿濃度增高一般不致引起高血脂症。HDL 的作用是促進 CM 和 VLDL 分解並合成膽固醇酯，阻止游離膽固醇在動脈壁積聚，防止動脈粥樣硬化發生。

3. 載脂蛋白（APO）

載脂蛋白是位於脂蛋白表面的蛋白質，具有十分重要的生理功能，目前已發現有 20 餘種如 APOA，APOB，APOD，APOE 等，主要有運載血脂、作為與特異性受體相結合的連接物和啟動與血脂代謝相關酶等重要功能。

二、高血脂症的患病率及危險因素

1. 患病率

2004 年 10 月 12 日衛生部公佈 2002 年 8～12 月「中國居民營養與健康狀態調查」結果顯示，血脂異常者 1.6 億。我們調查 1853 例老年人，高血脂患病率達 80.46%，另調查 891 例社區對象，患病率 35.91%。北京市 65 歲以上的老年人，高血脂症患病率 51.4%。一般講城市老年人高血脂患病率高於農村。

2. 高血脂症的危險因素

（1）飲食結構不合理：高脂肪、高糖、高能量、低碳水化合物、少穀物飲食及細糧等與高血脂症發病有一定關係。攝取過多的動物脂肪及膽固醇可導致血清總膽固醇（TC）及低密度脂蛋白（LDL）升高，高密度脂蛋白（HDL）降低，甘油三酯（TG）升高。

（2）遺傳因素：有高血脂症家史者易患高血脂症。

（3）缺乏運動是非常重要的危險因數。

（4）超重及肥胖與高血脂症可互為因果。

（5）酗酒及吸菸亦與高血脂症有關。

（6）某些疾患：可引起總膽固醇（TC）及低密度脂蛋白膽固醇（LDL–C）水準升高的疾病有嚴重糖尿病、甲狀腺功能減退、腎病綜合徵等；可引起甘油三酯（TG）升高和 / 或 HDL–C 降低的疾病有酒精性肝炎、中毒、嚴重糖尿病、甲狀腺功能減退、腎病綜合徵、嚴重應激狀態如心肌梗塞、腦中風及尿毒症等。

（7）某些藥物：可引起 TC、LDL–C 水準升高者，如雄激素、腎上腺皮質激素、孕激素、噻嗪類利尿劑。可引起 TC 升高和 / 或 HDL–C 降低者，如雄激素（降低 HDL–C）、β－受體阻滯劑、腎上腺皮質激素、雌激素、口服避孕藥、尼古丁（降低 HDL–C）、合成的維生素 A 複合物（用於痤瘡）、鋅（降低 HDL–C）。

（8）環境因素：某些環境因素，如食物及飲水中缺少鈣、錳、鋅、硒等元素可能與高血脂症有關。

三、高血脂症危害性

高血脂症及脂蛋白與動脈粥樣硬化（AS）發病有關，而動脈粥樣硬化又與心腦血管病及癡呆發病有關。

① 膽固醇：是動脈粥樣硬化斑塊中主要的脂質成分。血漿 TC 濃度與動脈硬化嚴重程度及冠心病發病率呈正相關。

② LDL：是所有脂蛋白中首要的導致動脈硬化的脂蛋白，動脈與粥樣硬化呈顯著正相關。因體內 70%的膽固醇由 LDL 攜帶，血清總膽固醇水準升高主要有 LDL 升高所

致。

③ HDL：有防治動脈粥樣硬化形成的作用，亦呈抗 AS 性脂蛋白，血清 HDL 水準與 AS 發生率呈顯著負相關，HDL 能清除周圍組織，包括動脈壁上的 TC，將其轉運至肝臟或其他組織進行代謝。含有 APOE 的 HDL 可與 LDL 競爭受體，可抑制 LDL 由受體進入細胞內，防止 AS 形成。

④ 甘油三酯（TG）：TG 血症與冠心病和冠心病死亡率有極密切的關係，高 TG 血症是引起 AS 的獨立危險因素。

脂代謝紊亂及神經元對膽固醇的攝取及代謝障礙（包括膜蛋白的轉運異常），特別是與由 APOE ε 4、氧化應激、脂質過氧化及 A β 相互作用導致神經元損傷及凋亡，有作者據此提出膽固醇作用於細胞膜受體轉運而影響神經元，作為 AD 的發病機制之一。血膽固醇水準與 AD 患病率有相關性。

高血脂症還與血黏度升高有關，從而進一步影響心腦血管病發作。

四、血脂異常臨床分型及診斷標準

高血脂症臨床分為四類：

（1）單純性高 TC 血症：TC＞5.72 mmol / L，TG＜1.7 mmol / L。

（2）單純性高 TG 血症：TC＜5.72 mmol / L，TG＞1.84 mmol / L。

（3）混合型高血脂症：TC＞5.72 mmol / L，TG＞1.84 mmol / L。

（4）低 HDL-C 血症：HDL-C＜0.9 mmol / L。

高脂蛋白血症分型（WHO-Friedrickson's 分型）見表 9-7。高脂蛋白血症分型並不是病因學診斷。這種分型常可因膳食、藥物或其他環境因素的改變而變化。同時需檢測的項目繁多，個別類型的檢測尚需複雜的技術和昂貴的設備。因此目前已很少應用。

中國各種血清脂質測定值的臨床意義及美國 NCEP-ATP II 血脂異常診斷標準具體見表 9-8 及表 9-9。

五、降脂治療目標

降脂治療的目標使血漿膽固醇＜5.17 mmol / L，甘油三酯＜1.24 mmol / L，低密度脂蛋白＜3.12 mmol / L，高密度脂蛋白＞0.91 mmol / L。國內研究認為，總膽固醇不應低於 3.62 mmol / L，以免腦出血患者增多。

六、高血脂症的防治

1. 改善生活方式

必須強調改善不良生活方式對防治高血脂症的重要性，特別應強調合理膳食及加強運動鍛鍊，保持合適的體重，防治超重和肥胖，戒菸、戒酒。

膳食結構的調整目標建議為：總脂肪不超過總熱量的 30%，飽和脂肪酸不超過總熱量的 8%，多不飽和脂肪酸占總熱量的 8%～10%，單不飽和脂肪酸占總熱量的 12%～14%，碳水化合物不低於總熱量的 55%，蛋白質占 15%左右，膽固醇＜300 mg / d。

表 9-7　高脂蛋白血症分型

分類	外觀	脂蛋白電泳	血脂水平	臨床相關情況
Ⅰ	血清透明，頂端有「奶油層」	CM↑	TC↑, TG↑↑	不發或少發冠心病，易發胰腺炎
Ⅱa	血清透明，頂端無「奶油層」	LDL↑	TC↑↑	易發冠心病
Ⅱb	血清透明，頂端無「奶油層」	LDL↑, VLDL↑	TC↑↑, TG↑	易發冠心病
Ⅲ	血清透明，頂端有「奶油層」	β-BLDL↑	TC↑↑, TG↑↑	易發冠心病
Ⅳ	血清透明，頂端無「奶油層」	VLDL↑↑	TC↑, TG↑↑	易發冠心病
Ⅴ	血清透明，頂端有「奶油層」	CM↑, VLDL↑↑	TC↑, TG↑↑	少發冠心病

表 9-8　中國各種血清脂質測定值的臨床意義

脂質名稱	合適水平〔mmol/L(mg/dL)〕	臨界水平〔mmol/L(mg/dL)〕	需治療水平〔mmol/L(mg/dL)〕	治療目標〔mmol/L(mg/dL)〕
TC	<5.17(200)	5.17~5.69(200~220)	≥5.72(221)	<5.72(221)
LDL-C	<3.12(120)	3.12~3.63(120~140)	≥3.64(141)	<3.64(141)
HDL-C	>1.04(40)	1.04~0.91(40~35)	≤0.91(35)	>0.91(35)
TG	>1.69(150)	1.69~2.26(150~200)	≥2.26(200)	<2.26(200)

表 9-9　美國 NCEP-ATPⅡ血脂異常診斷標準

血脂指標	合適水平〔mmol/L(mg/dL)〕	臨界水平〔mmol/L(mg/dL)〕	高危水平〔mmol/L(mg/dL)〕
TC	<5.2(201)	5.2~6.2(201~240)	≥6.2(240)
LDL-C	<3.4(131)	3.4~4.1(131~159)	≥4.1(159)
HDL-C	>0.9(35)		≥0.9(35)
TG	<2.3(204)	2.3~4.5(204~398)	≥4.5(398)

2. 常用調脂藥物

主要調脂藥物中，降總膽固醇（TC）的有考來烯胺、考來替泊、普羅布考、彈性酶；主降 TC，兼降甘油三酯（TG）的有辛伐他汀、普伐他汀、氟伐他汀、阿托伐他汀、血脂康；主降 TG，兼降 TC 的有菸酸、菸酸肌醇酯、阿昔莫司、氯貝特、本紮貝特、益多脂、非諾貝特、古非貝琪、泛硫乙胺；降 TG 的有海魚油。

（1）他汀類藥物：即羥甲戊二酰輔酶A（HMG–CoA）還原酶抑制劑，其分子結構與 HMG–CoA 還原酶（膽固醇合成的限速酶）的天然底物 HMG–CoA 結構十分相似，可與酶的活性部位結合，抑制膽固醇的生物合成，係強有力的膽固醇合成抑制劑，該類藥物對防治高血脂症及心腦血管病與 AD 均有一定作用。臨床上應用的有洛伐他汀、普伐他汀、辛伐他汀、氟伐他汀四種。

① 洛伐他汀（美降之）：每次 10～20 mg，每日 1 次，晚餐時服用。劑量可按需調整。當膽固醇降至 3.6 mmol / L 以下或 LDL 降至 1.94 mmol / L 以下時應減量。最大日用量為 80 mg。

② 普伐他汀（普拉固）：起始劑量為每次 5～10 mg，每日 1 次，睡前服用，4 週後根據患者反應調整劑量。每日最大劑量為 40 mg。

③ 辛伐他汀（舒降之）：每次 10～20 mg，每日 1 次，晚餐時服用，可根據膽固醇水準由 5～10 mg 開始，1 個月後根據血脂水準調整之，最大日用劑量 80 mg。

④ 氟伐他汀（來適可），每次 20～40 mg，每日 1 次，睡前服用，可按需調整至最大日用量 80 mg。

他汀類藥物副作用主要為胃腸道反應，可有轉氨酶及肌酸激酶偶升高，肝腎功能不全者禁用。血脂正常後可減量再維持一段時間。

（2）苯氧芳酸類或安妥明衍生物：安妥明較早用於降脂，對降低 TG 及 VLDL 有明顯作用。因該藥副作用較大，現多用其衍生物。可增加脂肪酶的活性，減少 VLDL 的合成，增加 VLDL 分解，可升高高密度脂蛋白膽固醇（HDL-C）。臨床常用的有非諾貝特、吉非羅齊、苯紮貝特、益多酯等。

① 非諾貝特（力平脂）：用藥量為每次 0.1 g，每日 3 次，偶有轉氨酶升高或胃腸道反應；

② 吉非羅齊（諾衡，康利脂）：每次 0.2 g，每日 2 次，偶有轉氨酶升高或胃腸道反應。

③ 苯紮貝特（必降脂）：每次 0.2 g，每日 3 次；

④ 益多酯（洛尼特，特調酯），每次 0.25 g，每日 2～3 次，偶有轉氨酶升高或胃腸道反應。

該類藥物嚴重肝腎功能不全者慎用。該藥能加強抗凝劑的作用，故合用時抗凝劑應減半。

（3）膽酸結合樹脂：此類藥係高分子陰離子交換樹脂，不為胃腸道吸收，而與膽汁酸結合成多價螯合物排出體外，干擾膽汁酸的肝腸循環，增加膽汁酸（膽固醇的最終代謝產物）排泄，導致膽固醇更快地轉變成膽汁酸，降低血膽固醇。可用於 LDL 增高，但可使甘油三酯升高，不宜單獨用於Ⅱb 型患者。臨床常用的藥物有考來替泊和普羅布考。

① 考來替泊（降脂樹脂 2 號，降膽寧）：每次 10 g，

每日 2 次，或每次 4～5 g，每日 3～4 次。主要副作用有噁心、便秘。

② 普羅布考，每次 0.5 g，每日 2 次。適用於Ⅱa 或Ⅱb 型高脂蛋白血症患者。主要副作用為噁心、腹脹等胃腸道反應。

（4）菸酸類：即尼古丁酸，菸酸，係 B 群維生素。本藥可通過抑制 VLDL 的合成而影響血中膽固醇的運載，大劑量可降低血清膽固醇及甘油三酯濃度。但轉化成菸醯胺後則無降血脂作用，現多用菸酸的衍生物，如阿昔莫司、菸酸肌醇酯等。菸酸可擴張周圍血管，能啟動脂蛋白酯酶活力，使血漿游離脂肪酸減少，甘油三酯、VLDL 合成減少，VLDL 分解加快，減少產生 VLDL。臨床常用的藥物是菸酸，每次 0.5～1 g（適應後每次 1～2 g），每日 3 次。該藥副作用較大，有皮膚潮紅、瘙癢及胃部不適。現多用其衍生物阿昔莫司（樂脂平），每次 0.25 g，每日 2～3 次。

3. 其他調脂藥物

（1）絞股藍：我們觀察發現，使用絞股藍每次 60 mg，每日 3 次，有一定降脂作用，並能抗氧化、提高 NK 細胞活性及記憶商，考慮認為可以作為防治之用。

（2）多烯康（魚油烯康、魚油）：本藥為天然海魚油製劑，是ω-3 型必需脂肪酸的組成成分，ω-3 型必需脂肪酸主要為二十碳五烯酸（EPA）和二十二碳六烯酸（DHA），來自海洋生物或海魚。二者含有不飽和鍵較多，EPA 含 5 個不飽和鍵，DHA 含 6 個不飽和鍵。

其作用機制有兩點：① 降血脂：多烯康可降低 TG、

TC、LDL、VLDL，並升高 HDL 以及促進脂肪酸氧化，降低血液黏度，有利於降低冠心病的發病率；

② 抑制血小板聚集、延緩並阻止血栓形成：多烯康能競爭性抑制環氧化酶，使前列腺素合成及血小板釋放的血栓素 A_2（TXA_2）減少，且可減少血小板花生四烯酸的含量，競爭性地抑制藥生四烯酸的代謝，抑制血小板聚集、延緩血栓形成、擴張冠脈，有利於防治心腦血管病，每次 0.9～1.8 g，每日 3 次。

本藥常見副作用為：① 胃腸不適，噁心、嘔吐、腹瀉等；② 個別可出現發熱，肌肉、咽喉疼痛，淋巴結壓痛；③ 長期大量服用濃縮劑，可導致維生素 A、維生素 D 達中毒水準。魚油烯康即 DHA + EPA，可降低血脂。

（3）亞油酸：為不飽和酸，能與膽固醇結合成酯，並可能進而促使其降解成膽酸而排泄，降低血漿中 TC 及 TG 含量，維持血脂（膽固醇、三酰甘油等）代謝的平衡。

（4）彈性酶：由胰臟提取或由微生物經發酵製得。彈性酶係一種能溶解彈性蛋白的酶（胰彈性酶），是由 240 個氨基酸組成的多肽。能影響脂質代謝，阻止膽固醇在體內的合成並促其轉化成膽汁酸，因而可降低血清膽固醇。臨床用於Ⅱ型和Ⅳ型高血脂症（尤適用於Ⅱ型）、動脈粥樣硬化、脂肪肝等的防治。用量 10～20 mg，每日 3 次。

（5）大蒜及大蒜製劑：大蒜中含有蒜素，可抑制血小板聚集、抗血栓、降脂，進食 5 g大蒜，可抑制血小板聚集 48 小時。大蒜中的蒜素經化學反應可轉化為具有降低血管緊張素活性、擴張血管和降壓作用，且能改善因高血壓引起的頭暈、頭痛及耳鳴等。因蒜素及其反應物分子量極小，不穩定，日常進食大蒜更適合於一般家用。國產雪櫻花大蒜油丸有降脂，抗氧化，抑制血小板聚集，增加纖溶酶活性，抗血栓及防治動脈粥樣硬化的作用。臨床用於腦梗死患者有一定效果，可用於防治。每粒膠囊含濃縮蒜油 3 mg，相當於 1.5 g鮮蒜，每日 2～4 粒，飯後服用。

第八節　代謝綜合徵

代謝綜合徵（MS）近來受到普遍關注。代謝綜合徵的發生除與遺傳因素有關外，也與生活方式有一定關係。老年患病率甚高。

一、代謝綜合徵與心腦血管病

由於肥胖與缺乏運動的靜止生活方式，代謝綜合徵正在全球流行。代謝綜合徵與糖尿病和心腦血管疾病存在高度相關性。代謝綜合徵患病率隨年齡的增長而增加。

吳桂賢等報導 11 省市代謝綜合徵患者中心腦血管病發病率的研究，共研究 35～64 歲 27,739 人，於 1992 年進行基線危險因素調查，隨訪到 1999 年 12 月 31 日，發現患代謝綜合徵者心腦血管病年標化發病率明顯高於無代謝綜合徵者，前者相對危險度為 3.12。有高血壓、高密度脂蛋白較低和高腰圍者，心腦血管病年標化發病率最高。在男性中，年齡、吸菸、體重指數、總膽固醇和代謝綜合徵是心腦血管病的最重要的預測因素，女性的重要預測因素為年齡、體重指數和代謝綜合徵。

結論認為，代謝綜合徵是心腦血管病發病最重要的危險及預測因素，對此必須進行一級和二級預防。

二、代謝綜合徵重要表現、診斷標準及其與肥胖的關係

1. 重要表現

（1）肥胖，尤其中心型肥胖。

（2）糖耐量減退或 2 型糖尿病。

（3）脂代謝異常。

（4）血壓偏高或高血壓。

2. 代謝綜合徵的診斷標準

（1）世界衛生組織正式提出代謝綜合徵的名稱及初步定義。

① 糖耐量或空腹血糖異常（IGT 或 IFG）或糖尿病。

② 胰島素抵抗：由高胰島素葡萄糖鉗夾技術測定的葡萄糖利用率低於下位 1 / 4 位點。

③ 高血壓：血壓≥140 / 90 mmHg。

④ 高甘油三酯（≥1.69 mmol / L）和 / 或低 HDL 膽固醇（男性＞0.9 mmol / L；女性＞1.0 mmol / L）。

⑤ 中心型肥胖：腰 / 臀比，男性＞0.9，女性＞0.85 和 / 或 BMI>30。

⑥ 微量白蛋白尿：尿白蛋白排泄率≥20 μg / min 或白蛋白 / 肌酐≥30 mg / g。

（2）美國國家膽固醇教育計畫成人治療組第三次指南（NCEP-ATPⅢ）提出了代謝綜合徵的診斷標準，符合以下 3 個或 3 個以上條件者即可診斷為代謝綜合徵。

① 中心型肥胖：男性腰圍＞102 cm，女性腰圍＞88

cm。

② 高甘油三酯：TG≥1.69 mmol / L。

③ 高密度脂蛋白膽固醇：男性＜1.04 mmol / L，女性＜1.29 mmol / L。

④ 高空腹血糖：空腹血糖≥6.1 mmol / L。

⑤ 高血壓：血壓≥130 / 85 mmHg。

（3）賈偉平等報告分別用上述兩種代謝綜合徵工作定義在上海地區人群中進行應用比較，共觀察 20～74 歲社區居民 2048 人，結果顯示：① 依據 WHO（1999）及 ATPⅢ定義診斷出的代謝綜合徵患病率分別為 17.14%和 10.95%，前者顯著高於後者；② 兩種定義診斷代謝綜合徵的一致率為 45.17%，另有 42.02%的代謝綜合徵僅符合 WHO（1999）定義，12.81%的代謝綜合徵僅符合 ATPⅢ的定義；③ 依據 WHO（1999）定義診斷出的高血糖及腹型肥胖分別是依據 ATPⅢ（2001）定義診斷出的 1.74 及 4.38 倍（16. 74%比 9.57%，33.04%比 7.54%）；④ 兩種定義診斷的代謝綜合徵者的體重指數、腰臀比、血壓、血糖、胰島素抵抗指數、尿白蛋白／肌酐值都顯著高於非代謝綜合徵者。結論認為用兩種定義診斷的代謝綜合徵都能較好地反映代謝綜合徵者代謝異常集聚的程度；WHO（1999）較 ATPⅢ工作定義更能反映中國人群代謝綜合徵及構成組分的特點，能診斷出更多的代謝綜合徵。

（4）吳桂賢等結合 WHO 和美國國家膽固醇教育計畫診斷標準，結合國內情況將診斷標準定為：高血壓。收縮壓／舒張壓≥140 / 90 mmHg；高血糖：空腹血糖≥6.10 mmol / L；高甘油三酯：TG≥1.7 mmol / L；低高密度脂蛋白：HDL-C＜0.9 mmol / L（男性）和＜1.03 mmol / L（女性）；中心型肥胖：腰圍≥85 cm（男性）和≥80 cm（女性）。其中有 3 項或 3 項以上異常者可診斷為代謝綜合徵。

（5）中華醫學會糖尿病學會 2004 年 5 月提出的診斷標準，有下述 4 項中之 3 項者則可診斷為代謝綜合徵。

① 超重或肥胖：體重指數≥25。

② 高血糖：空腹血糖≥6.1 mmol / L 和／或糖負荷後血糖≥7.8 mmol / L 和／或已確診為糖尿病並治療者。

③ 高血壓：收縮壓／舒張壓≥140 / 90 mmHg 和／或已確診為高血壓並治療者。

④ 血脂紊亂：空腹甘油三酯≥1.7 mmol / L 和／或空腹血 HDL-C 在男性中＜0.9 mmol / L，女性＜1.0 mmol / L。

我們體會美國診斷標準可能較適合臨床應用及中老年人參考。從美國診斷標準看，若有肥胖＋高血脂＋空腹血糖偏高（未達糖尿病診斷標準）＋血壓偏高（未達高血壓診斷標準）4 項，即可診斷為代謝綜合徵，也就是說，儘管沒有高血壓、糖尿病，而只要符合上述 4 條就是代謝綜合徵了。

在中國，有報導如以「高血糖＋高血壓＋血脂異常」作為診斷標準，調查 20 歲以上 2776 例對象，代謝綜合徵的患病率為 10.2%。我們觀察高齡老人除外高血壓、糖尿病後，代謝綜合徵患病率與美國報導相近。顯而易見，對這種疾病必須給予足夠的重視。代謝綜合徵已經不是「亞健康」了，已經向慢性病邁出了一大步。

代謝綜合徵從廣義上講，除肥胖症外，也包括高血壓與糖尿病；從狹義上說，就像我們上面提到的美國診斷標準，可以說是已經走到患慢性病前的最後一步了。從健康人走到「亞健康」，再從「亞健康」走到代謝綜合徵，最後從代謝綜合徵到患上慢性病，在這個過程中人們可以充分發揮主觀能動性，在各階段都大力堅持進行自我干預，以爭取收到較好效果的契機。這又一次充分說明改變生活方式的重要性。

3. 代謝綜合徵與肥胖的關係

曾平調查 4950 名 60～92 歲老年人，統計分析顯示，男性 I 度（BMI 為 25.0～29.9）和 II 度（BMI＞30）肥胖者分別為 37.1%、3.6%，女性分別為 32.7%、4.7%。BMI＞25 且腹部肥胖的人群發生代謝綜合徵的危險性是 BMI＜23 且無腹部肥胖人群的 4 倍。排除年齡、性別、糖尿病和高血壓家族史等因素後，該趨勢仍存在。

結論認為，BMI＞25 及腹部肥胖均為老年人代謝綜合徵發生的獨立相關因素。防治肥胖，對預防老年人代謝綜合徵的發生極為重要。研究結果顯示，改變生活方式能顯著減少代謝綜合徵的發生。

第九節　心腦血管病

國際中風協會主席 Bogousslavsky 教授在 2004 年 9 月 25～28 日在北京舉行的「天壇國際腦血管病會議」上接受記者採訪時強調「中國防治中風，首先應該干預危險因素，如吸菸、不合理飲食、高血壓、高血脂等」。有關專家的報告中更特別強調在腦血管病的治療方面得做好二級預防。中華醫學會神經病學會主任委員呂傳真教授指出「目前基層醫院只重視腦血管急性期治療，不重視二級預防，全國將阿司匹林作為腦血管病預防用藥者不足14%，而用藥者中依從性亦不得知。目前在一級預防中，在人員安排、資金投入及健康促進、保健教育方面均顯不足，因而公眾對腦血管病的危險因素認識不足。」呂教授認為現在「腦血管病防治指南」既已制定，應在全國範圍內推廣培訓，統一認識，逐步達到規範治療。

美國心臟學會2002年發佈了新的心梗和中風預防指南，可供參考。該指南建議從20歲開始即應該常規評估總的心血管疾病危險因素。建議預防心梗和中風的要求為：

（1）不要暴露在吸菸環境中；

（2）血壓低於140 / 90 mmHg；有腎臟損害或心衰病人血壓維持在低於130 / 85 mmHg，糖尿病患者血壓維持在130 / 80 mmHg；

（3）每天至少進行30分鐘的中等強度的體力活動；

（4）降低血漿膽固醇到適當水準；

（5）體重指數（BMI）保持在18.5～24.9；

（6）保持正常空腹血糖水準低於6.1 mmol / L。

第十節　肺　炎

一、肺炎的發生

老年人免疫功能較差，易患呼吸道感染，特別是流感病毒感染、肺炎球菌感染及流感桿菌感染。慢性阻塞性肺炎患者由於肺結構及功能的改變，呼吸道分泌物較多，更容易受到感染。

慢性阻塞性肺炎包括慢性支氣管炎、支氣管哮喘及肺心病等，患者在漫長的病程中，隨時隨地都受到下呼吸道炎症及肺炎的威脅，每患一次肺炎都有可能加重病情。中國慢性阻塞性肺炎每年致死者達100萬人，致殘人數估計500萬～1000萬人。

減少慢性阻塞性肺炎患者呼吸道感染是老年物件重要保健內容。而肺炎疫苗注射對預防老年肺炎的發生及反覆感染可起到重要作用。美國60～65歲者肺炎疫苗接種率約為60%，預計到2010年可達94%。WHO建議60～65歲老年人均應接種肺炎疫苗。

二、預防注射肺炎疫苗的作用

（1）23價肺炎球菌多糖疫苗：該疫苗接種後3週左右可產生保護，至少5年內可受到持續保護，持久的免疫力可預防90%的肺炎球菌疾病發生。

美國FDA及國內初步觀察結果均認為肺炎球菌疫苗的整個安全係數非常高而穩定，該疫苗可在全年任何時間接種，不受季節限制，肺炎球菌疫苗可與流感疫苗同時接種，可產生疊加的保護作用，接種疫苗可使肺炎和流感的住院率減少72%，死亡率可減少82%。

（2）流感疫苗：鑒於流感病毒有很強的變異性，每年均需更新疫苗。原則上講老年高危對象每年均應接受該疫苗接種。

第十章
中老年性功能改變及性保健

第一節　中老年男性的性功能改變

性生活是健康人生活中一個重要組成部分，性興奮反應是健康人的一種生理反應，性慾是人體精神和機體的一種正常生理要求。所謂「飲食、男女，人之大欲也」。雖有個體差異，但貫徹終身。人到老年，機體的各種生理功能均會產生程度不同的衰退，性亦如此。

實際上，男性在40歲後，性功能即開始走下坡，但個體差異很大，有人變化明顯，有人改變不大。

如果對中老年期性功能的改變有足夠的認識，進行適當的調整和處理，中老年人依然可以獲得滿意的性生活。反之，如對這些正常的功能改變缺乏足夠認識，並由此而產生恐懼和焦慮，這些消極的精神因素會對正常性功能產生負面影響，對精神產生抑制作用，進而誘發或加重性功能障礙。

性學專家Masters和Johnson有句名言：「性行為是一種自然的生理心理過程，注意得越多，所引起的問題越多。」故應正確認識，聽其自然。因此，老年人瞭解一點性知識，對身心健康和家庭幸福均具有非常重要的積極意義。

一、中老年男性性功能改變的表現

40 歲後的中老年男性，隨著年齡的增長，性功能開始逐漸發生改變（衰退），主要表現在以下各個方面。

（1）陰莖需有足夠的直接的物理刺激才能勃起。中老年人陰莖自然勃起的速度減慢，自然勃起的次數減少，已遠遠不如年輕時那樣容易激發。一般 20 歲左右的青年，一旦接觸到性刺激的內容，如看到異性的裸體（或照片），或性幻想，在幾秒鐘內，陰莖立即勃起。但在 40 歲後，單獨依靠精神上的色情刺激，已遠不足以使陰莖勃起，必須借助性伴侶對陰莖的直接物理刺激，才能獲得滿意的勃起。直接的物理刺激是促使陰莖勃起最有效的方法，也是成功的關鍵。性刺激的方法，可以是用異性的手、嘴、乳房或身體的任何部位去刺激陰莖。由這些刺激，自己的性生活很可能奇跡般地打開新的一頁，做愛過程中會更加默契，更加性感，更加多樣化。所以，女方首先出現性啟動，有性要求時，不要「守株待兔」式地在旁乾等性伴侶的陰莖勃起，要主動利用各種方式去刺激陰莖，並加以精神誘導（如性感交流），一旦男方誘發性要求，陰莖很快勃起，就可成功地進行性交。

（2）勃起的陰莖硬度下降，常硬而不堅。這是中老年男性性功能第二個重要改變。勃起的陰莖已不如年輕時那樣岩石般的堅硬，但其硬度仍足以插入陰道，成功地進行性交，並不妨礙獲得美滿的性快感、性享受和性滿足。堅硬的陰莖，很大一部分是視覺上的滿足。不十分堅硬的陰莖，一樣可以進行滿意的性交，關鍵在於如何使用自己的身體進行調節，根據性伴侶的指導進行調節，選取性快感最強的體位元和方式進行做愛，故不必強求陰莖的硬度。

（3）性興奮時（射精前）尿道球腺分泌減少。因而，中老年男性在性交時缺少滑潤，需借助潤滑劑。

（4）「性興奮第二期」（持續發展期）延長，也就是進入性高潮的時間延緩。很多40歲後的中老年男性，發現自己性高潮的來到已不像年輕時那樣迅速和容易，強度和快感程度都有不同程度的減弱，往往懷疑自己是否是陽痿的早期。其實不然，這是正常的生理改變。中老年男性有時性交可以持續30分鐘以上，雖有迫近射精的感覺，但經久不會射精，而且感覺特別滿意。

（5）並非每次做愛都會到達高潮，即射精。有很多人對此憂心忡忡，認為「不射精」是一種病態。其實這是一種誤解，這些人錯誤地認為每次性交都必須有性高潮。事實上，性交的中心應是身心的快感，而不一定要求性高潮，所以將性交叫做「做愛」，這是非常合理的。正確的態度，應該是「聽其自然，有高潮最好，沒有高潮也不必強求」，不要在心理上增加壓力。只要自我感覺良好，能進行很好的「調節」，不強求達到性高潮，就一樣可以獲得非常滿意的性享受。反之，如果強迫自己去達到性高潮，一再強迫，結果適得其反，陰莖會失去勃起能力，最後以「失敗」取代「不切實際的願望」而告終。

很多女性對性伴侶不能射精也有誤解，心理上感到不能使性伴侶獲得性高潮而內疚。有女性錯誤地將性高潮與愛情等同起來，錯誤地認為性伴侶不能射精是由於性伴侶不喜歡自己所致，或認為是自己缺乏「性吸引力」而自卑，或以為是自己「性技術不高」而自責，或擔心將來會失去性伴侶的「愛」而憂慮。其實，不射精也不一定是壞事。因為「不射精」就不會出現「無反應期」，這樣陰莖的勃起時間延長，就可以較長時間地做愛，使性伴侶獲得多次性高潮以及更多的性快感、性享受和性滿足。這往往是很多女性「求之不得」的好事。

有時在射精前，陰莖發生萎軟或硬而不堅，此時不必驚慌，因為這既不是「陽痿」，與「無反應期」所產生的萎軟也不同。只要不緊張，繼續進行刺激，陰莖很快會再度勃起。其實，只要他們從錯誤的性觀念中解放出來，性生活獲得了新生，盡情地、毫無思想負擔地馳騁在愛河中，就會獲得更大的性滿足。

（6）「性高潮期」時間縮短，射精時的快感強度減弱或模糊不清，性快感肌的節奏性收縮不明顯。中老年人由於射精肌（又稱「性快感肌」）力量減弱，故射精時的快感也隨之減少；年輕時射精前幾秒鐘的緊迫感——「射精緊迫感」，到中年期與射精的感覺融為一體，所以感覺模糊。此外，高潮以後，陰莖的軟縮速度亦加快。

（7）射精的力量減弱，射程縮短，精液量減少。年輕人的射程為 12～24 cm，老年人的精液常為溢出，而不是射出。

（8）「無反應期」延長，即射精後再度勃起的間隔時間延長。正常人的性興奮反應分四個時期：第一時期為興奮期，經過精神（思想）或感觀器官（如眼、耳、鼻、口、皮膚等）的性刺激後，引起性興奮，男性表現為陰莖勃起，尿道口出現透明白色分泌物；女子表現為陰道口微張，出現分泌物；第二時期為持續發展期，經過精神和物理刺激，陰莖變得越來越硬、越粗；第三時期為高潮期，男性表現為射精，女性的陰道產生節奏性收縮，產生強烈的性快感；第四時期為緩解期和無反應期，男性在射精後性興奮緩解，陰莖萎軟，恢復到興奮前的狀態。在緩解期，進行任何性刺激，均不能引起陰莖勃起，性學上又稱之為「無反應期」。

此時期的長短，因年齡、因人而異，短者幾分鐘，長者幾小時，年齡大者更長，甚至要1天以上。這是正常的生理現象，千萬不要以為是「陽痿」。年輕人的無反應期很短，射精後幾分鐘，即可以再度勃起，實現第二次性交和射精。而到了30歲左右無反應期延長至20分鐘，40歲左右時延長到1～2小時，60歲後延長到1天或1天以上。這是一般規律，但也不是絕對的，因人而異。

另外，中老年男性無反應期的間隔時間長短，除了與年齡因素有關外，還可隨著性興奮程度而變化。興奮性高，則無反應期縮短，反之則延長。如果不熟知這些生理改變，常會誤將此認為是「陽痿」而焦慮不安，進而影響性興奮和性功能，最終產生性心理障礙。

而女子則沒有「無反應期」，一個性高潮後，如繼續進行適當刺激，可連續產生多次性高潮，直到全身無力為止。但是在實際生活中非常遺憾的是，由於性知識的匱乏，很多女子的這種功能並沒有得到開發，往往直到年老時，當丈夫的性交時間延長後，才初次感知有此「特異」功能——多次性高潮。

另一值得注意的問題是，當射精後陰莖尚處於「無反應期」時，不必急於追求陰莖勃起。因為此時任何努力都是徒勞的，只有耐心等待。但不用陰莖也可以讓性伴侶獲得性享受，可以用手或嘴代替陰莖去刺激性伴侶，一樣可以使性伴侶獲得性快感、性高潮和性享受。

二、中老年男性性功能改變的原因

雄激素產生於睪丸和腎上腺。在兒童期和青春期，雄激素促進男性性特徵的發育，並保持性特徵至晚年。雄激素對保持男性的性慾水準、陰莖勃起能力和射精力量具有重要作用。

同時，雄激素在促進體格生長發育、蛋白質合成、肌肉發達、鈣質在骨骼的沉著等方面，也具有重要作用。

老年人的性能力減退（如性需要減少，性興奮反應減弱）與睪丸產生雄激素的功能下降（激素量減少）有著密切關係。當然，這也有其他因素的參與，如性興奮的程度低，精神緊張和焦慮，陰莖的勃起反射功能差，陰莖的供血狀況不佳，以及對陰莖的直接刺激不夠等。但是，毫無疑問，中老年男性性激素的減少是最重要最根本的原因。

勃起的陰莖是性交的重要條件。整個性興奮過程的生理、生物學基礎是足夠的男性性激素——雄激素（睪酮），這是陰莖勃起、性興奮和性慾的重要因素。隨著年齡的增長，雄激素分泌減少，這一複雜的性興奮機制日益損耗，性反射過程不暢，如有高血壓症，陰莖動脈硬化，供血減少，這是影響陰莖勃起速度和硬度的重要原因。

靜脈系統的耗損，靜脈瓣膜不能有效地阻止靜脈血回流，導致陰莖海綿體中儲存的血液「外漏」而減少，也能影響陰莖勃起的堅硬度。

隨著年齡的增長，男性激素——雄激素（睪酮），在 30 歲以後，開始逐漸減少，從而影響性興奮反應和性慾（性要求）。

以上這些就是引起陰莖勃起緩慢、需要更多刺激和硬而不堅的原因。此時，陰莖的勃起機制雖有減弱，需要更多的幫助，但是 60 歲以上的老年男性依然可以做愛，依然可以獲得滿意的性享受。少數病人，由於陰莖勃起系統發生故障，導致真正的「陽痿」，陰莖不能勃起，這是由於多種原因破壞了陰莖勃起機制所致，如糖尿病損害了引起勃起反射中樞的神經，嚴重高血壓、動脈粥樣硬化症引起陰莖血供減少。有些人是因睪酮嚴重缺乏。

另外，引起陰莖勃起機制損傷的外因有：酒精，香菸，某些藥物，某些營養物質的缺乏，某些疾病的痛苦，更重要的如精神焦慮和緊張等，均可阻滯陰莖的勃起反射。

三、男性更年期綜合徵

雄激素是否能恢復男性已喪失的性功能，如性慾、陰莖勃起和射精能力？在什麼情況下需要補充雄激素？早先，當陽痿病人到醫院就診時，醫生常毫無選擇地給予雄激素治療，但結果常常令人非常失望，並未能取得預期的效果，因為只有很小部分的中老年陽痿病人是由於缺乏雄激素所致。

男性進入中年後，隨著睪丸功能的逐漸衰退，會出現內分泌功能紊亂等類似女性更年期的系列表現，俗稱「男性更年期」，醫學上稱為「男性雄激素部分缺乏」

（PADAM）。一般來說，男性更年期比女性更年期晚 2～3 年。

1. PADAM 的發生機制

（1）睪丸功能下降，睪丸分泌雄激素的量減少；睪丸中的血液灌流減少；睪丸生成精子的品質和數量明顯減退。

（2）脫氫表雄酮（DHEA）減少。DHEA 是近十年來許多醫學專家精心研究的重大成果。這種激素在青壯年時期，體內水準最高，隨著年齡的增長而逐漸下降，到 70 歲後降至最低水準。學者們認為動物和人類的衰老（老年化），與此激素的降低有密切關係，認為這是一種使生物年輕化的激素。DHEA 作為抗衰老藥物，試用於臨床，取得了可喜效果。人體內的 DHEA 和 DHEAS（硫酸脫氫表雄酮）幾乎全部由腎上腺皮質合成。DHEA 和 DHEAS 是腎上腺皮質轉化男性性激素和女性性激素的前體激素。DHEA 和 DHEAS 轉化為性激素的轉化量決定於靶組織的表達激素化酶和代謝酶的水準。

研究發現，成年男性 50%的雄激素來自這兩種腎上腺前體激素的轉化，婦女停經期前近 70%、停經期後幾乎 100%的雌激素來自 DHEA 和 DHEAS 的轉化。

（3）下丘腦——垂體功能紊亂，白天黑夜的分泌節律改變。

（4）雄激素與蛋白的結合率增高，游離的睪酮和與白蛋白結合的睪酮均減少，游離睪酮指數降低。

2. PADAM 的臨床表現

（1）精神：疲勞，認知能力降低，情緒不佳，恐懼，睡眠障礙，注意力不集中，健忘，抑鬱，工作效率降低等。

（2）性功能：陰莖勃起障礙，性慾減退或喪失，性活動次數減少。

（3）軀體：全身肌肉量減少，腹部脂肪堆積，骨密度降低，骨質疏鬆，骨關節痛，便秘，皮膚萎縮，潮熱。

（4）血管舒縮症狀：表現為植物神經紊亂，如出汗（常為半身性），心悸，胸悶等。

（5）併發症：易發生糖尿病，是雄激素低下的「預示因子」；導致勃起功能障礙（ED），可能是心血管病的「預示因子」。此外，其對脂蛋白的代謝亦有影響。

中老年男性可根據表 10-1 自行測量睾酮缺乏程度。但以上一系列症狀，也可能由於其他疾病而引起，故在進行激素替代治療前，必須排除其他器質性疾病，以免延誤其他重要疾病的治療。

3. PADAM 的雄激素替代治療

一般認為，血中的雄激素水準如在正常低限，即是進行雄激素替代治療的指徵。但有時血液檢查並不能真正反映血中游離睾酮的水準，故要參考臨床症狀來幫助診斷。

臨床經驗證明，對那些真正缺乏雄激素的病人，用雄激素替代治療可取得神奇效果。但遺憾的是對雄激素缺乏的陽痿病人進行激素治療，不一定都能取得良好的療效。因為導致陽痿的原因很多，假如是由於神經損害或血管阻塞所引起的陽痿，即使用再大劑量的雄激素，亦無濟於事。

（1）用藥指徵：很多醫生認為「雄激素的使用，只限於雄激素明顯缺乏的病人」。60 歲以上的陽痿病人，血中睾酮水準在正常低限，如適當補充睾酮會有一定作用，陰

表 10-1　中老年男性睪酮部分缺乏症狀自我測量表

症　　狀	沒有	有時	經常	一直
1. 體能問題				
全身乏力	0	1	2	3
難以睡眠	0	1	2	3
沒有食慾	0	1	2	3
骨關節疼痛	0	1	2	3
2. 血管舒縮症狀				
潮熱	0	1	2	3
心悸	0	1	2	3
多汗	0	1	2	3
3. 精神心理症狀				
健忘	0	1	2	3
注意力難以集中	0	1	2	3
無緣無故恐慌	0	1	2	3
易怒煩躁	0	1	2	3
對以前喜歡的事情失去興趣	0	1	2	3
4. 性方面的問題				
失去性興趣	0	1	2	3
對性感的事物無動於衷	0	1	2	3
晨間陰莖勃起消失	0	1	2	3
性交不成功	0	1	2	3
性交時勃起功能障礙	0	1	2	3

注：如果體能和血管舒縮症狀的評分超過 5 分，或是精神心理症狀評分超過 4 分，或性方面的問題評分超過 8 分，就可能患有「部分睪酮缺乏症」，是使用雄激素替代治療的指徵，但具體如何治療必須請醫生決定。

莖可能再度勃起。

（2）常用藥物：

① 庚酸睪酮與丙睪：庚酸睪酮，250 mg，肌肉注射，每 4 週 1 次，連續 3 次，效果可持續 3～4 週；丙睪約 2

週。口服一般睪酮效果常不明顯，口服甲基睪丸素對肝臟有損害，故不可取。注射短效的睪酮，也無臨床意義。

② 十一酸睪酮（安雄，安特兒）：40 mg，口服，每日 4 次。安雄在胃內不發生裂解，經淋巴吸收，不通過肝臟，避免了肝臟首過效應，故對肝臟無損害。口服安雄後增加雙氫睪酮（DHT），對抗其另一代謝產物雌二醇對乳腺的作用，故長期使用不會引起男性乳房女性化發育，能使睪酮和雌激素水準顯著增加並保持恒定。治療第一週就能顯著提高性慾。治療第二週顯著改善精神狀態，緩解緊張和焦慮，提高工作效率，顯著減少腹部脂肪。治療 6 個月，腰椎骨密度增加 3.4%。長期使用未發現嚴重副反應，不引起良性前列腺增生。

③ 結晶睪酮埋植片（10 mm × 3 mm，200 mg），每 5～6 個月需 3 片，埋植於前腹壁外側。經陰囊吸收膜片比經正常皮膚吸收力大 6 倍。

（3）應用睪丸酮可能出現的不良反應：

① 少數病人出現水和鹽的瀦留。這常與用量過大，或伴有腎病或充血性心衰有關，也可能因有高血壓、偏頭痛、癲癇所致。一般劑量不會引起水和鹽瀦留，即使出現亦無甚危害。

② 雄激素有刺激紅細胞生長的作用，大量應用可引起紅細胞過多；可引起血鈣增高；可促進皮脂腺分泌，引發痤瘡。但年紀大的人應用後，很少見到引發痤瘡。

③ 應用大量非十一酸睪酮的睪酮製劑，會轉化為雌激素，引起男性乳房發育，抑制性功能。

④ 雄激素對前列腺有促進作用，可引起前列腺肥大，

促使腫瘤發展，故前列腺癌患者禁用。在應用睾酮前必須排除前列腺癌，但睾酮不會誘發前列腺癌。

⑤ 個別病人應用睾酮後出現過度性興奮，引起「痛性勃起」，表現為勃起時間過長，堅而不軟，伴有疼痛。

⑥ 應用大劑量睾酮，由於腦垂體－睾丸的回饋機制，使垂體減少促性激素（TSH）的分泌，導致對睾丸的刺激減少，引起睾丸萎縮，使精子產量減少，睾酮分泌減少。

⑦ 少數病人口服甲基睾丸素，可引起黃疸、肝功能損害，故對有肝病史者慎用。有些權威人士認為，口服甲基睾丸素 6 個月，然後休息 6 個月，這樣可避免肝損害和誘發男性乳房發育。

（4）應用雄激素可能有的其他良性作用：最近有學者研究發現雄激素水準低下的人，心臟病發作概率增高。他們認為，雄激素可增加高密度脂蛋白、膽固醇，或直接增強心臟功能，故能起到保護心臟的作用。

第二節　中老年女性的性功能改變

常見有這樣的中老年婦女，認為自己有病而來諮詢。這些婦女大都是離婚、喪偶或者丈夫有病者，由於沒有性伴侶或性伴侶不能滿足自己的性需要，帶來很大的困擾，產生強烈的性渴望，甚至不能自控。

人們常有一種錯誤的觀念，認為隨著年齡的增長，婦女的性功能會減退，特別是在停經期後。這些人錯誤地認為：「停經，就意味著性生命的終結。」其實不然，只有很少數婦女是這樣的，絕大部分婦女停經後絲毫不降低性興趣、性興奮和性享受等正常的性功能。相反，有很多婦女反映：停經後對性生活的興趣，高於停經前。

一、停經後的女性性生活會感到更加歡樂的原因

如果婦女在停經前具有良好的性功能，若能持之以恆，保持經常、有規律地做愛，那麼，即使到了晚年，她們的性能力和性反應依然能保持良好，甚至優於早年。這是因為：

首先，做愛時更放鬆、更自由。婦女在停經後的年代裏，孩子已成長、遠離，所以做愛時沒有干擾，在精神上更加放鬆，行動上更加自由，加上不工作，不帶孩子，疲勞減少，精力也更加充沛。停經後的婦女無懷孕之憂，不需避孕，故在性交時也更自由，結果在身心兩方面獲得了以前少有的性滿足，因而感到更歡樂。有些婦女不喜歡在月經期做愛，因在此時做愛，常感不適，還有人顧慮會增加盆腔感染的機會。停經後婦女不再有月經的騷擾，又增添了一份自由做愛的機會。

其次，做愛經驗更豐富。早年的性生活，由於缺乏經驗，很多婦女不懂得如何取悅性伴侶和自己，到三四十歲還不知道性高潮是何滋味。婦女的性高潮，常需學習、培養和鍛鍊，才能逐步形成，而後得到加強和發展，這與性技巧有密切關係。停經後的婦女，除了熟知性技巧外，對自己的機體的性反應亦更加瞭解，還會更大膽地學習新的性技巧，樂於採取新的方式和姿勢進行做愛。停經後，性交時兩性間的性感交流更加暢通。有些婦女在年輕時往往

羞於向性伴侶吐露自己的性愛好和性要求。兩性間的性感交流是提高性技術的非常重要的方法之一。

二、停經期女性雌激素水準的變化

中老年男性的性激素改變是逐年緩慢進行的，而不是突然下降的，但中老年女性則不一樣，除了隨著年齡逐漸下降外，停經期下降得非常迅速、突然，往往呈顛簸式下降。除非補充雌激素，否則婦女性器官和性生理的改變亦較中老年男性來得迅速、突然。由於雌激素對性慾的作用不大，故其性反應和性慾的改變不如中老年男性那樣明顯。

有些婦女進入停經期時，感到全身不適，出現精神和生理兩個方面的症狀。精神上表現為焦慮，抑鬱，易激動，神經質和失眠。生理上表現為陣發性面部烘熱，疲勞和頭痛。這些表現是由於雌激素驟降所致，醫學上稱為「更年期綜合徵」。這些症狀可持續半年到 5 年，平均 2 年。但不是每個停經期婦女均有此明顯症狀，如中老年女性激素下降的速度不是很快，則症狀發生的概率減少。

據統計，只有 15%的婦女出現明顯症狀。經補充雌激素後，上述症狀會很快消失。

三、停經後女性性反應的變化

中老年女性的雄激素產生於腎上腺和卵巢，不論是在男性還是女性，雄激素對性慾都有作用。少數婦女反映停經後性慾減退明顯，這可能與雄激素驟降有關，而不是由於雌激素低下所致。雌激素缺乏可引起性興趣減退，但往往是由於性交時分泌物減少，引起不適或疼痛所致。

婦女停經後，一般都依然保持著良好的性反應，只有少數人例外，性興奮和性高潮略有變化。很多婦女反映，她們在五六十歲後，性慾依然很強烈，常有性夢出現，在性夢中出現像做愛時一樣的多次性高潮。此外，還有部分老年婦女在沒有機會性交時，常以自慰來滿足自己。

婦女步入停經期的平均年齡，在 50 歲左右。近年來統計，婦女停經時間比過去推遲了 5～10 年（比母親推遲 5 年，比祖母推遲 10 年）。最早的在 40 歲左右即開始進入停經期。在停經前，最早的表現為性交時陰道分泌物減少，這是雌激素減少的標誌。

四、雌激素慢性缺乏對性器官的長期影響

雌激素的特殊作用是支持和發育女性性器官。在雌激素支持下，陰道壁富於皺襞和彈性，擴張度很大，性交時可容納勃起的陰莖，分娩時可通過嬰兒。一旦缺失雌激素的支持，性器官會退化萎縮。雌激素長期缺失，引起陰道壁變薄變光，皺襞減少和彈性下降（萎縮性陰道炎）。陰道彈性下降，可引起陰道口變窄，陰道變短、變小，在性交時產生不適。

雌激素長期缺失，引起陰道分泌物減少或缺失，分泌的速度亦減慢，陰道的潤滑度降低，性交時可引起不適或疼痛。年輕女性在性刺激後 10～30 秒即有陰道分泌物出現，而且量很多。停經後婦女需 2 分鐘以上的刺激才能出現分泌，而且量不多。所以，同停經後的婦女做愛，需較長時間的愛撫，待陰道分泌充分後，才可將陰莖插入陰道，而且不宜「一插到底」，需多次抽動，緩慢插入，否

則會引起疼痛。另有一個好辦法，是在性交前於陰道口或陰莖上塗以市場上供應的潤滑劑（如 K–Y Jelly）。

老年婦女在性交後常感到尿道口燒灼感，這是由於陰道萎縮，喪失了過去所具備的那種襯墊作用，性交時直接刺激尿道口所致。少數婦女雌激素嚴重缺失，可引起性高潮時尿道收縮痛。這種痙攣性疼痛，補充雌激素後可迅速消失。

雌激素減少，一般不會引起中老年女性性功能的改變，所以，中老年婦女依然可以像年輕時一樣獲得滿意的性享受，如前所說，甚至勝於過去。少數婦女性慾有某種程度的減退，其原因是由於性交時不適所致，如分泌物減少、性交時缺少潤滑、陰道口狹窄以及其他身體上的原因等。有些婦女性功能減退，是由於雌激素減少同時雄激素缺少所致，補充少量雄激素，即可改觀，效果明顯。

停經後婦女的乳房的彈性減少，性興奮時增大的幅度不如過去年輕時那樣明顯，但乳頭的敏感性和勃起依舊。如果過去在性交時，喜歡撫摸乳頭以享受快感者，停經後一樣可以獲得良好的效果。

刺激陰蒂仍一樣有快感反應，陰蒂勃起如舊，但需要更多的直接刺激才能引發陰蒂勃起和高潮。很多婦女反映，停經後性高潮的品質，無任何改變。但在實驗中發現，性高潮時的陰道收縮力和收縮時間均略有減退和縮短，然而婦女本人並未感到有此改變，所以這對性快感程度沒有任何影響。

五、雌激素缺乏引起非性器官的改變

停經後婦女，骨質脫鈣明顯加速，導致骨質疏鬆症，骨質變脆變薄，很易骨折，多見於髖、臂和脊椎。骨質疏鬆症多見於停經的早期和早年卵巢切除。

骨質疏鬆症不是小事或少見的疾病。如引起股骨頸骨折可導致長期行動不便。特別好發於瘦弱者、吸菸者和有家族史的患者。據統計，25%的骨質疏鬆者發生脊椎壓縮性骨折。

動脈硬化和心臟病，可由於雌激素水準的低下而加重。婦女在停經前心臟病較同年齡的中老年男性少見，但停經後，由於失去了雌激素的保護，動脈硬化和心臟病的發生率與中老年男性一樣高。

以上這些改變，個體差異性很大，不是每個婦女都必然出現。

六、停經後雌激素的補充（激素替代治療）

雌激素的缺乏，可引起許多不愉快的事情，甚至發生更嚴重的問題。

在 20 世紀 50 年代前，人們認為婦女更年期綜合徵是一種不可逆轉的自然規律，是晚年婦女可以忍耐的困擾，常用鎮靜劑或鼓勵體育鍛鍊來進行治療，效果較差。

經過多年來臨床實踐，醫生們確信，雌激素替代治療（ERT）可緩解更年期綜合徵的症狀，如面部潮紅等症狀可立即消失，長期使用可預防陰道和骨骼的退變。此後，有很多醫生將雌激素替代治療作為停經期後的「常規治療」。20 世紀 60 年代後，很多人聲稱，補充雌激素可使中老年婦女青春長駐。

1. 雌激素與孕激素的聯合使用

單獨應用雌激素治療後，常引起種種困擾，專家經研究發現其原因是與單純補充雌激素而未補充孕激素有關。因為正常婦女在每個月經週期的最後 2 週，卵巢內尚有其他激素，伴隨著雌激素一起分泌。

正常婦女的月經週期中期排卵時，卵巢分泌大量孕激素，與雌激素一起支持到月經前幾天。二者共同作用是使子宮內膜增生，處於準備受孕狀態。在月經週期的後期，如果沒有受精卵植入子宮內膜，孕激素和雌激素急劇下降，子宮內膜缺乏二者的支持，脫落排出陰道，表現為月經來潮。如此周而復始。接受雌激素替代治療的停經婦女，每天服用雌激素，如不補充孕激素，沒有月經來潮，會使子宮內膜在雌激素的刺激下持續增長。

子宮內膜的非正常生長，是導致子宮癌發生的重要危險性因素。故現在醫學界在應用雌激素替代治療的同時，還補充孕激素，有時還需補充雄激素。因而學者們認為「雌激素替代治療」（ERT）的名稱，已不能概括替代治療的全部內容，而改名為「激素替代治療」（HRT）。

單純使用雌激素替代治療時，有的醫生建議每週服 5 天雌激素，或每月服 3 週，旨在有一段時間停止雌激素對子宮內膜的持續刺激。但事實上，女性脂肪中儲存的雌激素，在停藥期間繼續釋放，仍然刺激子宮內膜生長，不能達到預期的效果。而循序地給予孕激素，會有月經來潮（撤退性出血），使子宮內膜不會持續生長。

最近學者們研究證明：週期性聯合應用雌激素和孕激素的婦女，沒有發現子宮內膜細胞由於持續刺激而發生的細胞堆積相，取而代之的是細胞正常相。

20 世紀 80 年代早期，有些學者研究發現：停經後單獨應用雌激素的婦女，有較高的子宮癌發生率，而聯合孕激素治療者則沒有。事實證明，週期性聯合應用雌激素和孕激素的婦女極少發生子宮癌，甚至比不用藥的婦女還要低很多。此外，週期性聯合應用雌激素和孕激素治療還可預防骨質疏鬆症、股骨頸骨折、陰道萎縮和陰道分泌減少（陰道乾燥症）。

2. 關於子宮內膜癌的驚恐

在 20 世紀 70 年代的中期，發現在雌激素補充治療的人群中，出現子宮內膜癌的發病率增高，於是停止應用。儘管子宮內膜癌發生率的絕對值很低很低（極少見），儘管事實上每年老年婦女死於雌激素缺乏而引起的骨質疏鬆症導致的骨折比死於子宮癌者要多得多，但人們由於對癌症的畏懼，仍停止使用雌激素替代治療。即使對於子宮已切除的婦女，醫生們仍非常小心，亦不敢使用。到了 20 世紀 70 年代後期，雌激素替代治療只用於絕對需要者，而且是短期、最小劑量。

後來，很多醫療單位將雌激素的劑型進行改良，改為「凝霜」局部使用，治療和預防陰道萎縮和陰道乾燥症，豈知局部應用後藥物吸收很快，其血藥濃度與口服膠囊的結果一樣。

3. 激素替代治療與乳腺癌的關係

雖然已認為雌激素和孕激素的聯合治療可預防子宮癌，但有人擔心雌激素可能會增加發生乳腺癌的危險性。然而，最近由大量的臨床研究報告證明：雌激素的補充與乳腺癌沒有關係。不僅如此，有人認為還可預防乳腺癌的發生。

4. 激素替代治療與心血管疾病的關係

體內保持足夠水準的雌激素還有一個好處，就是改善動脈硬化和減少心臟病的發作。統計學證明，服用雌激素的停經後婦女的死亡率，低於一般人群，特別是心血管疾病的死亡率低於不補充雌激素的停經後婦女。

但是，關於雌激素這一作用尚存爭論。最近有很多報導提出相反觀點：「服用雌激素後，心血管疾病的發生率是升高，而不是降低。」到目前為止，兩種觀點仍在對峙著，尚未取得統一。但可以肯定的是，認為有預防作用者占多數。

5. 雌激素替代治療與骨質疏鬆的關係

根據多年積累的資料可以清楚地認識到停經後發生骨質疏鬆症的主要原因是缺少雌激素，而不單純是年齡。早在 1984 年，美國國家健康研究所就指出：停經後婦女預防骨質疏鬆症，唯一有效的治療方法是補充雌激素。

據美國統計，他們國家每年有超過 100 萬的 45 歲以上的停經後婦女由於骨質疏鬆而骨折。因此他們主張，凡是 50 歲以前婦女切除卵巢者以及所有自然停經者，均需接受雌激素的補充治療。

6. 雌激素替代治療與預防和治療老年性癡呆的關係

最近幾年，學者們對老年性癡呆的研究，發現雌激素與老年性癡呆有密切關係，雌激素補充治療可以預防和治療老年性癡呆。

7. 關於激素替代治療的最新觀點

自從出現雌激素和孕激素聯合治療的方案以後，對停經後婦女進行激素替代治療（HRT）已成為一種「標準治療」。《醫學論壇報》上載文：「雌激素補充治療與否，二者利弊之比，比分顯然傾向於『有利』的一側。」他們認為：對慢性缺少雌激素的婦女，週期性地補充雌激素可保護中老年女性的性功能，此外不僅不增加發生子宮癌的危險性，相反可能有預防子宮癌的作用；還可預防和治療骨質疏鬆症以及預防和改善心血管疾病。但隨著科學研究工作的深入發展，很可能又有新的觀點出現。

2002 年美國國家心肺血液研究所宣佈：「中止雌激素替代療法，因為發現停經後的婦女長期服用雌激素和孕酮，將大大增加乳腺癌、心臟病、中風和腦血栓的發病率。」據統計，目前美國有 600 萬婦女服用雌激素和孕酮，其中大部分是為了減緩烘熱、潮紅等各種更年期症狀。該研究所自 1993 年開始進行此項研究，對 16608 個 50～79 歲的停經後婦女分服藥與安慰劑兩組進行對照隨訪，5 年後發現，服藥組婦女每 1 萬人中每年患乳腺癌者較對照組多 8 人，心臟病者多 7 人，中風者多 8 人，腦栓塞者多 18 人，在統計學上有顯著意義。

8. 激素替代治療的注意事項

如前所述，雌激素的補充，不是每個婦女都適宜的。因為它可以使某些疾病惡化，所以，有些婦女絕對禁忌使用，有些婦女需在醫生的嚴密觀察下使用。婦女在使用前，必須作有關檢查，必須在有關醫生的指導下使用，才比較安全。

有下列情況者，不宜使用雌激素替代治療：① 心肌梗塞；② 深靜脈栓塞；③ 乳腺癌；④ 肺栓塞；⑤ 肝病。

在使用激素替代治療的過程中，醫生要特別警惕使用者的偏頭痛、膽囊疾病、多發性硬化症、高血壓等疾病的惡化，對有子宮內膜異位、乳腺纖維性疾病及家屬中有高血脂者均需提高警惕。

中老年婦女在開始接受激素替代治療之前，必須進行全面的體格檢查，包括乳房、盆腔、Pap 塗片、血壓和生化等檢查，必要時作乳腺鉬靶攝片和子宮內膜活檢。

中老年婦女在接受補充治療後，每當停止服藥期間，可有類似月經來潮的陰道出血，這提示子宮內膜自然排出。假如在服藥期間出現陰道流血，則子宮內可能有病理變化，應立即去醫院做子宮內膜活檢。

應用激素替代治療的婦女，每 1～2 年應做一次子宮內膜活檢。

9. 雌激素替代治療前必須做相關檢查

（1）子宮內膜癌篩查：目前對子宮內膜癌的篩查尚缺少簡便的方法。臨床上常用的能為病人接受的、無痛苦的方法有孕激素刺激試驗及 B 型超聲檢查。宮腔鏡檢查雖然比較可靠，但尚不能作為廣泛的常規的篩查手段。無創傷性 B 型超聲波檢查，無痛苦，易為病人所接受。老年婦女子宮內膜的正常厚度小於 5 mm，如大於此厚度，應作進一步檢查，排除內膜癌後，方可進行激素替代治療。

（2）宮頸癌篩查：宮頸刮片檢查或活組織檢查。

（3）乳腺癌篩查：體檢、B 型超聲或鉬靶攝片，必要時做活組織檢查。根據體檢結果，決定是否作進一步檢查。

（4）骨質疏鬆的檢查：骨密度掃描或 X 光攝片檢查。

（5）心血管疾病檢查。

（6）其他：肝功能及血糖檢查。

10. 雌激素替代治療的給藥途徑、方法與藥物劑量

採用不同的藥物和不同的給藥途徑，會有著不同的藥物動力學的特點，產生不同的效應。由口服的途徑給藥，藥物經過肝臟，其首過效應使循環中脂蛋白濃度呈有利於心血管的變化。口服藥價廉，一般婦女易於接受，但部分婦女擔心藥物的全身作用，而選用局部用藥途徑。總之，應根據各個婦女不同的心理、生理和病理狀態選擇合適的給藥途徑和最低劑量，以取得較理想的治療效果。

（1）口服給藥：口服藥有長效和短效兩種。

① 環戊醚乙炔雌二醇（又稱「炔雌醚」，CEE2）：此藥有明顯的親脂性，服用後儲存於脂肪內緩慢釋放。口服1次，0.3 mg，可維持5～7天。

② 結合雌二醇（CE）：口服0.625 mg / d，共25天。加服孕激素類藥物有多種不同的方法：Ⓐ 6個月後加服炔諾酮，0.35 mg / d，共10天；Ⓑ 後期加用安宮黃體酮，5～10 mg / d，共10天，或2.5～5 mg / d，14天；Ⓒ 每13週末加用安宮黃體酮，10 mg / d，共2週；Ⓓ 加微粒化孕酮，100 mg / d，同時連續服23天。

③ 乙炔雌二醇（EE）：口服0.0125～0.025 mg / d，25天，後期加服炔諾酮或安宮黃體酮4天。

④ 戊酸雌二醇：口服2 mg / d，25天，後期加服炔諾酮10天。

⑤ 雌三醇（E3）：此藥為弱雌激素，對宮頸、陰道、外陰有選擇性刺激作用，對子宮作用弱。口服1～5 mg / d，

25天。

⑥環戊醚乙炔雌三醇（E3醚，維尼安）、尼爾雌醇：國內很多專家推薦應用此藥。每2～4週口服1次，每次1～4 mg或5 mg，因人而異。在應用尼爾雌醇時，有人主張服用3個月後加服安宮黃體酮10 mg / d，共10天；如無陰道出血，則每隔6個月再重複加用1次。如有突破性出血，應及時進行診斷性刮宮，瞭解子宮內膜病理變化情況，以後則每3個月加用1次安宮黃體酮；如無出血，以後仍每6個月加用1次安宮黃體酮。

⑦7–甲異炔諾酮（利維愛）：此藥具有弱雌激素、孕激素及雄激素的特性，不刺激子宮內膜生長，故不需應用孕激素。此藥使用後閉經率較高，基本上無月經樣出血；對情緒和性慾等方面的影響，比傳統的HRT具有更多的有益作用；對心血管系統具有有益作用；對乳房不呈現雌激素作用，乳房脹痛發生率很低，不增加乳房圖像密度；預防骨質疏鬆的效應與傳統的HRT一樣，但比鈣劑有效。使用劑量因人而異，一般每次2.5 mg，每日1次或隔日1次，停經1年後可用半量。

（2）經皮膚給藥：分為三種類型，皮膚貼劑、皮下埋置與皮膚霜劑。藥物經皮膚吸收後，儲存在角質層內，緩慢滲入表皮與真皮層血管內。適用於患肝、膽、胃腸疾病者。

①雌二醇皮膚貼劑。

②17β–雌二醇埋置。

③普羅雌烯：為栓劑、霜劑或膠囊，每日1次。

11.雌激素替代療法的不良反應

（1）撤退性出血或突破性出血：突破性出血一般發生

在治療的最初 3 個月，出現不規則陰道出血。這種現象往往使婦女不願再繼續用藥。撤退性出血多發生在圍停經期，少數發生在停經後。若繼續服藥，在 12 個月後不會再有撤退性出血。

（2）乳房痛：可在應用雌激素同時服用安宮黃體酮 2.5 mg，能減少乳房痛。

（3）子宮肌瘤增大：子宮肌瘤是雌激素依賴性腫瘤，停經後隨子宮萎縮而逐漸縮小，但採用雌激素替代療法時子宮肌瘤可逐漸增大。

（4）其他採用激素替代療法時可能會出現與孕激素有關的症狀，如水腫、腹脹、焦慮、抑鬱或煩躁等。

很多人懷疑激素替代治療後恢復月經來潮，可能會導致受孕。事實上這是不可能的，因為停經後卵巢已停止排卵，不可能再有新的卵子存在，故不可能受孕。

第三節　中老年性保健

一、中老年性保健的常見錯誤觀點

最常見的錯誤觀點是過分自卑，認為「人老了，不中用了」；多餘的顧慮，「害怕做愛，會損害健康」。其實不然，性要求是一種不以人們的意志為轉移的生理現象，是健康的一種表現。不是主觀願望所能隨意擺脫的，即所謂「欲罷難休」。如果強行壓抑，悖於自然，悖於生理，就可能與正常生理需要產生衝突，出現煩躁、抑鬱和焦慮等精神症狀。美國性心理專家簡麗絲研究發現，有性功能的老人，如果長期壓抑，可使身體的免疫功能降低。

現代醫學研究表明：性活動是人類生活中的調節劑與安慰劑，和諧美滿的性生活能促進體內激素及乙酰膽鹼等物質的分泌，將人體血液循環系統、神經系統等各系統的功能調節到最佳狀態，強行壓抑性生活可能會引起性激素水準失調，性器官萎縮，併發其他疾病，促進衰老。

還有一種錯誤觀點認為：老年人有性要求，是「老不正經」。其實，這是性無知、性愚昧的表現。殊不知，正常的性生活對身心健康具有積極作用，只要行之有度，對身心是有益無害的。人類的性生活早已脫離了動物的本能——單純地為了傳宗接代「繁殖」的範疇，已成為人生中的一種重要娛樂活動，成為生活中的一個重要組成部分。究其實質，性生活實際上是一種娛樂性的體育運動。有規律地進行，就是一種體育鍛鍊，何害之有！

總之，凡是違背自然規律，違背正常生理、正常心理的行為，都是不可取的，都是有害的。當然，一切事物都有一定的限度。如果超過了限度，則「物極必反」，就會走向事物的反面，會將好事變成壞事，即本來是有益無害的事情也會變成壞事，這是人們所共知的常識。

二、健康性愛益處多

心理學家和性學專家都一致認為：最佳的養生之道，就是擁有美滿的性愛。健康性愛對於保持身心健康好處多多，可歸納為以下八個方面。

（1）對消極情緒有「解毒」作用。人們的喜怒哀樂之情同身體健康有密切關係，當憤怒、焦慮、緊張、內疚、憂傷等消極情緒持續產生時，會造成生理上的負面影響，最終會削弱免疫功能。在性生活過程中，中樞神經釋放出一種天然鎮靜劑———內啡呔，會使整個生理系統處於一種輕鬆有益的狀態，解除消極情緒。

（2）有助於改善睡眠。性生活能使身體迅速放鬆，有助於消除失眠症。性生活越美滿，事後也越容易入睡。

（3）精液對女方陰道有消毒作用。實驗證明，精液中有一種抗菌物質，能殺滅葡萄球菌、鏈球菌等致病菌。所以精液能幫助女方陰道消毒，免遭微生物的侵襲。若長期不過性生活，婦女患陰道炎、子宮內膜炎、輸卵管炎的機會就增多。

（4）緩解婦女經前綜合徵。婦女在月經前 5～7 天，流入骨盆的血液增加，這可能引起腫脹和痙攣，而性高潮所引起的肌肉收縮，能促使血液加速流出骨盆，進入大循環，從而減輕骨盆壓力。

（5）延緩大腦老化。日本性醫學博士指出：適當的性生活有助於保持腦組織的活力而使人顯得年輕，防止大腦老化和促進新陳代謝。性生活適度的老人，精力更旺盛，記憶力亦較強。

（6）讓男人更強壯。適度的性生活可使男性的睾丸酮分泌增多，由睾丸酮對全身的作用，使人體的肌肉更發達，減少體內脂肪的積存。

（7）讓女性保持青春。性生活可使卵巢、子宮和陰道保持正常的生理功能，使月經正常，減少更年期綜合徵的發生。

（8）減少心臟病的發生。研究證實，性生活使骨盆和四肢、關節、肌肉有更多的活動，促進血液循環，增強心臟功能和肺活量，能有效減少心臟病和心肌梗塞的發生。

三、性生活和諧的標準及有關注意事項

1.性生活和諧的判斷標準

性生活是豐富多彩的，每個人的性經歷都會有所不同，不必強求一致。概括地講，凡是在做愛過程中，能獲得快感、心情舒暢、加深感情、增進性愛者，均屬性生活和諧美滿。由於生理狀況、精神狀態、文化素質、生活情趣和生活習慣差異，性生活分為以下四種類型：

（1）男女雙方同時到達性高潮。大部分人認為這樣是最理想的。但要做到這點，卻要有相當的性技巧，男女雙方都要能控制自己的高潮，然後相互配合，才能做到。

（2）女方高潮在前，男方緊隨在後。其實這是最理想的類型。因為女子性高潮後有持續相當一段時間的快感，這樣可使女方獲得充分的性享受。

（3）男方高潮在前，女方在後。這種類型的性生活，常不能使女方獲得性滿足，甚至不能獲得高潮。這就要借助於男方的手，在男方到達高潮後繼續刺激陰蒂幫助女方獲得性高潮和性滿足。

（4）男女雙方均未獲性高潮。

以上四種類型，前三者屬和諧型，後者屬不和諧型。

2.老年人性生活中的注意事項

老年人在性生活中不僅要避免性交時的心理過度緊張和過度興奮，還要根據老年人的特點進行性活動。

老年人的普遍特點為：體力較差，有不同程度的心血

管疾病，如冠心病、高血壓等。因而，老年人做愛時不宜過度興奮、過度用力和時間過長，要適當自我控制。

(1) **可以用相互撫摸、手淫取代性交**：這一樣可以獲得滿意的性享受，不一定要進行正規的性交（即將陰莖插入陰道）。為了滿足心理上的需要，可以將陰莖插在陰道中，同時用手指按摩陰蒂，這樣可以使女方非常省力地獲得性高潮。男方在女方性高潮的驅動下，也很容易進入性高潮。這是老年人非常可取的一種做愛方式，既減少體力消耗，又可獲得性快感、性高潮和性滿足。

體力較差的老年人，最好不要去追求性高潮。因為在性高潮時，全身處於興奮狀態，血壓升高，心跳、呼吸增快，隨意肌和不隨意肌都處於緊張狀態，這是一種生理性反射動作，猶如打噴嚏一樣，是無法控制的，必然要消耗很多體力，產生一系列興奮性生理反應。故建議老年人做愛，不要追求性高潮，這樣較為安全。

(2) **選取省力的體位做愛**。大多數人的做愛方式，為平臥位，男方在上或女方在上。在上者占主導地位，用力較多，心跳、血壓的變化較大，故建議身體健康、體力較好者在上，體力較差者在下。另外，側臥位或坐位也是老年人可取的做愛體位，可減少體力消耗。側臥位有兩種，一種即面對面的平臥位向左或向右側轉 45 度（實際上是半側臥位），男方在前（上），女方在後（下），女方下邊的一條腿，屈舉至男方的腰部。

另一種方式為交腿側臥，男方取側臥位，女方的骨盆置於男方的兩腿之間，側臥在男方的懷中，兩臂抱住男方的頭頸，將陰莖納入陰道，女方上邊的一條腿屈曲，置於男方的腰部，小腿鉤在男方的臀部，使骨盆前移，幫助陰莖緊壓陰蒂；男方的雙手抱住女方的臀部，女方的骨盆前後抽動，陰莖即在陰道中摩擦，產生快感，因為陰蒂與陰莖貼得較緊，摩擦力較大，很易誘發女性性高潮，故常為性學專家所推薦。

坐位的方式是男方坐著，女方跨坐其前，採取面對面，或女方背對男方的姿勢，將陰莖納入陰道，女方取主導地位，主動前後移動，陰莖即在陰道中摩擦產生快感。還有一種體位為女臥男立位，俗稱「老漢推車式」。女方取仰臥位，兩腿分開，睡在床邊，男方站在女方的兩腿之間，將陰莖插入陰道做愛，男方取主動地位，骨盆前後移動，比較省力；女方的雙腿可擱在男方的肩上，女方更省力。這些體位都是專家們所推薦的，但要因人而異，在實踐過程中，加以摸索、選擇，使之逐漸適合自己的需要。

（3）不要在飽餐後性交。因為飽餐後性交會增加心臟負擔，容易誘發心絞痛和心肌梗塞。

（4）不要在酒後性交。因為酒精會減少心臟和心搏指數，增加心臟負擔。

（5）性交時出現胸痛、胸部緊束感、胸悶或呼吸困難時，應立即停止性交，迅速就醫診治。如備有硝酸甘油、麝香保心丸等能緩解心血管痙攣的藥物，應立即吞服或舌下含服。

（6）重視性交前的調情（性遊戲）。多接吻，擁抱，撫摸，傾訴，交流性感受（夫婦間無保留地交流性交時的性感受、性愛好是非常有效的「助陽劑」），可增強和加速性興奮反應的進展。據統計，老年人至少需 10 分鐘以上，才能達到充分的性興奮。

（7）**重視性幻想的積極作用。**所謂性幻想，就是在性交時不要想有關性交以外的事情，去想有關性交的事情，如回顧一幕有關性交的電影或錄影，或回顧一幕過去的做愛史。這是非常有幫助的舉措。分心是性交的大敵。

（8）**選擇體力充沛的時候做愛。**一般人的做愛時間，大都放在晚上睡前。其實，這個時間做愛並不好。因為經過白天的一天的活動，到了晚上已經很疲勞了，如再增加體力活動，是非常不衛生的。最有利的時間應該是經過一夜休息後的清晨或白天午睡後。

四、老年慢性疾病患者性生活中的注意事項

1. 高血壓患者

正常性生活時，由於神經處於高度興奮狀態，血壓、心率均不可避免地有不同程度的升高。據性醫學專家統計：血壓平均升高 20～60 mmHg，甚至更高，特別是在性高潮時心率增至每分鐘 90～160 次，這些升高的程度與興奮程度有密切關係。這些改變，對年輕人來說，是微不足道的，但對老年人來說卻有很大的威脅，特別是對心、腦血管方面有缺陷者。故對未獲適當控制的嚴重高血壓患者，最好避免性交。

2. 心功能不全者或心肌梗塞者

冠心病是老年人的常見病，並不是所有冠心病患者都禁忌性交，要視其程度而定。如有頻繁心絞痛發作者，性生活應慎重。因為心絞痛是心臟嚴重供血不足的表現，如不注意，很可能併發心肌梗塞。有人建議在性交前半小時

口服長效硝酸類藥物可預防心絞痛發作。同時，建議在醫生監護和指導下，進行體育鍛鍊，由鍛鍊逐漸增加心臟對活動的耐力。另外，建議改變性交姿勢。

據專家研究發現：採取坐位或立位的姿勢性交，可減少心絞痛發作和減輕疼痛程度。最後，告誡心絞痛患者，要禁止吸菸、飲酒和飽餐後性交。

對於心肌梗塞，先前的原則規定：「心肌梗塞後 3～6 個月禁止性生活，以便有充分時間使心肌癒合。」現在很多性學專家認為這種機械的規定未必科學。他們主張應先測定心臟的負荷功能，然後再考慮是否可以恢復性生活。測定心臟負荷功能的方法主要有四種：

① 登樓試驗：如病人能登上 1 層樓，步態輕健而無不適者可以恢復性生活；反之，如出現氣急、心慌等症狀者，不能恢復性生活；② 負荷試驗：令病人活動（如平地快走），使每分鐘心率增加至 120 次，如無不適，血壓和心電圖無改變者，可以恢復性生活；據有關專家測定，老年人性交時，平均最高心率，在性高潮時每分鐘 117 次，持續時間僅 10～15 秒，但青年人的心率，最高達每分鐘 180 次，故以每分鐘 120 次定為安全線；③ 平板車測試：令病人在平板車上以每小時 3 千公尺的速度行走 3 分鐘，如無不適症狀，血壓和心電圖無改變者，可以恢復性生活；④ 動態心電圖（Holter）監護：在性交時利用動態心電圖監視，記錄性交過程中的心功能變化，如有不適及時處理。

充血性心力衰竭，經治療控制不滿意者禁止性生活。因在性交時，心動過速會使病情惡化。但如心臟能耐受中等強度體力活動，代償較好，能登上 1～2 層樓梯者，可以恢復性生活，但要避免性交時引起呼吸困難，對方採用坐位性交。

3. 中風患者

中風是老年人的常見病。據專家統計，60%的中風病人未喪失性功能，大多數病人因配偶顧慮性交會使疾病加重而減少性生活。因性交時高度興奮和血壓升高，從理論上講，有再度腦溢血可能。但據有關專家統計，實際上，再度中風的發生率很低。但避免過度興奮和防止血壓過度升高是非常重要的。

4. 肺氣腫和老慢支患者

肺氣腫和老年慢性支氣管炎，兩者常合併存在，這是使老年人喪失勞動能力的重要疾病。如在休息時或稍事活動即出現呼吸困難者，性生活會受到很大限制。這種病人性交時應儘量減少活動量，採取坐位或健康者在上位，讓配偶主動活動，可減輕呼吸困難。有條件者，建議性交時吸氧或使用「水床」（充水床墊）。在水床上性交，可以利用水的反作用，從而減少體力消耗。

五、性功能的影響因素

1. 飲酒、吸菸對性功能的影響

在生活中，人們偶爾發現：性交前少量飲酒，可鬆弛精神，消除抑制，從而增加性興奮，但多喝以後則適得其反，特別對 40 歲後的中老年人和已有慢性酒精中毒者，對性功能的傷害更大。

事實證明，大量飲酒對性生活具有極大的破壞作用。每天喝 1000 ml 烈性酒，或相當 1000 ml 烈性酒的酒精含量的啤酒或葡萄酒，可引起完全喪失性功能5～8年。80%的中老年男性酗酒者會發生陽痿、不育或喪失性慾。

酗酒可使男性性腺——睪丸中毒，長期可引起睪丸細胞破壞，睪丸萎縮。睪丸的主要功能是生產調節性慾和性能力的男性性激素——睪酮。長期酗酒，可使性激素明顯減少，導致陽痿和性慾消失。睪丸又是生產精子的器官，受到破壞和萎縮後，精子的產量也發生減少，甚至無精子，因而失去生育能力。這一點對40歲後的中老年男性已不重要，因為他們已無生育需求。

酒精降低睪酮的機制有三：一是酗酒後，酒精破壞睪丸組織，使睪丸生產雄激素的量減少；二是酗酒後，機體的新陳代謝率增高，體內雄激素的消耗增加；三是酗酒後，體內雄激素與蛋白的結合率增加，從而減少雄激素的利用率。

慢性酒精中毒所產生的惡劣後果有二：一是機體生化改變，從而降低性激素水準，這類改變，如停止飲酒，過一定時間，性功能可以恢復；二是睪丸和肝臟受到酒精的永久性損害，這種改變一旦發生，性功能是不可能恢復的。因為睪丸細胞已破壞殆盡，取而代之的是瘢痕組織。至此，即使停飲，也已為期過晚，後悔莫及。故奉勸大量酗酒者，應及早卻步，即使不能完全恢復性功能，至少不會導致繼續惡化。

40歲後的中老年男性對酒精的損害特別敏感，極易遭受損傷。因為在此年齡段的中老年男性的陰莖勃起功能已非常脆弱，對年輕人不發生問題的飲酒量，卻足以使老年人遭受極大傷害。因為老年人的性激素水準已很低，加上血管硬化，陰莖的血供早已不足，如再遭受酒精中毒的損害，這等於是雪上加霜，損害倍增。

酒精對於女性的影響，與中老年男性一樣，小劑量飲酒可產生輕鬆感，增進性興奮，但大量飲酒抑制神經，使性高潮受阻。慢性酒精中毒，可以損害卵巢，引起月經失常，停止排卵，女性性激素減少，從而引起乳腺、子宮、陰道壁萎縮，同時分泌物減少，性交時因缺少滑潤而引起疼痛和不適。長期酒精中毒，還可引起肝硬化（酒精性肝硬化），使女性提前衰老，並使更年期提前。性醫學專家Masters 和 Johnson 指出：30%～60%的酗酒婦女，缺乏性興奮或性高潮消失，以及有其他性功能障礙。

吸菸對性功能的危害雖不如酒精，但吸菸可以影響陰莖的勃起能力。性醫學專家的研究表明，「吸菸是引起陽痿的重要因素之一」，「80%的陽痿病人都有吸菸史」。他們認為，吸菸可增加心血管和高血壓等疾病的危險性，而這些疾病常是引起陽痿的重要因素。性交前，吸 2 支以上尼古丁含量很高的香菸，可引起性興奮反應延緩，即使是年輕人，亦不能例外。其原因是由於尼古丁引起血管收縮，陰莖的小血管收縮導致陰莖的血供減少，出現勃起延緩或不能。

另外，統計學證明：在吸菸的人群中，陽痿的發生率明顯高於一般人群；大量吸菸者的陽痿發生率更高於一般人群。長期大量吸菸者，陰莖的血壓明顯降低。很多吸菸者的性功能障礙，在停止吸菸 6 週後，不用任何治療即可恢復或好轉。但並不是每個吸菸者的戒菸都有效果，據統計僅 1 / 3 的病人有效。

2. 某些疾病對性功能的影響

身心健康與性功能有著密切關係，疾病帶來的痛苦，會直接或間接地影響性功能。健全的性功能包括有性慾、性快感和性高潮三個部分。各種因素引起的性功能衰退，往往只累及其一或二，而不是全部。有些疾病的早期即引起性慾減退，如肝病、腎病和糖尿病等。有些疾病還可導致性功能亢進，如結核和痲風。

（1）糖尿病：糖尿病在臨床上所引起的症狀，除了大家所熟知的「三多一少」外，還有陰莖勃起功能障礙。約50%的糖尿病患者會有性功能障礙，其中40%～50%為陽痿。20～30歲的病人發生率低，為25%～30%；50歲以上的病人，發生率高達50%～70%，與中老年人動脈硬化有關。有一部分隱性糖尿病患者，在臨床上尚未作出診斷前，即出現陽痿。初期，患者性慾正常，射精能力和性高潮均不喪失，陰莖尚能插入陰道，但勃起的硬度下降，勃起時間縮短。隨著疾病的發展，性功能障礙也日漸加重。這種病人的特點是陽痿出現得非常突然，同時性慾明顯減退，如能及時治療，血糖糾正後性功能即迅速恢復。

糖尿病引起性功能障礙的機制有二：

一是神經病變所致，常伴有周圍神經病變；二是血管病變所致，大、小血管粥樣硬化，注入陰莖中的血流減少，以致勃起緩慢，硬而不堅，或發生陽痿，這類病人常伴有視網膜疾病和腎病。

已伴有器質性病變的糖尿病性陽痿，很難治癒。糖尿病引起的陽痿不一定全是糖尿病本身所致，常與心理因素有關。糖尿病患者對生活中的精神創傷很敏感，如抑鬱、焦慮，都可引起陽痿。如為心理因素引起的陽痿，經由精神行為治療，往往可獲得非常滿意的療效。糖尿病病人很易併發其他疾病，如感染、內分泌疾病，特別是甲狀腺和腎上腺皮質疾病以及心血管疾病。這些併發症也是引起性功能障礙的重要原因，故也應充分考慮這些疾病因素。

女性糖尿病患者中約有35.2%的人併發性高潮障礙，通常在疾病的6個月～1年發生，逐漸進行性發展；性慾一般不減退，不論手淫或性交，都需要長時間的直接刺激，才能誘發高潮；陰道分泌物的量無明顯改變。

（2）**甲狀腺疾病**：不論是甲狀腺功能亢進或減退，都可引起性功能障礙。約80%的甲狀腺功能低下的男性患者有性慾減退，其中40%～50%的患者有不同程度的陽痿；大約80%的女患者難以誘發性興奮。男性甲亢患者中約40%伴有陽痿，5%～10%的女患者性高潮反應增強。大多數患者（70%～80%）性功能無改變，少數患者（約15%）性功能輕度減弱。

（3）**腎上腺皮質疾病**：30%～40%的腎上腺皮質激素不足（愛迪森病）的女性患者表現有性高潮減弱或消失，大多數女患者性興奮反應是完整的。男性患者則表現為性興趣減退，性主動性減少，約35%的男性患者有陽痿，繼發性陽痿發生率高達80%。當疾病控制後，性功能即恢復。

（4）**腎上腺皮質功能亢進（庫欣綜合徵）**：女性患者的性功能改變是多種多樣的，大多數患者性慾正常或輕度減退，10%～20%的女性患者的性慾有明顯亢進或減退；男性患者都有典型的性慾減退和/或勃起功能障礙，幾乎100%有程度不同的性功能障礙。

（5）腦垂體疾病：性功能低下是垂體功能低下病人最早出現的症狀。垂體腫瘤中包括微腺瘤（泌乳素分泌增高），早期出現性功能障礙；75%的垂體功能亢進者性慾減退，但有時在疾病的早期反見性慾亢進；30%～40%的病人有陽痿。

3.某些藥物對性功能的影響

在人的生活中不可避免地要生病服藥，尤其老年人服藥的機會更多。有些藥物對性功能有影響，有的作用於性慾，有的作用於性興奮或性高潮。令人遺憾的是絕大多數藥物是抑制性功能，所謂「助陽藥」大都是心理作用而不是真正的藥物作用。

（1）巴比妥類和其他各種鎮靜安眠藥：都與飲酒一樣，小劑量可解除抑鬱，增進性興奮；量稍大，即產生抑制作用，抑制性慾和性興奮反應，產生陽痿。

（2）抗膽鹼能藥物：如阿托平、普魯苯辛等，有抑制陰部血管擴張的作用，可引起陽痿和陰道分泌液減少。

（3）治療高血壓和心血管病藥物：如利血平、β受體阻滯劑和鈣通道阻滯劑。利尿劑如雙氫克尿塞、速尿和安體舒通均可引起陽痿和陰道分泌物減少。治療高血壓的藥物中，只有血管緊張素Ⅱ抑制劑和血管緊張素轉化酶抑制劑（ACEI）很少產生影響性功能的副作用。

如要很好地控制高血壓，又要減少副作用，方法如下。首先控制體重，進少鹽飲食和增加體育活動。如能做到這三點，輕度高血壓者可以不需服藥，至少可以少用藥，即可控制血壓。其次，停止吸菸、酗酒。第三，選用血管高壓素Ⅱ抑制劑和血管緊張素轉化酶抑制劑。第四，如以上措施仍不能控制血壓，則加用β受體阻滯劑或鈣離子通道抑制劑。第五，抗高血壓藥物所引起的性功能障礙，不是一概而論的，而是因人而異，某種藥物對部分人的性功能有副作用，但對另一部分人卻不一定有。目前治療高血壓的藥物眾多，可選擇使用。

（4）治療精神病的藥物：如硫利達嗪、安定類藥物可引起性高潮時無射精，實際上是精液逆流至膀胱內，並非真正的無精液；還可引起性慾減退，性興奮反應減弱或消失。

（5）治療潰瘍病的藥物：如甲氰咪胍，長期服用，可引起雌激素增多，引起陽痿和中老年男性乳腺發育。值得欣慰的是，現有很多治療潰瘍病的藥物，如雷尼替定、法莫息定和洛塞克等藥物並無此類副作用。

（6）抗過敏藥物：如撲爾敏、苯海拉敏等可抑制性興奮反應。

4. 某些手術對性功能的影響

盆腔內手術如直腸癌根治術、前列腺摘除術，因損傷支配性器官的神經，可引起性功能障礙。治療阻塞性脈管炎的交感神經節切除術可引起陽痿。

六、中老年男性保持性功能的方法

1. 自慰

如果中老年男性長期沒有性伴侶做愛，可用自慰（手淫）的方法來進行代償，保護自己的性功能。廣大性醫學專家認為：自慰非但無害，而且是保護性功能非常有益的舉措。據統計，幾乎所有的男孩都手淫，2/3的女孩有手淫史。如果一個中老年男性在得不到性交時，經常以手淫取得性滿足，那麼，他的性功能就可能保持經久不衰，一旦恢復性生活，不會出現任何問題；反之，常會產生性功能障礙。

2.「凱旋操練」

此操練方法簡便，不需設備，不需工具，任何時候任何地方都可進行。凱旋操練是增強會陰周圍肌（骨盆肌）的一種有效方法。骨盆肌主要是圍繞在陰道、陰莖根部和肛門周圍的恥骨尾骨肌，又稱性快感肌。此肌的強度與性高潮強度和性快感深度有密切關係。老年人性快感反應和性高潮反應減弱，此肌的萎縮是其重要原因。如果恢復此肌的強度，就可使老年人的性反應獲得新生。

凱旋操練由幾個世紀前的婦產科醫生 Arnold Kegel 首創，原來是用於幫助分娩後的婦女克服尿失禁和陰道鬆弛的。後來發現此操練對改善老年男女的性興奮反應也有明顯效果。操練後，陰道肌的張力得到加強，擠壓和緊握陰莖的力量增強，從而使性交時的摩擦力加強，很易引發性高潮，而且快感強烈。

老年男性進行此操練，亦有很大幫助。因為性快感肌處在陰莖根部，包裹其周圍，此肌得到鍛鍊加強後，盆腔中的血液循環得到改善，包括陰莖的血液循環亦改善，從而改善陰莖勃起和性反應功能，使陰莖勃起的硬度增加，更易控制射精，改善早洩，因此可獲得更強、更快的性高潮。其次，此操練亦可改善前列腺功能。臨床上發現患有慢性前列腺炎的病人，操練後病情得到改善。因為由此肌的操練，前列腺的血液循環得到改善，前列腺的引流功能亦得到改善。

操練方法是做排尿時停止排尿的收縮動作，如此反覆收縮，每天200次，分8組進行，25次為1組，每次收縮持續2～3秒鐘，以口數數字為度，當數1、2、3時收縮，數到4、5時放鬆，如此反覆25次（即1組）。每天鍛鍊4次，每次2組，持之以恆，效果卓著。若用以改善前列腺功能，1日操練2次，大概6週後，就會見到功效。

七、老年人使用威而鋼的注意事項

「威而鋼」是商品名，英文名為「VIAGRA」，中國對其的正式命名為「萬艾可」，還有幾種譯名，如「偉哥」「威格」等，化學名為枸櫞酸息登奈非爾。威而鋼有25 mg、50 mg和100 mg三種口服片劑，美國輝瑞藥廠生產，1998年3月27日經美國食物藥品管理（FDA）批准。2000年7月3日，威而鋼正式被中國國家藥品監督局批准在中國上市，目前只能在二級或縣級以上的醫院內銷售，嚴格控制使用，需有高年資的專科醫生的處方才可配取，而且每次限量。

威而鋼是一種治療男性性功能障礙（陽痿和早洩）的口服特效新藥，但對正常男性無增強性慾和增強陰莖勃起的作用，故不能認為是「助陽藥（春藥）」。其治療陽痿和早洩的作用、途徑與其他藥物不同，必須進行性刺激，產生性興奮後，才能發揮作用。所謂「性刺激」，即在性交前進行的調情，如熱烈擁抱、接吻、撫摸等活動，以及刺激性激發區，如撫摸陰莖、陰囊、會陰部、大腿內側、小腹、腰背部等性敏感部位，或閱讀有關性刺激的圖片、錄影，激發性興奮，誘發陰莖勃起。陰莖一旦勃起，在藥物的作用下可持續很長時間（3～4小時），即使射精後仍能勃起，足以滿足性生活的需要。

1. 威而鋼治療陽痿的作用機制

在性刺激的過程中，陰莖海綿體中分解出一種化學酶——cGMP（環鳥苷單磷酸鹽）。此苷使陰莖血管維持較長時間的擴張，從而使陰莖維持勃起。威而鋼可使陰莖中cGMP保持較長時間，故必須經由性刺激才能起作用。如無性刺激，陰莖海綿體中不會產生cGMP。威而鋼治療陽痿的總體有效率為60%～70%，對精神性或心理性陽痿的療效高達84%，可使70%的患者獲得滿意的性生活，對糖尿病和脊髓損傷病人伴發的陽痿的療效為50%～60%，對前列腺癌和直腸癌手術後發生的陽痿的效果最差，但依然有43%的療效。

2. 威而鋼的使用方法

威而鋼有25 mg、50 mg和100 mg三種劑量，在性交前1小時口服，空腹時服用，則吸收更好。服後30分鐘到4小時發生作用。多數病人用50 mg。如有不良反應，則減少用量。如效果不滿意而無明顯不良反應者，可逐步增加劑量至100 mg。高齡（65歲以上者）或肝腎功能不佳者，初次用量25 mg。每天只可服1次，劑量不可超過100 mg。劑量超過100 mg，徒增不良反應，不能增加治療效果。

3. 服用威而鋼可能出現的不良反應

最常見的不良反應為頭痛，約占服藥人的16%，10%病人有顏面潮紅和血壓下降，7%有消化不良症狀，4%有鼻塞，3%有視力模糊、怕光或藍綠顏色暫時性分辨不清。這些不良反應並不嚴重，很少人因不良反應而停藥。偶有頭昏、頭暈、胃不適或腹瀉，如反應持續不退或加重，應找有關醫生諮詢治療。如有陰莖異常勃起（陰莖痛性勃起），即陰莖持續勃起，同時伴有疼痛，應立即請有關醫生治療。凡在服藥後，陰莖持續勃起 4 小時以上，就有異常勃起可能，應立即求醫診治，如不及時處理，可導致陰莖組織受損，永久喪失勃起功能。

4. 威而鋼的使用禁忌

（1）正在服用任何硝酸鹽類有機化合物的患者均禁用威而鋼。常用的硝酸鹽類藥物有：① 硝酸甘油類：如耐絞寧、貼保寧、永保心靈；② 硝酸異山梨醇酯類：消心痛、長效消心痛、異舒吉；③ 5– 單硝酸異山梨醇酯類：安心脈、臣功再佳、單硝酸異山梨醇酯、德明、麗珠欣樂、莫諾美地、莫諾確特、依姆多、異樂定、異樂定長效、益辛保；④ 三硝酸甘油酯類：長效療通脈；⑤ 戊四硝酸酯類：長效硝酸甘油、四硝季戊醇；⑥ 硝乙醇胺類：四硝乙醇片。

（2）威而鋼通過肝臟代謝，肝腎功能不佳者對藥物的代謝障礙，導致藥物在血內的濃度增加，增大不良反應，故肝腎功能不佳的病人服用本藥時，應減少用量，從 25 mg 開始，如效果不理想再逐步加量，這樣可減少藥物的不良反應。

（3）患有某些疾病者，不能使用威而鋼。白血病、鐮狀細胞性貧血等血液病患者忌用威而鋼。心肌梗塞、中風或最近 6 個月有過致命性心律不整的病人，低血壓（血壓低於 90 / 50 mmHg）或高血壓（血壓高於 170 / 100 mmHg）者，心力衰竭或頻發心絞痛的冠心病患者，有色素性視網膜炎（其中小部分病人有視網膜磷酸二酯酶遺傳性疾病）者，均不能應用威而鋼。

（4）有陰莖硬化症和陰莖異常勃起史者，有出血性疾病、嚴重肝腎疾病、活動性潰瘍病者，有藥物過敏史者，高齡者，大量飲酒者，均不宜使用威而鋼。

5. 注意事項

（1）威而鋼可以治療陽痿，也可以治療早洩。但在治療前，最好查明引起陽痿的原因。因為引起陽痿的原因很多，有時是由於全身性疾病所致，如肝炎、肝硬化、惡性腫瘤、糖尿病、內分泌疾病或服用某些藥物等，局部性疾病所致有血管性、神經性或生理畸形等。在用藥前，如不查明原因，會延誤疾病的治療。

（2）患者在用藥前應該告訴醫生目前正在使用哪些藥物（包括非處方類藥物），以防藥物間產生交互作用。如泰胃酶、紅黴素、抗黴菌類藥物、利福平等，均不能與威而鋼同時使用。

（3）不要與治療陽痿的其他藥物同時服用。

（4）假如在用藥後出現輕度頭昏、頭暈，可能由於血壓降低所致，應取平臥位，起立時動作要慢，以防昏倒。

（5）威而鋼藥片應保存在室溫下（15～30℃），避光，防潮。

第十一章
修復醫學與中老年保健

第一節　修復醫學概述

一、修復醫學的構想

人們都期望健康長壽，嚮往長生不老。中國道教最早提出延年益壽成仙得道之說，並致力於實踐，從煉丹、氣功、陰陽八卦等具體行動中進行探索。多少世紀以來，人們不斷追求尋找長生之法，歷代醫學家為之奮鬥，精心鑽研，但終因科研條件、技術設施所限，難以實現長壽夢想。綿綿數千年，幾無突破，進展十分緩慢，但人們也一直沒有放棄這個願望。科學發展到今天，由於技術越來越先進，設備越來越完善，現已具備了向健康長壽進軍的客觀條件和基礎。

修復醫學學說是在醫學發達、各學科高度發展的前提下面萌發的構想，為國內外首次提出的學說，直到目前已經實踐十餘年，現仍不斷用於臨床，收效顯著，但尚待進一步的實踐，以獲取更多的客觀資料。

修復醫學是當今各種先進的醫學科學、養生理論、長壽學說彙集融合的結晶，也是人類生存發展的必然嚮往。這種思路的萌發，是多年臨床經驗教訓的啟迪。預防重於治療，早注意養生保護，檢查修復，是健康長壽最有效的途徑。

二、修復醫學的簡介

修復醫學是一項新的理論，一門新的學科。修復醫學的概念是於 1991 年底提出的，當時安徽省醫學情報研究所檢索中心檢索結果顯示，「目前國內外尚無此學說及提法」，實為首次提出。

修復即對人體的維修、調整，使其不正常的生理功能得以恢復。人體如同汽車一樣需要維修保養讓其延長使用壽命。修復的目的是使人體各系統、各器官功能由因受損而處於的病態或接近病態，修復至正常或接近正常，預防及治療動脈硬化等，維護正常的生理功能，保護健康並進而延長壽命。

修復醫學是綜合現代醫學理論和各種醫療新技術，是中老年醫療保健新課題，它將開闢延長人類壽命的新途徑，探索抗衰老的有效方法。修復醫學對中老年慢性疾患也將是有效的治療手段和理想的保健措施。其作用機制是由疏通血管及其他管道，改善微循環，維護新陳代謝，從而恢復各器官的功能，防治動脈硬化，延緩衰老。修復醫學的進一步發展，將為人類的健康長壽開闢一條新的醫療途徑。預計人的壽命可望因此提高 20～30 歲，甚至更長。

修復醫學經過十餘年的臨床實踐，已確切地顯示了在防治心、腦血管病方面的明顯效果，經多數專家學者的評論，符合醫療邏輯，是超前的研究、預防和治療的結合，大有發展前途，前景無限。

三、修復醫學的方法

修復醫學方案主要分為四個程式進行。

1.疏通管道

疏通管道主要是疏通血管，改善微循環；其次是疏通重要臟器的管道，如呼吸道、泌尿道、消化道、膽道、淋巴管等。目前，疏通血管首選活血化瘀法。中醫基礎理論認為，氣血乃生命之本。血要流暢，氣要調和，活血是其主導，化瘀則是其主攻方向。

修復醫療的第一步，就是活血化瘀，這是首先要進行的措施和治療方法。活血化瘀應採用療效確切、安全有效的藥物，如當歸、丹參、桃仁、紅花、三七、水蛭、蜈蚣等，成藥有蝮蛇抗栓酶、尿激酶、低分子右旋糖酐等。我們研製的疏通1號、疏通2號，療效滿意。活血化瘀、抗凝、溶栓治療，可溶解小血栓、微小血栓，防止血流受阻、供血不良，促使血管乃至微血管疏通、血液流暢，從而保證了各系統、各器官的正常供血。

現階段的疏通管道以藥物疏通為主，包括中藥、西藥。未來疏通管道主要有以下設想：

（1）**機械疏通**：經心導管插入，使用微型電動旋切刀，進行直接旋切疏通，時間短、作用快、療效顯著，疏通後馬上就能改善血循環；

（2）**鐳射疏通**：也是在插心導管的前提下，利用鐳射的光束，對梗死部位進行射激、疏通；

（3）**運用γ射線**：運用γ射線或稱伽瑪刀來清除重要管道的阻塞，是未來疏通管道的一個重要手段，操作快捷，效果好；

（4）高壓氧艙或航太站的運用：利用空氣的壓力或外周的負壓來疏通管道，是未來研究的又一方面，這種方法可應用於大數量人群治療。

2. 血液淨化

血管疏通後，為了不使黏稠的血液或變濃的血黏在血管壁上，再度形成微血栓，必須長期持續進行血液淨化。目前常用的血液淨化方法有飲食淨化，空氣淨化，藥物淨化，器械淨化等。血液淨化使血液新鮮，乾淨，代謝正常，恢復活力。

3. 補充各營養要素

首先補充膠原蛋白。人體衰老提示膠原蛋白損失過多，攝取不足，故應予補給。常用的膠原蛋白含量較多的食品有甲魚、鱔魚、泥鰍、肉皮、蹄筋、海參等。其次，維生素 A、維生素 C、維生素 E、維生素 B 是國際公認的抗衰老元素，應予補充；前列腺素、胸腺素、睾酮等激素也有返老還童之功效，能激發青春再現，可適量補充。再者，礦物質元素及能量的補充也非常必要。另外，適當地進補抗衰老製劑，尤其是中草藥的抗衰老製品也是重要的措施。

4. 功能恢復

經上述三步驟以後，繼而進行功能鍛鍊，促進機體修復。可適量練習太極拳、練氣功、按摩、慢跑、散步等，以舒筋活血，促進血流循環，使修復的各器官運轉正常。生命在於運動，中國古代就有「天行健，君子以自強不息」之說。生命是物質存在的最高形式，無運動則無生命。對此，古代勞動人民已有相當深刻的認識。早在 2000

多年前，古希臘的山崖上就刻著「你想聰明嗎？運動吧！你想健康嗎？運動吧！你想強壯嗎？運動吧！」的名言。中國在春秋戰國時期，人們就認識到運動對生命的意義了，「養備而動時，則天不能使之病；養略而動罕，則天不能使之全」。人們從「流水不腐，戶樞不蠹」的自然現象中得出了「形不動則精不充」的可貴結論。

隨著科學的發展，人們進一步認識到體育運動及鍛鍊對生命的價值了，用進廢退、遺傳變異、同化異化、增強體力、延長壽命等無不與運動有密切聯繫。當然，運動亦不能無限度。運動要因人而異，因體質而異，要適度不要蠻幹，要科學不要迷信。

順次做完以上四個程式為 1 療程，約需 10 天。預防者 1～2 個療程即可，治療者可依據病情增加次數，一般應用 2～3 個療程。修復醫療治療前後應進行檢查，以作對照。其檢查內容包括血液流變學、血小板、體外血栓形成儀、甲皺微循環、心電圖、腦血流圖、肺功能等。

40 歲以上的中年人應早期進行預防性治療，每 2～3 年修復醫療 1 次，其壽命預測可延長 20～30 年，且少患或不患慢性疾患。經此治療者，均訴精神振作，自感輕鬆暢快、精力充沛。

中老年患心腦血管疾患的病人，經修復醫療後症狀顯著好轉，且預後極佳。後幾經修復醫療者日趨健康，幾無一例發生過意外和病情加重跡象。我們試治近 1000 例患者，均為腦血管意外、心肌供血不足、心肌梗塞等嚴重病情，無一例繼續惡化，都康復出院。

修復醫療是最新的醫療方案，雖已經過近千例的臨床應用，療效達到90%以上，但尚需不斷完善改進，摸索確定一系列檢查項目，制定一些客觀指標，提煉、探索出一套更加完善、有效的修復醫療方案。

四、修復醫學的前景

修復醫學是最新的構思和全方位、多系統的醫療方法和運用，是一個生命系統的預防、保健、醫療工程，是一門學科。修復醫學的初級階段是保護性的醫療預防，重點是維護、調整、養生。所進行的四個程式目的和預期效果是：改善促進其正常的血液循環，恢復及維護重要組織器官正常的生理功能，從而防治老年慢性病，延緩衰老，為人的健康長壽開闢新的途徑。

修復醫學包括各科、各系統的內容，如皮膚科的皮膚修復，五官科的五官修復，口腔科的牙齒修復，這些修復容易為人所理解。內科系統也需要修復，如消化系統胃炎、胃潰瘍的修復，早期保護胃黏膜及調節分泌功能；膽結石不是一日形成的，是日積月累的結果，如若早期排除、定期清理、疏通膽道也不至於形成結石、磨損膽囊壁造成膽囊炎。

修復醫學對人體而言，可從頭髮修復白轉黑、少變多，至骨骼鈣成分及結構的調整修復無一不可。

修復醫學首先是研究小修小補，下一步是器官的置換、組織的再生功能，拉開返老還童的序幕。

組織一流的科研人才，配置一流的儀器、設備，培養一流的服務人員，從事人類「生命工程」的研究，努力使人的壽命翻一番或更長。

第二節　修復醫學的具體應用

修復醫學首先著重疏通血管，活血化瘀，改善微循環，保證心、腦、肝、腎等重要器官的供血。先活血，後補氣，從而有效地維持正常的新陳代謝，維持人體正常的生理功能。當血管疏通，微循環改善後，為保障血液的流暢，防止再度形成微血栓，阻塞血管，使供血不足，造成循環受阻，必須將多年運行的血液進行淨化。使黏稠的血液變清，恢復到年輕時的狀態，使血液新鮮、乾淨、代謝正常。血液淨化，其方法有以下幾種。

一、飲食淨化

病從口入，血液的淨化也應從口開始，即從飲食控制做起，把好飲食這一重要的養生關。

1. 平衡攝取

也可稱收支平衡。中年以後，新陳代謝減緩，基礎代謝率降低，收多支少，容易積累，特別是脂肪易於堆積，故常可發胖，體重增加。這一傾向在血管裏也有體現，膽固醇、甘油三酯在血管的沉積以及其他脂代謝產物的滯留，使血管管壁增厚。因此，中年以後應嚴格控制飲食的攝取量，每天進食的各種能量應與所消耗的相抵，攝取的與消耗的相平衡，即收支平衡。嚴格地講，收支平衡從兒童時代就應抓起，才能有效地防治心血管疾病。

在正常情況下，人體基礎代謝所消耗的熱量，成年男子大約是每千克體重每小時 1 kcal（1 kcal ＝ 4.184 kJ），假如體重 60 kg，那麼他的基礎代謝所需熱量為 60 × 24 = 1 440 kcal。女子比男子約低 5%。從事各種不同工作的人每日所需的熱量分別是輕體力勞動 2200～2500 kcal，中等體力勞動約 3000 kcal，較強體力勞動 3400～3600 kcal，重體力勞動 4000 kcal 以上。老年人的基礎代謝，隨著年齡的增長而逐漸降低，一般比青壯年低 10%～15%。依據老年人基礎代謝降低，活動量減少等情況，老年人的理想體重應比標準體重低 15%。這是死亡率最低的體重。

那麼，為了保持一個較理想的體重，中老年人應需攝取多少熱量呢？目前一般認為，以 20～39 歲進食熱量為 100，40～49 歲應減少 10%，50～59 歲應減少 15%，60～69 歲應減少 20%，70～79 歲應減少 30%。日本學者認為適合一般老年人的一日總熱量，應在 1200～2400 kcal。這與世界衛生組織提供的參考資料（1500～2400 kcal）基本一致。根據對身高、體重關係的研究，通常公認的計算標準體重的公式為：身高（cm）-105= 體重（kg）。實際體重比按這個公式計算出來的千克數多或少 10%，仍屬正常範圍，如果超過 10%為過重，超過 20%就是肥胖。

肥胖是有害的。比如肥胖者患冠心病要比瘦人多 5 倍，患高血壓病比正常體重的人多 2～3 倍，患糖尿病多 2 倍，此外還會併發膽石症、脂肪肝等；肥胖的人對感染和手術的耐受力也差；肥胖還使老年人行動更為困難。總之，肥胖者更容易患各種疾病，特別易患心腦血管疾病且易發生意外。肥胖影響及縮短壽命。

國內外調查資料表明，絕大多數長壽老人的體重是正常的或偏低的，可以說肥胖有害，體重減輕則可能長壽。

總之，人體應平衡攝取營養，做到收支平衡，自我嚴格掌握。今天勞動量大（包括腦力勞動）就適當吃多一點，若今天清閒就減少一點。原則是寧少勿多，尤其對中老年特別重要，應高度重視，這是飲食淨化「量」的方面一個不可缺少的措施。中老年人每日需要總熱量，從長壽角度考慮，應在 4000～8000 kJ，甚至還可以低些。限制食量或節食是長壽研究探索的一個方面。中年以後，每餐吃七成或八成飽最為妥當。控制攝取量，同時又能保證正常的代謝需要，將是研究的一個重要課題。

2. 清淡為主

諸葛亮名言「淡泊以明志，寧靜而致遠」是有哲理的。清淡飲食是飲食淨化「質」的方面一個重要的條件。「清」即新鮮之意，含素食多之意。「淡」即油不重、味不濃，特別是限制鹽、糖的含量。中年以後，應特別注意飲食選擇。食物以新鮮的蔬菜、豆類、香菇、海帶、水果、雜糧為主，輔以少量的魚、蛋、肉類。烹調方法以涼拌、清蒸、煮燉為主。中年以後，飲食以清淡為主，是有利於健康長壽的。清淡的飲食，首先可以防止過多的脂肪及膽固醇的攝取，其次易於消化，含營養成分多，可減輕心血管的負擔，同時也補充了多種營養物。清淡飲食，來自於大自然野生的食物最為上等，如葛根粉、野桃、野毛栗、馬齒莧等。平常的食物如無化學物質及農藥污染則最為理想。燒菜時油不宜濃，以不放油或少放油為好。

動物脂肪類油脂儘量少用，以豆油、麻油、葵花子油、玉米油較好。食物中的脂肪量應予控制，有關專家認為，老年人每天攝取 50 g脂肪是適合健康要求的。按中國人民的飲食習慣和對中老年的要求應控制在25 g為宜。

脂肪的攝取與健康長壽的關係極大，老年人更應重視。脂肪的熱量比糖類或蛋白質高一倍，故多吃脂肪易發生肥胖。據統計資料表明，成年人熱量過剩，超過身體需要補充所消耗的熱量時，血液裏的膽固醇、甘油三酯和脂蛋白都升高。這三種物質都沉積在動脈壁內，會促進發生或加重動脈粥樣硬化，從而易發生冠心病和腦動脈硬化症。

脂蛋白可分為：低密度（β脂蛋白），極低密度（前β脂蛋白）和高密度脂蛋白（α脂蛋白）。低密度和極低密度脂蛋白能向動脈壁沉積，促進發生動脈粥樣硬化；而高密度脂蛋白能使血中的脂類穩定，有防止動脈粥樣硬化的作用。

當人進食脂肪餐後，在血漿中很快地出現大量乳糜微粒，即脂類混懸物，食後2～4小時達到高峰，6～8小時還不能清除，在脂肪吸收後階段，出現極低密度脂蛋白增加，比例增高。由此可見，吃高脂肪餐是很不利的，應該避免。患有動脈粥樣硬化的人，更應該避免晚上吃高脂肪餐。因為睡眠間的夜晚，人的新陳代謝低，血流緩慢，已有動脈粥樣硬化的心臟冠狀動脈內，血流會更緩慢，如果血循環中的血脂很高，就會增加發生心肌梗塞的機會。

同時，晚餐太豐盛，太多，熱量過剩，人就容易發胖；這是因為晚上睡眠，熱消耗少、代謝低，熱量消耗不完，就儲存起來。

研究證明，脂肪的品質也很重要，飽和脂肪酸（動物油和椰子油）能引起血清中膽固醇升高，而不飽和脂肪酸可降低血清中的膽固醇和低密度脂蛋白。因為不飽和脂肪酸能促進肝臟把膽固醇氧化為膽酸，它本身還能和膽固醇結合起來成為膽固醇酯，這種酯比較容易從血中向外轉送，含有磷質的不飽和脂肪酸，還能阻止膽固醇分子往血管內沉積。不飽和脂肪酸主要是存在於植物油中的亞油酸、亞麻油酸及花生油酸。血中缺乏這類物質時，血脂即升高，會促進動脈粥樣硬化的形成。含不飽和脂肪酸以植物油為主，如花生油、豆油、菜子油、茶子油。魚油也主要含不飽和脂肪酸。

血清中的膽固醇有兩個來源。一是外源性，隨食物吃進去的，則來源於食物。二是內生性，體內自己合成的。

所以，血中膽固醇的多少，和進食膽固醇多少是有關係的，但又不是絕對有關的。如果體內合成少、代謝又快，那麼雖然吃進去的膽固醇多些，但血清中的膽固醇並不一定高。相反，如果體內合成的多，代謝慢，那麼雖然吃進去的不多，但血清膽固醇也可以高，這與個體的體質、代謝特點有很大的關係。老年人一般脂質代謝差，如吃高膽固醇食物是不好的，應當避免吃動物內臟、腦髓、魚子等。蛋黃中膽固醇的含量高，但卵磷脂的含量也高，磷脂能阻止膽固醇往血管壁上沉積。另外，磷脂還是構成神經組織和腦代謝中的重要物質。

研究發現腦中的乙酰膽鹼是人記憶思維過程中的重要物質，乙酰膽鹼多，腦神經細胞傳導資訊就快，認識和記憶能力就較好。而卵磷脂被酶分解後就能釋放出乙酰膽鹼，它能改善老年人的記憶衰退，也可增強中青年人的記憶力。故中老年也可適量吃些蛋黃，但不宜多。此外，大豆裏含有 1.64%的磷脂，魚肉裏的含量也高。膽固醇對血管的硬化起著重要的作用，故一定要嚴格控制攝取量。

清淡飲食中，也應儘量少用或不用糖作調味品，更不能多吃糖。糖能使肝臟合成脂類的作用增強。正常人吃高糖飲食 3 週後，血清甘油三酯升高 1 倍多。

實驗表明，給高血脂症病人吃高糖飲食，結果血清甘油三酯增加了 4～5 倍。同時，血中的極低密度脂蛋白也升高。因此，老年人在控制攝取動物脂肪的同時，也要少吃糖。糖容易發酵產生乳酸腐蝕牙齒，使健康牙齒發生齲洞而漸漸損壞，而老年人齲齒損壞的速度更快。糖又可刺激胃酸分泌，產生「燒心」的感覺。

多吃甜食，使人胃部發脹，出現一些消化不良的症狀。更嚴重的是過多的糖被胃腸道吸收後，進入血內，可使血糖過高，易產生糖尿病。故應嚴格控制糖的攝取。

老年人不宜吃得過鹹，吃鹽過多會使鈉在體內瀦留，引起水腫、血壓升高，增加腎臟的負擔。食鹽的攝取量也應加以適當限制，一般每人每天食鹽攝取量平均為 13.5 g，有的地區高達 17 g以上，而世界衛生組織在關於預防冠心病和高血壓病的建議中提出，每人每天攝取食鹽量應為 5 g。老年人代謝低、出汗少，更應控制鹽的攝取。

3. 酒少飲或不飲

酒所含的主要成分是酒精，化學上叫乙醇。酒精是由穀類、馬鈴薯或水果發酵製得的。乙醇在化學工業、國防、醫藥上用途廣泛。酒精對人體來說是細胞原漿毒，能使細胞原生質沉澱和脫水。飲酒對神經、循環、消化、呼吸等系統都能產生影響。但由於飲用酒中的酒精含量不同，而且還含有許多其他成分，故對人體所造成的損害輕重不同。

飲用酒中所含酒精的量以「度」來表示。中國規定，在20 ℃條件下，100 ml 飲用酒中含 1 ml 酒精為 1 度。因為酒精的密度較水小，所以飲用酒精的重量百分比，較容量百分比要小。常見飲用酒每 100 g的酒精含量見表 11–1 所示。

表 11–1　常見飲用酒每 100 g 的酒精含量

酒　類	酒　名	酒精含量	
		容量%	重量%
白酒（蒸餾酒）	茅台	53	45
	瀘州特曲	65	57
	西風	65	57
	汾酒	65	57
	二鍋頭	65	57
	散裝白酒	62	54
黃酒（釀造酒）	元紅	15	12.1
	加飯	15	12.1
啤酒（釀造酒）	北京啤酒		3.6
	生啤酒		3.1
	熟啤酒		4.2
	黑啤酒		4.5
果酒（釀造酒）	紅葡萄酒	14.4	11.6
	白葡萄酒	12.4	10.0
	蘋果酒	15.0	12.1
	山楂酒	14.0	11.3
	廣柑酒	11.0	8.7
	大香檳酒	11.0	8.7
	白蘭地酒	40.0	33.4
露酒（配製酒）	竹葉青	46.0	38.7
	青梅酒	36.0	29.8
	玫瑰酒	30.0	24.7

白酒的主要成分是乙醇，此外還含有 10 多種高級醇（雜醇油），20 多種有機酸，30 多種酯、醛等。其中有很多物質能增加酒的香氣、甜味，並使酒和厚、稠醇，有的在少量時能增加香味，過量時即有異常氣味。飲用含醇量過高的酒，會使人不適、頭暈，含高級醇稍多，酒味即不正，飲後「上頭」、眩暈。有的酒含有甲醇。甲醇係有毒物質，對人體的神經系統和視網膜有毒害作用，可致人眼失明，嚴重者危及生命。

黃酒含 15～20 度酒精，還含有糖、糊精、醇類、甘油、有機酸、氨基酸、酯類及維生素等，是一種有營養價值的飲料，又是一些中藥的「藥引」，也是烹飪時常用的調味劑和解腥劑。

啤酒含 3%～5%的酒精，每升啤酒的酒精含量為 30～40 g。啤酒是由麥芽、啤酒花釀造的，因此啤酒的品質標準中還規定了原麥汁濃度，如 12 度啤酒即表示該酒的原麥汁濃度不低於 12 度。啤酒中含有維生素 B_1、維生素 B_2、維生素 H、菸酸、泛酸、葉酸，以及可溶性蛋白質、蛋白胚和多種氨基酸。

葡萄酒和果酒的酒精度大多在 12～24 度，主要成分是水、酒精、醇類、酸和酸性鹽、糖、鞣酸、蛋白質、氨基酸、果膠、芳香油、礦物質和維生素 B_1、維生素 B_2、維生素 B_{12} 及維生素 C、維生素 P 等。

葡萄酒有各種類型，如乾葡萄酒、甜葡萄酒、山葡萄酒及加料葡萄酒（加香型葡萄酒，補酒型葡萄酒如味美思），以及起泡葡萄酒（香檳酒）。白蘭地是葡萄酒經過蒸餾和陳釀工藝製成的，酒精度在 40～43 度。

果酒的種類繁多，如山楂酒、蘋果酒、柑橘酒、楊梅酒等。配製酒是用釀造酒（黃酒、葡萄酒）或蒸餾酒（白酒），加入一定量的香料或香精和糖料、色料等配製而成的。酒精度一般為 30 度左右，但是一些特定的配製酒的度數則較高，如竹葉青酒為 45 度。

藥酒也屬配製酒。品種極多，著名的有虎骨酒、參茸藥酒、人參酒、五加皮酒、鹿茸酒、十全大補酒、龜苓酒、首烏酒、三蛇藥酒、虎骨木瓜酒等。

偶爾飲用少量的酒，可使人精神振奮、欣快，解除消極情緒。人在受涼之後，或風寒乍起之時，飲少量酒可以防止感冒的發生及發展，此點載之於中外名人著作，雖無醫學根據，但酒精能擴張血管，加快心率，促進血液循環，因而各種藥酒除取其溶解藥物成分的作用之外，也還有取其活血舒筋的作用之意。

在飲用酒中，酒精含量最低的是啤酒，僅含 3%～5% 的酒精，喝啤酒對身體不會造成明顯的危害，卻能獲得多種營養物質如維生素 B、酵母、蛋白質和糖類、啤酒花的浸出物等，鮮酵母及二氧化碳能促進消化液分泌，增進食慾，幫助消化。但是每升啤酒大約能產生 2100 kJ 的熱量，如過量飲用，可造成熱量過剩，增加皮下脂肪堆積，引起身體發胖。故應控制飲用量，一般半瓶即可或一杯最好。

葡萄酒含有十多種氨基酸和維生素 B_{12}、維生素 P 等，酒精含量不高，少量飲用，也沒有害處。尤其是優質純葡萄酒，每次飲一小杯對身體可能有益。

白酒一般含酒精量都較高，刺激性大，麻醉作用強，而且成分單純，其熱量主要來自酒精，多飲肯定無益，對人體有害。

飲酒後，酒精很快就從胃、小腸及大腸吸收。酒的種類和數量、酒精濃度、飲酒持續的時間以及胃排空的快慢等，都對酒精的吸收有影響。飲酒後需要 2～6 小時或更長時間才能完全吸收。大多數食物影響酒精在胃內的吸收，牛奶尤其明顯。酒精在小腸吸收得快速而完全。酒精吸收後分佈到全身各組織及體液中去，基本上呈平均分佈。飲入的酒精，90%～98%在體內被氧化，飲入後氧化反應立即開始，每小時氧化 9～15 ml，直到完全氧化掉為止。只有約 2%的酒精不經氧化而排出體外，大量飲酒時，不經氧化排出的酒精可提高到 10%。酒精排出的途徑主要是腎，但經腎排出一般不超過飲入量的 3%，經肺排出一般不超過 0.5%，在汗腺、淚腺、唾液腺、膽汁中也可查出酒精，但數量極微。所以，飲酒者所認為的「多排尿可不醉」之說是不正確的。酒精代謝率比較緩慢而恒定。

據測定，人體的酒精最高代謝量約為每天 380 ml。酒精的氧化主要在肝臟內進行，最後變成二氧化碳和水。每克酒精氧化產生 29.82 kJ 熱量。引起酒精中毒可因人而異，這與酒量、體質、精神、度數等有關。一般說酒精中毒量為 75～80 g，相當於二鍋頭酒 135～140g。中毒症狀和酒精在血中的濃度有密切關係（表 11–2）。

急性酒精中毒是由於酒精對神經系統的抑制作用造成的。輕者中樞神經大腦皮層受抑制，下級神經中樞失去控制，而表現為興高采烈、口若懸河、滔滔不絕、自我誇耀，但其辨別力、記憶力、注意力與洞察力都變得遲鈍，做事情時效率大為降低。重者抑制進一步發展，中樞神經

表 11-2 血及腦脊液中酒精含量與症狀表現

血中酒精量（g/L）	腦脊液中酒精量（g/L）	症狀表現
0.2		頭脹、愉快而健談
0.4		行動稍笨、手微震顫
		精神振作、語言流利
0.6~0.8	0.7~0.9	行動笨拙、談話喋喋不休
0.8~1.0	1.0~1.2	感情衝動、反應遲鈍
		自言自語、步履蹣跚
1.2~1.6	1.3~1.75	倦睡，部分呈明顯酒醉狀態
2.0~4.0	2.2~4.4	意識紊亂、言語含糊
		大多數呈木僵
4.0~5.0	4.5~5.5	深度麻醉，可致死亡

麻醉，會出現沉睡、昏睡，甚至危及生命。當血中酒精濃度達到每 100 ml 400 mg 以上時，常常可以致命，死亡原因是呼吸中樞麻痹。因為每個人的體重不同，對酒精的耐受力有差別，酒精達到血中致死量的速度有快慢，因而酒精致死量有一定的範圍，一般認為在 250～500g。以血中濃度而言，一般為每 100 ml 血中 400～800 mg。酒精致死有的可以較快，有的可能先出現呼吸衰竭症狀，如呼吸表淺，不規則，時快時慢，或中間有停頓等，持續一段時間後，終歸發生呼吸麻痹。據資料觀察飲酒後深昏迷 12 小時以上者，則死亡的危險性很大。

老年人酗酒者少見，因而一般不會直接因酒精中毒而發生危險。但飲酒可觸發其他疾病，如心、腦血管意外及胃出血等。據統計，有 27%～37%的猝死和飲酒有關。這一點應該引起老年人的高度重視。飲酒與心血管病關係密切。中等劑量的酒精可引起血管擴張，特別是皮膚血管擴張，可使皮膚發紅、變熱，可使心跳加快，增加心臟的氧消耗和負擔，致使患有冠狀動脈粥樣硬化的心肌進一步缺血，易引起心絞痛或心肌梗塞，或者引起心律紊亂；心臟功能較差的患者易誘發心力衰竭；使血壓波動，特別是激動時的快速飲酒，容易引起老年人發生腦血管意外。

長期過度飲酒，能引起心肌中的脂肪組織增加，心功能減弱，心臟擴大，長期大量喝啤酒者，就會發生這種心臟病變，俗稱為「啤酒心」。如果血中酒精濃度過高（每 100 ml 含 300 mg 以上），大腦對氧的利用就會顯著減少。

過去有人曾認為酒精能擴張心臟冠狀動脈並可防止心絞痛發作，但實驗和臨床資料都未能證明有這樣的作用，心電圖上也看不出酒精能使心肌供血改善。

酒精對所有的人，尤其是對 β 脂蛋白（低密度脂蛋白）容易升高的人的脂類代謝都有影響，因為酒精能促進肝臟合成甘油三酯，前 β 脂蛋白（極低密度脂蛋白）和 β 脂蛋白，並使機體從血中清除脂類的能力降低，故而飲酒就會促進動脈粥樣硬化，增加冠心病的發生機會。

飲酒會引起消化系統病變。酒精能刺激胃酸分泌，當胃內酒精濃度達到 20%以上時，胃酸分泌和胃的活動都受到抑制。一次大量飲酒即可發生急性酒精性胃炎，長期飲酒會發生慢性胃炎。由於酒精刺激胃酸分泌及對胃黏膜的損害，有潰瘍病的人飲酒，會使潰瘍病加重，甚至出血。飲酒還會引起十二指腸炎，十二指腸乳突附近水腫、胰管阻塞，飲酒易誘發急性胰腺炎。

酒精主要在肝臟氧化分解，因而可直接損害肝細胞，因此肝臟有病的人忌飲酒。長期大量飲酒可導致肝硬化。

酒精的長期刺激，還可造成喉癌。飲酒時吸菸，能使尼古丁更容易被吸收，在血中的含量會更高，危害更大，由於菸酒的雙重刺激，因而發生喉癌的機會也就更多。酒精散發的氣體從肺中呼出，可刺激呼吸道降低其防禦能力，使人容易發生肺部感染。常飲酒的人，肺結核病的發生率比不飲酒的人高 9 倍。酒精使人的體力下降，影響工作及效率。長期飲用，酒精的麻醉作用，會使人對安眠藥、麻醉藥的耐受能力提高。更值得重視的是，酒精還能危害生殖細胞，累及下一代，孕婦飲酒可造成流產、畸胎。有資料表明：長期過量飲酒的患病率較高，死亡率也較高，可使壽命縮短 10～12 年。

老年人飲酒應慎重，以不飲為好，儘量少飲。每次不要超過 100 g，最好 50 g以下，偶然或隔日喝一點，不要天天飲、餐餐飲。儘量飲低濃度的酒，如米酒、黃酒、葡萄酒、啤酒等。不要空腹飲酒，不要情緒不好時飲酒。如患有心、腦血管、肝、胃、十二指腸、肺等器官的疾病，最好不飲酒。

飲酒促使全身末梢血管擴張，造成熱量的散失，是不能禦寒的。老年人以酒禦寒很容易招致感冒、氣管炎、肺炎、肌肉骨關節受涼而發生肌肉痛、關節周圍炎，特別是腰膝痛、肩關節痛等病症。所以，老年人禦寒還是以增加室溫、穿戴防寒衣帽、適當鍛鍊、注意營養為主，借酒取暖對身體無益。

4. 少飲咖啡

咖啡豆中含有 1%～2%的咖啡因、10%～14%的脂肪、

5%～8%的蛋白質，還含有碳水化合物、無機鹽和維生素等。大多數即溶咖啡中含有 3%～4%的咖啡因，一杯煮開咖啡中大約含有 150 mg 咖啡因。咖啡的優點和茶相似，主要是咖啡因的作用，飲後使人精神振奮，消除睡意和疲倦，提高腦的活動能力，增進食慾，促進消化等。中老年人宜少飲咖啡，尤其老年人更應少飲，不要喝濃咖啡。濃咖啡會使心跳加快，引起早搏等心律不整及興奮、失眠，影響休息和體力恢復，尤其不要在晚上喝咖啡。

患有動脈硬化、高血壓、心臟病的老年人最好不要喝咖啡。有的學者發現，常飲咖啡的人，其血中膽固醇的含量升高。據國外調查資料，在心肌梗塞患者中，不喝咖啡者占 17%，每天喝 5～6 杯咖啡者占 48%，這說明喝咖啡與心臟病有一定的關係。日本研究者也證明，喝咖啡的人，飲後 2 小時其血中的游離脂肪酸增加，同時血糖、乳酸、丙酮酸都升高。這是由於咖啡因能升高血脂的緣故。因而，喝咖啡能促進動脈粥樣硬化、冠心病。

茶葉中也含有咖啡因，但茶水中所含的咖啡因比咖啡中要少，要稀薄得多，溫和得多，而且茶葉中含有擴張血管的物質和茶鹼，還含有防止動脈硬化的物質如維生素 C、維生素 P 等。因此，茶比咖啡更為理想。

老年人如喝咖啡要限制糖量，喝咖啡本身會促進血糖升高，再加上咖啡裏放糖，這就更會引起糖代謝紊亂，誘發糖尿病。凡患有糖尿病的老年人，喝咖啡更不應放糖，最好不飲用咖啡。

咖啡因能刺激胃酸分泌，有潰瘍病的老年人最好不喝咖啡。因為這可能引起潰瘍病加重，有疼痛、出血甚至穿孔的危險。

5. 多食新鮮水果、野菜、蔬菜

古人即有「遍嘗百果能成仙」的說法。當然，這「仙」字是祛病延年，健康長壽的意思。中國著名的醫藥學家李時珍對果品的作用，曾作了高度的概括。他說：「木實為果，草實為粒。熟則可食，乾則可脯，豐儉可以濟時，疾苦可以備藥。輔助粒食，以養民生。」果品不但能為人們提供豐富的營養物質，而且對人們的身體健康具有重要的作用。

水果所含的營養與新鮮蔬菜相似，也是人體維生素和無機鹽的主要來源。新鮮水果都含有大量的水分，而蛋白質和脂肪的含量則很低。水果中糖占 6%～25%，其中主要是果糖、葡萄糖和蔗糖，所以水果香味芬芳，滋味甜美。水果中還含有機酸（如檸檬酸、酒石酸和蘋果酸等）以及纖維素和果膠，因此水果具有促進食慾、幫助消化、增加腸蠕動等多種功能。

據研究發現，果類誘人的芳香，是由於其含有揮發性脂類、乙醇等芳香物質，它具有興奮神經消除疲勞的功效。如在飯後食用水果，能促進食物的消化。各類水果都含有大量的果酸，如蘋果酸、檸檬酸、酒石酸、琥珀酸、鞣酸等，還含有礦物質，如磷、鉀、鎂、硫、鈉、鈣等，這些都與人的生理活動和骨骼構造密切相關。

至於水果中所含的碳水化合物，如蔗糖、果糖、葡萄糖等及果實中固有的碳水化合物果膠質和多種維生素，更是對人體健康大有裨益的養料，並且有些還是構成生物催化劑———酶類所不可缺少的物質。

蔬菜含有人體所必需的營養素，它是維生素 B_2、維生素 C、胡蘿蔔素、葉酸等的主要來源。此外還能提供一些無機鹽，如鈣、磷、鐵、鉀、銅、碘等。蔬菜中還含有很多的纖維素和水分，對人體健康也有積極的作用。

植物纖維能夠促進腸道的蠕動，使大便通暢，對預防大腸癌有良好作用。蔬菜不是蛋白質的主要來源，但是含有豐富無機鹽和維生素，是保護健康不可少的食品，所以又稱保護性食品。

蔬菜、水果是人的飲食中重要的組成部分，所含營養也與人體健康關係重大。蔬菜、水果是維生素 B_2、維生素 C 和胡蘿蔔素的重要來源。人體所需的維生素 C，主要由蔬菜和水果來供給，一般情況下，各種綠葉菜中含量最豐富，其次是根莖類（各種蘿蔔、薯類），一般瓜菜類相對較少。常吃的菜如大辣椒、小白菜、菜花、薺菜、油菜薹、大白菜等維生素 C 的含量都在每千克 400 mg 左右或更多；韭菜、捲心菜、蒜苗、瓢兒菜、藕，以及白蘿蔔則為每千克 200 mg 左右或更多。常見水果含維生素 C 也很豐富，如鮮棗、山楂、蘋果、橘、柑、檸檬和柚等。

維生素 B_2 在一般綠葉菜中含量較多，每千克綠葉菜含 1 mg 左右。胡蘿蔔素在各種綠色、黃色以及紅色蔬菜中含量較多。胡蘿蔔、韭菜、菠菜和南瓜中的含量都在每千克 20 mg 左右，小白菜、油菜、蔥、萵苣和豇豆等都在每千克 10 mg 左右。

蔬菜、水果還含有人體所需的礦物質。蔬菜與水果中含鉀特別豐富，從而為人提供了機體必需的鉀。此外，機體所需的鈣、鐵也有很大一部分是由蔬菜提供的。雪裏紅、油菜、莧菜等，不僅含鈣量高，機體利用率也高。蔬菜中含鐵不少，一般綠葉蔬菜可達每千克 10～20 mg。蔬菜、水果中的礦物質對維持體內酸鹼平衡十分重要。當人們食取豆類、肉類、蛋、魚等含蛋白質的食品時，由於含硫、磷較多，在體內經過代謝轉化後，其最終產物呈酸性，可使血液 pH 值趨向酸性，對健康不利。而蔬菜、水果中含有大量的鉀、鈉、鈣和鎂等元素，這些元素在體內代謝可呈鹼性，這樣可維持機體的酸鹼平衡。

此外，蔬菜、水果中還含有大量的纖維素和果膠，它們能促進胃腸道蠕動，並有利於食物中其他成分的消化、吸收以及具有通便的功能。纖維素和果膠還可以加速某些毒物在體內的代謝過程，特別是水果中的果膠，可使鉛等重金屬的排泄量增加。纖維素類還可阻止或減少膽固醇的吸收。所以多吃蔬菜、水果有利於預防動脈粥樣硬化。

蔬菜水果中含有大量的酶和有機酸，有利於食物消化。蘿蔔含有澱粉酶，鳳梨和無花果含有蛋白酶，水果中含檸檬酸、蘋果酸和酒石酸等，都可以促進消化液的分泌，有利於食物的消化吸收。

（1）常選食用的水果有：

① 櫻桃：櫻桃「先百果而熟」，是最早上市的水果，有「春果第一枝」的美稱。櫻桃營養豐富，每 100 g櫻桃中含碳水化合物 8g，蛋白質 1.2～1.5g，鈣 6 mg，磷 31 mg，鐵 6 mg。其含鐵量居各種水果之首。櫻桃所含的胡蘿蔔素比蘋果、橘子、葡萄高 4～5 倍，維生素 C 的含量也比較豐富。櫻桃還有補虛、益氣和祛風濕之功效，對四肢麻木和風濕性腰腿痛等疾患有一定的治療作用。櫻桃性大熱易

發濕，食之過多，往往生熱上火。熱性病人應該忌食。

② 杏：杏樹在中國已有 4000 餘年的栽培歷史，是入夏後最早上市的鮮果。杏的營養比較高，每 100 g鮮杏肉含蛋白質 0.9～1.2 g，比蘋果、香蕉、葡萄都高；含碳水化合物 5～15 g；含各種果酸 1～6 g。鈣、磷、鐵含量也是水果中比較高的。每 100 g杏肉中含胡蘿蔔素 1.79 mg、維生素 C 7 mg，還含有兒茶酚、黃酮類及苦杏仁甙。這些物質對人體均具有各種直接或間接的防癌抗癌效能。

南太平洋島國斐濟，人口 100 餘萬，那裏從沒有過一個癌症病人。據調查，這與他們人人喜歡吃杏的特殊飲食習慣有關。杏除了可供鮮食外，還可製成蜜餞、杏脯、果醬等。杏仁也可在水浸後煮食或炒食。但一次食杏不可過多，否則容易誘發癤腫或腹瀉，對牙齒也不利。杏仁也不宜多食。苦杏仁含有苦杏仁甙，可以分解出毒性很強的物質氫氰酸，若食入較多，則可使人體組織失去輸氧能力，嚴重者會危及生命。

③ 桃：桃原產於中國青藏高原，其栽種和食用歷史已有 3000 餘年。後逐步傳到世界其他各地。目前已經有許多優良品種，如水蜜桃、蟠桃、玉露桃、碧桃等。桃不僅果味甜美，而且含有豐富的營養物質。每 100 g桃肉中，含蛋白質 0.8 g、脂肪 0.1 g、碳水化合物 10.7 g。所含的碳水化合物是易被人體消化吸收的果糖、葡萄糖、蔗糖。桃肉還含有多種維生素和果酸以及鈣、磷、鐵等礦物質，尤其是鐵的含量較多，是蘋果和梨的 4～6 倍。這些物質對人體都是非常有益的。鮮桃不宜多吃，多吃會生熱上火，尤其是未成熟的桃更不能多吃，否則會使人腹脹，生癤腫。如將

鮮桃加工成果脯，適量常食，可大補身體，有益顏色之功。桃仁中含有氫氰酸，毒性很強只宜藥用，不可食用。

④奇異果：奇異果又叫藤梨，是中國特產珍貴水果之一。它的品種很多，但可供食用的卻只有中華奇異果、大棗奇異果和狗棗奇異果三種。其中以中華奇異果品質最好，成熟後果肉黃白或綠色，柔軟多汁，是一種低熱能高營養的果品。每 100 g桃肉中含碳水化合物 8～14 g（主要是葡萄糖和果糖），果酸 1.4～2.0 g、蛋白質 1.6 g、脂肪 0.3 g、磷 42.2 mg、鈉 3.3 mg、鉀 320 mg、鈣 56.1 mg、鐵 1.6 mg。維生素 C 的含量也相當豐富，每 100 g桃肉達 300～420 mg，約為柑橘的 50 倍，蜜桃的 70 倍，鴨梨的 10 倍，蘋果的 20 倍。奇異果還含有人體不可缺少的微量元素碘、錳、鋅、鉻等。奇異果不僅能補充人體營養，其所含的果酸還可以促進人的食慾，幫助消化，對某些疾病還有防治和輔助治療作用。中醫認為它具有清熱、利尿、生津、潤燥、散瘀、消腫、健胃、催乳等多種功效，可以治療消化不良、食慾不振、尿路結石、關節炎等病。

奇異果能阻斷致癌物質亞硝基嗎啉在人體內合成，預防某些癌症，還可以降低人體血中膽固醇及甘油三酯含量，對高血壓、心血管疾病等有明顯的治療作用。另外，奇異果對肝炎、尿結石等亦有一定的治療作用。因此奇異果是老年人很好的一種保健食品。

⑤草莓：草莓的營養比較豐富，每 100 g 鮮品中含蛋白質 1.0 g、碳水化合物 6～20 g，還含有鈣、磷、鐵和多種維生素，尤以維生素 C 的含量較多，每 100 g鮮品中含量達 35 mg。草莓中還含有多種果酸，能增進食慾，幫助消

化。草莓中所含的果膠和纖維素，能加強腸道的蠕動和分泌機能，促進脂肪的正常代謝和加速膽固醇從人體排出，是老年人的保健佳果。草莓屬於漿果，成熟後不宜運輸和貯存，宜鮮食。

⑥ 梨：梨稱「百果之宗」。梨在中國栽培和食用的歷史已達 3,000 餘年，是一種具有較高營養價值和醫療作用的果品。梨的總產量居中國水果產量的第二位。梨因其含水分較多，果肉乳白多汁，又有「玉乳」之稱，因其甘甜香脆、肉酥汁豐，亦有人稱之為「蜜父」「快果」。梨的品種甚多，在中國比較著名的有京白梨、南果梨、香水梨、蘋果梨、鴨廣梨、大鴨梨、萊陽梨、雪花梨、碭山梨等。梨以肉酥心小、汁多味甜、嚼之無渣者為上品。梨因其汁多爽口，香甜脆嫩而受人喜愛，宋代大詩人就曾讚美梨口感有如「冰慰齒」，渴飲時如「蜜過喉」。

梨含水分在 80%以上，還含有多種維生素和無機鹽、蛋白質、脂肪，尤其果糖、葡萄糖、蔗糖及蘋果酸的含量非常豐富。中醫認為，梨性寒味甘，無毒，微酸，有幫助消化、退熱、化痰止咳、解瘡毒和酒毒之功效，常用於急性氣管炎和支氣管炎。此外梨尚有健胃、滋陰、潤肺等作用，所謂「生者清六腑之熱，熟者滋五臟之陰」。所以名醫李時珍曾盛讚道：「則梨之功豈小補哉！」梨最突出的醫療作用是治療熱痰咳嗽，另外還可保肝、助消化、促進食慾、降火清心、降血壓。梨雖味美，但不可多食，因其性寒，吃多了會損傷脾胃。

⑦ 棗：古人曾說過：「北方大棗味有殊，既可益氣又安眠。」棗是一種補中益氣，強身健體的滋補佳品。中國

食用棗的歷史已達數千年之久。棗的品種很多，馳名中外的當推山東樂陵的金絲小棗，核小皮薄，果肉細嫩，含碳水化合物量高達 65%以上。棗中含有豐富的營養物質，每 100 g 鮮棗果肉中含蛋白質 1.2 g，碳水化合物 20～30 g、維生素 C 300～600 mg。乾棗產熱量較高，每 100 g 可產熱量 2000 kJ，接近葡萄乾，且鈣、磷、維生素 B_6 和尼克酸的含量均高於葡萄乾。棗中含有大量的維生素 C 和尼克酸，對於防癌、抗癌和維持人體毛細血管的功能都有一定的作用，對延年益壽更有特殊的意義。此外，棗對降低血液中膽固醇和甘油三酯的含量，防治高血壓及動脈硬化、冠心病、腦溢血都有功效，對治療神經衰弱也有很好的作用。自古以來，中國中醫學就十分重視紅棗的藥用價值，認為紅棗是養血健脾的好補品。

《湯液本草》指出：大棗「養脾氣、補津液、強志」。棗性平，味甘，能補脾和胃、益氣生津、調營養、解藥毒，有保護肝臟、增強肌力等功效。常食大棗，可使全身氣血調和，能治療咳嗽聲啞、咽喉刺痛、肺傷吐血等。棗雖脆甜可口，但也不可多食。《本草綱目》中說：「棗為脾之果，脾病易食之。若無故頻食，則損齒，貽害多矣。」腐爛的棗更不能食用，因棗腐爛後會產生甲醛和甲酸，吃了這類爛棗，輕則引起頭暈，重則危及生命。

⑧ 香蕉：香蕉又名甘蕉，性喜溫暖，只宜南方載植，在中國有 3000 餘年的栽培食用歷史。香蕉果實柔膩香甜，含多種營養成分，男女老少皆宜食用。神話傳說佛祖釋迦牟尼由於吃下香蕉後獲得了智慧。因此，人們還把香蕉尊為「智慧之果」。香蕉的營養價值較高，每 100 g中含蛋白

質 1.2 g，脂肪 0.5 g，碳水化合物 19.5 g，粗纖維 0.9 g，還含有鈣、磷、鐵和維生素 B_1、維生素 B_2、菸酸、維生素 C、胡蘿蔔素及維生素 E。香蕉含的碳水化合物中果糖與葡萄糖為 1：1，這是天然的組合，非常適合脂肪痢和中毒性消化不良者食用。青香蕉中還含有一種能保護胃黏膜的物質，食後有利於潰瘍的癒合。印度科學家把青香蕉磨成粉，每次給胃潰瘍病人服 4 g，取得了較好的療效。

香蕉中含有 5– 羥色胺，這種物質攝取過多，會引起胃腸功能紊亂。由於香蕉性寒，脾胃虛寒者應少食，胃酸過多者當忌食。

⑨ 柑橘：柑和橘兩者常統稱為「柑橘」。中國的柑橘種類很多，可列為上乘之品的有肉細汁多味極甜的焦柑，果大汁多、酸甜爽口的柑橘，果大核小、肉肥汁甜的溫州蜜柑，皮薄、肉細、味甜、無核的南豐蜜橘，浙江黃岩蜜橘，川閩的紅橘，湖南的年橘。橘子中含有多種營養成分，除蛋白質和脂肪的含量較少外，葡萄糖、果糖、蔗糖、蘋果酸、檸檬酸的含量都很豐富，還含有一定量的鈣、磷、鐵、維生素 B_1、維生素 B_2、菸酸、尼克酸。柑橘中維生素 C 和胡蘿蔔素的含量較高，每 100 g中含維生素 C 34 mg，胡蘿蔔素 0.55 mg。這些營養物質，對調節人體新陳代謝與生理機能大有好處，特別適宜老年人和心血管病患者食用。中醫歷來重視柑橘的藥用功能，認為它性溫味甘酸，無毒，有潤肺、止咳、化痰、健脾、順氣、止渴的功能。適用於身體虛弱、熱病後津液不足、傷酒煩渴等病。對治療冠心病、急慢性支氣管炎、老年咳嗽氣喘、慢性胃病、消化不良都有一定的效果。國際上近年來新發

現，用橘子治療高血壓，這是英國倫敦一所醫院研究治療高血壓時獲得的新成果。方法是：對於舒張壓在90～100 mmHg的中輕度高血壓病人，每天定量服用3個橘子和3個香蕉並配給蔬菜，其治療效果完全可以和市場上大量流行的各類降壓藥相比。橘子渾身是寶，它的皮、絡、核、葉都是中藥，尤其是橘皮，藥用價值更大。李時珍在《本草綱目》中對橘皮評價很高。在中醫處方中，橘皮刮掉白色的內層，單留表皮叫橘紅，能理肺氣、祛痰，治胸悶脇痛、咳嗽、呃逆；橘瓤上的筋膜叫橘絡，能通經絡、消痰積，治肋間神經痛；橘子核能治腰痛、疝氣痛；橘葉能疏肝，治脇痛及乳腺炎初起。未成熟的橘皮也是常用中藥。橘子也不可一次吃得太多，尤其是口舌生瘡、食慾不振、大便硬結等患者，食後會使症狀加重。

⑩金橘：金橘是中國柑橘類中的小果型水果。金橘又名「金柑」「四季橘」，古代還稱之為「公孫橘」「子孫橘」。其皮薄籽少、果皮脆甜、肉質軟酸、汁多味濃、氣味芳香，加工成金橘蜜餞後，色豔、味香、酥口，為蜜餞之中的上品。金橘營養豐富，含有多種維生素和礦物質，其中維生素C和金橘甙的含量最豐富，這兩種物質有強化毛細血管的作用，能增強人體對嚴寒侵襲的抗禦力。經常食用金橘，對防止血管脆弱和破裂，具有重要意義，對高血壓、血管硬化及冠心病均有療效。民間素有「金橘不知感冒」之說，寒冬若能吃上些金橘，對防治感冒及其併發症有很好的作用。中醫書籍記載，金橘性溫味辛甘，生吃理氣、補中、解鬱、消食、散寒、化痰，可用於治療胸悶、鬱結、傷酒口渴、食滯胃呆及哮喘、氣管炎等症。金

橘還能下氣、止渴、除臭，尤其是皮，醫藥作用更大，對急性肝炎、胃痛、疝氣、慢性氣管炎、脫肛及子宮脫垂等病均有療效。金橘根也可入藥，有行氣、散結等功效。

⑪ 葡萄：葡萄別名草龍珠、山葫蘆。葡萄中含有人體能直接吸收的葡萄糖和果糖，還有豐富的蔗糖和果酸以及磷脂、胡蘿蔔素、維生素 B_1、維生素 C 和氨基酸等。葡萄中無機鹽的含量在 0.4%左右。葡萄乾以新疆吐魯番的無核白為最好，無核、翠綠色、味甘美，在國內外頗負盛譽。

每 100 g葡萄乾中含蛋白質 1～4.1 g，碳水化合物 20～80 g，鈣 30～114 mg，磷 40～85 mg，鐵 2～5 mg，並含有多種維生素。《本經》對葡萄的功用論道：「主筋骨濕痺，益氣倍力，強志，令人肥健、耐饑、忍風寒。」常吃葡萄對健腦、強心、利尿、除煩止渴、開胃化石、增力氣均有補益。未老先衰、形體羸瘦、體倦乏力的人常吃葡萄可改善症狀。

⑫ 山楂：山楂具有很高的營養價值。每 100 g鮮果中維生素 C 含量高達 89 mg，另含鈣 85 mg，含胡蘿蔔素 0.82 mg。山楂中果酸的含量極為豐富，主要有酒石酸、檸檬酸、山楂酸，還含有碳水化合物、脂肪、蛋白質和磷、鐵、尼克酸等物質。山楂性微溫，味酸甘，有消積、化滯、行瘀等功能，主治飲食積滯、胸腹痞滿、疝氣、血瘀、閉經等症。

山楂內的三萜類和黃酮類等成分，可加強和調節心肌，增大心室心房運動振幅及冠脈血流量，還能降低血清膽固醇，促進脂肪類食品的消化，降低血壓。山楂對於心功能障礙、血管性神經官能症也有輔助治療作用，所以山楂被稱為心血管病的良藥。山楂還能排痰平喘，散瘀止血，防暑提神，抗痢疾桿菌及防禦癌症。食用山楂要適量，食後要及時漱口，以防酸性物質殘留損害牙齒。另外，平素脾胃虛弱者不宜食山楂，服用人參等補氣之物時亦不宜食山楂，因其可以「破氣」。

⑬ 蘋果：蘋果與葡萄、柑橘、香蕉被列為世界四大水果，其栽培歷史也有4000餘年。從營養價值來看，蘋果的無機鹽和各種維生素含量都不低。蘋果中還含有較多的鉀鹽、鞣酸、有機酸、果酸以及纖維素。中醫認為蘋果性涼味甘，有潤肺悅心、開胃制酸、補中益氣及清熱化痰之功效。《滇南本草》載：「蘋果燉膏名玉岩丹，通五臟六腑，走十二經絡，潤營衛而通神明，解瘟疫而止寒熱。」

蘋果中所含的果酸，可幫助消化；蘋果中的有機酸和果酸質，對人口腔中的細菌還有殺滅作用；所含的鉀鹽、鎂鹽對心血管有保護作用。有些調查資料表明，一人每天吃2～3個蘋果，就能維持正常血壓。蘋果還有通便、止腹瀉的雙重功能。蘋果含有的纖維素能使大便鬆軟，排泄便利，蘋果中的有機酸也會刺激腸蠕動，所以吃蘋果能通大便；蘋果裏含有的果膠物質，可以調整生理功能，所以它又能制止輕度腹瀉。

⑭ 荔枝：荔枝素有「果中之王」美稱，是中國特有的珍貴水果，產於嶺南一帶，歷代多被列為貢品。荔枝含有豐富的營養物質，果肉中含葡萄糖高達66%，還含有維生素C、維生素B以及胡蘿蔔素、鈣、磷、鐵、有機酸、果膠、游離氨基酸等物質，這些物質對人體是十分有益的。

中醫學認為，荔枝具有滋心陰、填精髓、養肝血、止煩渴、益顏色等功用，尤其對身體虛弱、病後津液不足的人作為補品食用更為相宜。荔枝具有補腦健身和開胃益脾補氣的作用。另外，荔枝中含 La- 次甲基環丙基甘氨酸，有降血糖作用，是糖尿病人適宜的果品之一。荔枝雖為滋補佳品，但也不能食用無度，《食療本草》上即已指出「多食則發熱瘡」。

⑮ 鳳梨：鳳梨，又稱「菠蘿」，原產巴西，喜歡溫暖，現中國南方也有種植。鳳梨的果肉中含有豐富的果糖、葡萄糖、氨基酸和有機酸等。每 100 g 鳳梨肉中含有碳水化合物 9.3～12.2 g，蛋白質 0. 4～0.6 g，脂肪 0.3 g，維生素 0.4 g，鈣 18 mg，磷 12～28 mg，鐵 0.5 mg，維生素 C 24 mg，還有維生素 B 族和胡蘿蔔素等。鳳梨中還含有鳳梨蛋白酶，它能分解纖維蛋白和酪蛋白，除具有消化作用外，還能將阻塞於組織的纖維蛋白和血塊溶解掉，可以治療炎症、水腫和血腫。

適當常吃鳳梨，對高血壓、支氣管炎等均有防治功效。胃潰瘍、腎病和凝血功能障礙的病人不宜食用。另外，在吃新鮮鳳梨時，應將果刺及果皮削淨，將果肉切成塊狀，在稀鹽水或糖水中浸漬 2～5 分鐘後再吃，以防發生過敏反應和避免其所含的甙類物質對口腔黏膜的刺激。

⑯ 柿子：柿子品種很多，營養豐富。每 100 g成熟的柿子果肉中含蛋白質 0.4～0.9 g，碳水化合物 10～14 g，脂肪 0.1～0.2 g，鈣 147 mg，磷 19 mg，鐵 0.8 mg，維生素 C 43 mg，胡蘿蔔素 0.85 mg。每 100 g鮮柿子中碘的含量可達 49.7 mg，缺碘患者常吃柿子是非常有益的。柿子性澀味甘寒，梁代《名醫別錄》載其藥用功能為：補虛勞不足，健

脾胃，能潤腸潤肺，可袪痰止咳，能通耳鼻氣，生津止渴，解酒毒等。高血壓患者或痔瘡出血、大便乾燥的人，吃去皮的新鮮柿子，有降壓、止血的功效。柿子加工成柿餅後，柿餅外面附有一層特別甜的白色粉末結晶叫柿霜。這層柿霜可治喉痛、咽乾、口瘡等，還有潤心肺的功效。柿蒂的藥用價值也不少，它含有糖類、單寧、三萜酸和樺樹脂酸等成分，治療呃逆及夜尿症等都有明顯的療效。柿葉也可入藥，用柿葉製成「柿葉茶」，長期飲用，能軟化血管，降低血壓，防止動脈硬化，尚有清涼健胃、幫助消化的作用，對於高血壓、冠心病和一些常見的心血管病也有一定的療效。浮腫和長期失眠的患者，長期飲用，療效也很理想。另外，將生柿子榨汁與牛奶或米湯調和服用，每次服半杯，可作為有中風傾向時急用，或用柿餅適量，加水煮爛吃，每日 2 次。柿子性冷，且含大量單甯成分，易與胃酸形成沉澱，造成胃柿結石。故而不要空腹吃大量的柿子。即便是飯後吃柿子，也要有所節制，一次不要吃得太多，吃後也不宜再吃酸性食物，特別是胃酸較多和胃腸道消化功能較差的人，更應注意。特別忌柿子與螃蟹同食，因同屬寒性食物，對人健康不利，且蟹肉中的蛋白質遇柿子中的鞣酸後會沉澱、凝固成不易消化的物質，可長時間滯留在人的腸道內發酵，出現腹痛、嘔吐等症。此外，中氣虛寒、外感風寒的人，最好不食柿子。

⑰ 西瓜：西瓜是夏季的主要瓜果，於 1000 多年前由西方傳入中國，故名西瓜。西瓜果汁充足，含水量高達 96.6%。營養豐富，在它的汁液裏，幾乎包含著人體所需的各種營養成分，有大量的蔗糖、果糖和葡萄糖，有豐富的

維生素 B 群、維生素 C 和胡蘿蔔素，還有多種有機酸和鈣、磷、鐵等無機鹽和微量元素，以及蛋白質和脂肪等。西瓜瓤汁含有蛋白酶，可把不溶性蛋白質轉變成可溶性蛋白質，所含的糖苷具有降低血壓的作用。西瓜皮含有葡萄糖、枸杞鹼、氨基酸、番茄素和豐富的維生素 C 等營養物質，具有利尿降壓和促進人體新陳代謝，減少膽固醇沉積，軟化和擴張血管的作用。中老年人一次不宜吃得太多，因西瓜性寒涼容易損傷脾胃。

⑱ 桂圓：桂圓又稱龍眼，有很高的滋補營養價值，享譽海內外。桂圓幾乎含有人體所需要的各種營養素。每 100 g 乾果品中含碳水化合物 65 g，包括大量的葡萄糖以及蔗糖、果酸等，含蛋白質 5 g，磷 118 mg，鐵 4.4 mg，鈣 30 mg，還含有多種含氮物質、維生素 A、維生素 C、維生素 B 群等。

無怪乎清代著名醫學家王士雄贊其為「果中神品」。明代醫藥家李時珍亦說：「食品以荔為貴，而滋益則以龍眼為良。」中國醫藥學認為，龍眼具有開胃益脾、養血安神、壯陽益氣、補虛長智的功用，功能補心脾。據《雷公炮製藥性解》載，龍眼「味甘，性溫，入心脾二經，能補血氣、養肌肉、益虛氣」。中醫認為，龍眼是「補血益心佳品，益脾長智要藥」。多作滋虛濟弱、產後和病後的補品，食之對人體確有裨益。桂圓肉的養血之力比紅棗更強。神經衰弱、更年期婦女失眠健忘、心煩汗出，食之亦好。凡虛火偏旺、風寒感冒、消化不良者及孕期婦女不宜食，內有痰火或濕滯時不宜食用。

⑲ 芒果：芒果也叫「檬果」或「杧果」，是熱帶重要

的果品之一。芒果富含維生素、糖分。芒果的藥用價值也較高，具有止咳化痰的功能。《食性本草》說它「主婦人經脈不通，丈夫營衛中血脈不行」。《本草綱目拾遺》謂芒果「益胃氣、止嘔暈」。芒果兼備一定的消炎與消除過敏功能。但不宜大量食用，腎炎患者尤應慎食。

⑳ 羅漢果：羅漢果也叫「光果木鱉」，產於中國廣西、廣東、江西、貴州等地，以廣西栽培最多。果味甘甜，長期保存其味不變，是馳名中外的可供食用、可作調料和藥用的果品。羅漢果果實的各個部分都香甜可口，含一種 S-S 糖甙，甜度為蔗糖的 3000 倍且無一般食用糖之副作用，是糖尿病患者的一種最理想的甜味食物。

中醫認為，羅漢果性涼、味甘、清肺潤腸，主治痰火咳嗽、血燥便秘等症。葉、根、果、毛也可供藥用，葉治頑癬、癰腫，根可敷瘡癤，果毛可作刀傷藥。另外，它還具有清熱涼血功能，對防治傷風感冒、喉痛、暑熱、胃熱、慢性咽喉炎、慢性支氣管炎、高血壓等症均有療效。日本已經使用羅漢果做成高品質的潤喉糖等。

㉑ 荸薺：荸薺俗稱「地栗」「馬蹄」「烏芋」，鈣、鐵及維生素 C 含量較高。此外尚含有一種不耐熱的抗菌成分——荸薺英。實驗證明，荸薺英對金黃色葡萄球菌、大腸桿菌、產氣桿菌、綠膿桿菌等，均有抑制作用。中醫認為，荸薺性寒滑，味甘涼，具有清熱、止渴、開胃、消食、化痰、益氣、明目等功效。據歷代醫學家記載：荸薺益氣安神，開胃消食，除胸中實熱，治各種噎膈、消渴、黃疸，能「毀銅」，常用作清涼生津劑。適用於溫病口渴、舌赤少津、小兒口瘡、咽乾喉痛、消化不良、大便燥

結、痰多不利和誤吞銅物、血痢下血等症。荸薺還能解酒毒，又是防治矽肺和治療高血壓的藥用食物。

㉒ 刺梨：刺梨有「營養珍果」的美名。刺梨中含有的營養成分有十幾種之多，如糖類、蛋白質、脂肪、粗纖維、胡蘿蔔素、硫胺素、維生素 B_2、維生素 C、維生素 P 等。尤以維生素 C 和維生素 P 的含量特別豐富，每 100 g刺梨中含維生素 P 2909 mg、維生素 C 2391 mg，由此看來，刺梨中維生素的含量壓倒一切水果，可稱為水果中的「CP 大王」。正常人每天吃半個刺梨，就可以滿足對維生素 C、維生素 P 的生理需要，真可謂天賜人類的養生珍果。凡是由於缺乏維生素 C、維生素 P 而引起的疾病，多吃刺梨即可起到輔助治療作用。中醫認為，刺梨味甘酸，有消食理氣、解悶、化滯之功能。

㉓ 柚：柚又名「文旦」「欒」「拋」。果味甜酸適口，很得人們喜愛。每 100 g柚子中含維生素 C 40 mg，廣西沙田柚可高達 123 mg，堪稱維生素 C 寶庫。柚子皮厚，較耐存放，人們常貯藏之，作常年清口爽神的水果。中醫認為，柚子具有寬中理氣、化痰止咳、健胃消食、消腫止痛等功用。

㉔ 陽桃：陽桃又稱五棱子、五斂子或羊桃。陽桃含糖類、有機酸和較豐富的維生素 C 和維生素 B_1。陽桃性平，味甘澀，無毒，有生津止渴、下氣和中、祛風熱、利小便等功效。

㉕ 李子：李子含豐富的碳水化合物和各種無機鹽與維生素。此外，還含有絲氨酸、甘氨酸、丙氨酸等氨基酸。其果實多有異香，能清肝祛熱、生津利水、調中，治虛勞

骨蒸和腹水等症。但不宜多食，多食生痰、助濕，使人腫脹、發虛熱。

㉖石榴：石榴為石榴科植物石榴的果實。華實並麗，滋味亦殊。其果實含豐富的有機酸、維生素 C、維生素 B 以及蛋白質、脂肪和鈣、磷、鉀等礦物質。石榴果實、果皮、根皮和花均可入藥。石榴鮮食能禦食療渴、解酒止醉、澀腸止血。其果皮含鞣質、生物鹼和果酸等，有較強的收斂和抑菌作用，是有效的治痢疾藥。其根皮可用於治療腎結石、糖尿病、乳糜尿等症。用其花泡水洗眼，還可明目。

㉗無花果：無花果為桑果植物無花果的成熟花托，又稱映日果、奶漿果，性平味甘。其果實含有約 20%的果糖和葡萄糖，此外還含有維生素 A 和維生素 C、蛋白質、氨基酸、枸櫞酸、醋酸、醇素等。無花果可以助消化，並兼有清熱潤腸、止瀉痢、治五痔、驅蟲、消炎、消腫、生肌、明目等功能。無花果汁中含有的澱粉、糖化酶、酯酶、蛋白酶等具有一定的抗腫瘤作用。此外，無花果對二氧化硫、三氧化硫、氯化氫、二氧化氮、硝酸霧及苯等有毒氣體有抵禦能力，所以是一種消除污染、淨化空氣、改善環境的植物。

㉘沙果（林檎）：沙果為薔薇科植物林檎的果實。沙果，古稱「林檎」或「來禽」，南方人稱「花紅」。其性平味酸甘。沙果含糖、無機鹽、維生素 C、葉酸等成分，具有止渴、化滯、澀精的功效。

㉙橄欖：橄欖為橄欖科植物橄欖的果實，又稱青果、諫果。其味苦澀，氣清芳。其性平味甘澀酸。果實含有蛋

白質、脂肪、糖類、鈣、磷、鐵、維生素 C 等成分。具有生津清肺、利咽、解毒的功效。適用於咽喉腫痛、煩渴、咳嗽吐血、菌痢，解河豚毒和酒毒，解一切魚蟹之毒。

㉚ 楊梅：楊梅果實含多種維生素，尤其含維生素 C 最豐富，此外含葡萄糖、果糖、檸檬酸、蘋果酸、乳酸及蠟質等。楊梅有止渴、消食、滌腸胃、和五臟、除煩、止嘔、斷下痢的作用。楊梅樹皮有止血、止痛等功用。

㉛ 枇杷：枇杷為薔薇科植物枇杷的果實。枇杷性平味甘酸。含有蛋白質、糖、蘋果酸、檸檬酸、維生素 A 及維生素 B、鈣、磷、鐵、粗纖維、果膠、胡蘿蔔素等成分。具有潤燥、止咳、和胃、降逆之功效。枇杷可作為肺熱咳嗽、多痰咯血的輔助治療。

㉜ 椰子：椰子為棕櫚科植物椰子的胚乳及漿液。椰汁風味獨特，營養豐富，含有糖類、脂肪、蛋白質、維生素 C 及維生素 B_1 和礦物質鐵、磷、鈣、鉀、鈉等。椰肉即椰子胚乳，脂肪和蛋白質含量超過任何果品。椰肉性平味甘，無毒，具有益氣、治風、令人面色悅澤的功效。椰汁味甘、性稍熱。椰子具有清熱解渴、補虛驅蟲、益氣祛風的功效。椰子臨床多用於強心利尿、驅蟲、止吐瀉。椰油外用，可治療一般瘡疥癬疾、凍瘡、神經性皮炎等。椰殼性平味甘，無毒，含氫氧化鉀，可治療心痛、筋骨疼痛。

㉝ 檸檬：檸檬又稱宜母子或宜母果。果實汁多肉脆，有芳香之氣，食之味酸微苦，一般不直接鮮食，而是做成檸檬餅、檸檬果醬等食品。檸檬含有糖類、鈣、磷、鐵和維生素 C、維生素 B_1、維生素 B_2、菸酸等多種營養成分，此外尚含有豐富的有機酸和黃酮類、香豆精類、甾醇、揮

發油、橙皮甙等。檸檬具有生津、止渴、祛暑、導滯、健胃、止痛等功效，能治鬱滯腹痛、不思飲食，下氣和胃。檸檬汁有很強的殺菌作用，也有抗凝作用。檸檬酸可與鈣離子結合成一種可溶性絡合物，從而緩解鈣離子促使血液凝固的作用，故而常喝檸檬飲料，可以預防和輔助治療高血壓及心肌梗塞。近來發現，檸檬汁由於含有大量檸檬酸鹽，因此可以防治腎結石，並可使部分慢性腎結石患者的結石減少。常食檸檬汁，對潔白牙齒、治療類風濕和消化不良等症也頗為奏效。檸檬汁還有潔膚美容的妙用，因為檸檬酸具有防止和消除皮膚色素沉著的作用，並可治粉刺、指甲鬆脆，消除疲倦。客廳中放置幾枚檸檬果，可調節室內空氣，使人有清心悅腑之感。

㉞檳榔：檳榔含檳榔油、檳榔鹼、兒茶素、膽鹼等成分，其核仁入藥稱為榔玉，皮稱大腹皮。檳榔具有禦瘴的功能，可以下氣、消食、祛痰、殺三蟲、治腹脹，能利五臟六腑壅滯，破胸利氣，下水腫，治心痛積聚，除風，通關節，利水竅，補五勞七傷，健脾調中，尚可焙燒成灰敷瘡、止痛生肌。

㉟桑葚：桑葚是桑樹的果實。熟透後變為紫黑色，味甜，含有豐富的葡萄糖、蔗糖、果糖、鞣質、蘋果酸及鈣質、維生素 A 和維生素 B_1、維生素 B_2、菸酸等。桑葚具有利五臟、活關節、通血氣、滋陰養血、安魂鎮神等功能，多用於消渴、陰虛肝陽上亢之眩暈失眠、血虛腸燥、便秘等症。

㊱柳丁：柳丁又稱黃果、金球。所含成分與橘、柑相似，主要有維生素 C、橙皮甙、檸檬酸、蘋果酸、琥珀

酸、糖類、果膠、揮發油等。柳丁分酸、甜兩種。酸橙汁有解油膩、消食積、止渴、醒酒等功效。柳丁性味酸涼，鮮食有滑痰降氣、和中開胃、寬膈健脾、醒酒止渴的功效，因柳丁中含維生素C和維生素P，所以能增強毛細血管的韌性。柳丁皮又名理陳皮，除含果肉成分外，胡蘿蔔素含量也較多，可作健胃劑。所含果膠能促使通便，使類脂質及膽固醇更快隨糞便排出。皮中的柳丁皮油對慢性氣管炎有療效，其化痰止咳的效果超過陳皮。

㊲ 菠蘿蜜：菠蘿蜜是菠蘿蜜樹的果實，果肉甜膩，香味異常，含有糖、蛋白質、維生素B、維生素C、脂肪油及礦物質鈣、磷、鐵、鉀等。菠蘿蜜瓤氣香味甘、微酸、平，無毒，能止渴解煩、醒酒益氣。菠蘿蜜汁液和果皮中提制出來的蛋白水解酶，可用作抗水腫、抗炎藥，口服則能加強體內纖維蛋白的水解作用，改善體液的局部循環、消除炎症和水腫。菠蘿蜜蛋白酶與抗菌藥物合用，可治療關節炎、關節周圍炎、蜂窩織炎等病症。菠蘿蜜蛋白酶與抗生素和化療藥物配合使用，能促進藥物對病灶的滲透和擴散，用於治療水腫、血栓以及各種原因導致的炎症。

㊳ 甘蔗：甘蔗為禾本科植物甘蔗的莖稈。性平味甘澀，含糖類較豐富，另含多種氨基酸、有機酸、維生素A、維生素B_1、維生素B_2、維生素C、維生素H，以及硒、鈣、磷、鐵等微量元素。具有止渴生津、寬胸和中、滋陰潤燥、清熱解毒之功效，為甘涼滋養之品。適用於心胸煩熱、反胃、酒毒等症。

（2）常選食用的蔬菜有：

① 青菜：古稱菘，北方稱白菜。含維生素C和鈣質較

多，另含有蛋白質、脂肪、糖類和多種微量元素。其味甘甜，性微涼，營養豐富，菜質脆嫩爽口。具有通利腸胃、除胸中煩、解毒醒酒、消食化氣、和中、利大小便等功效。

② 油菜：又稱芸薹。油菜富含鈣、鐵、胡蘿蔔素、維生素 B_2 和維生素 C。患口腔潰瘍、口角濕白、齒齦易出血、牙齒鬆動等症，多吃油菜相當有益。

③ 大白菜：大白菜又稱包心白菜、結球白菜，也有稱黃芽菜的。中國栽培已有 6000 年的歷史，是大白菜的故鄉。大白菜是最著名的大眾蔬菜之一，所含營養成分較為全面，除含有蛋白質、脂肪、糖類外，還含有豐富的鈣、維生素 B、維生素 C 等。每 500 g大白菜含鈣 207 mg、維生素 C 68 mg。這些物質在維持人體健康方面有著重要的作用。大白菜中豐富的粗纖維能促進腸壁蠕動，防止大便乾燥，促進排便，稀釋腸道毒素，故多吃大白菜既治療便秘，又能預防腸癌。

中醫認為大白菜有補中、消食、利尿、通便、消肺熱、止痰咳、除瘴氣等作用。《本草綱目拾遺》中說，大白菜「甘溫無毒，利胃腸，除胸煩，解酒渴，利大小便，和中止咳」。最近，科學家發現，在防治矽肺的藥用食物中，大白菜也是很有效的食品。腐爛的大白菜決不能吃，因含有毒的亞硝酸鹽，可造成頭疼噁心甚至死亡。

④ 韭菜：韭菜為百合科植物韭的葉。含有多種營養成分以及可觀的鈣、鐵、胡蘿蔔素和維生素 C。每 100 g含鈣 48 mg，鐵 1.7 mg，胡蘿蔔素 3.28 mg，維生素 C 39 mg，此外韭菜還含有維生素 B、硫化物和揮發油等物質。韭菜性

溫味辛，具有溫中散血、行氣、解毒的功效。功能溫腎陽、強腰膝等，主治腰膝酸痛、小便頻數、遺尿、帶下等症，故有「起陽草」之稱。韭菜含有較多的粗纖維，對促進腸壁蠕動、防止大便乾燥、預防腸癌均有好處。對高血脂和冠心病患者極為有益。

韭菜生則辛而行血，熟則甘而補中、益肝、散瘀、導滯，其葉和根有興奮、散瘀、活血、止血、止瀉、補中、助肝、通絡等功效，適於跌打損傷、噎膈、反胃、腸炎、吐血、鼻出血、胸疼等症。韭菜的溫補肝腎、助陽固精作用最為突出。韭菜也不宜多吃，因難於消化。

⑤芹菜：芹菜為傘形科植物的全草，有水、旱兩種，性涼味甘苦。芹菜根、莖、葉、籽均可以當藥用，故有「廚房裏的藥物」「藥芹」之稱。兩種芹菜功能相似，藥用以旱芹為佳，可食部分中含有蛋白質、粗纖維、鈣、磷、鐵、胡蘿蔔素、維生素（A、B_1、B_2、C、E）、尼克酸、菸酸、揮發油、甘露醇、芫荽甙（黃酮類）等，具有平肝清熱、祛風利濕的功效。適用於高血壓病、眩暈頭痛、面紅目赤、血淋、癰腫等症。可止血養精、保血脈、益氣，具有健神醒腦、潤肺止咳、除熱祛風、軟化血管、明目利齒、治療神經衰弱等功效。且含鐵量較高，可治缺鐵性貧血。

⑥菠菜：菠菜為藜科植物菠菜的帶根全草。性微寒味甘酸，含有蘋果酸、檸檬酸、腺嘌呤、葫蘆巴鹼、膽鹼和少量番茄鹼、鈣、磷、鐵、胡蘿蔔素、維生素（A、B_1、B_2）、葉酸、草酸、尼克酸、芸香甙、生物素、鉀、碘、銅等。具有滋陰潤燥、養血止血、補血活血、健腦、利五

臟、通血脈、下氣調中等功效。適用於衄血、便血、壞血病、消渴引飲、大便秘結等症。常吃菠菜可幫助人體維持正常視力和上皮細胞的健康，防止夜盲，增強抵抗傳染病的能力，促進健康的恢復。此外，對預防口角潰瘍、唇炎、舌炎、皮炎、陰囊炎也有很好的效果。菠菜的缺點是不能生吃，不宜與豆腐、鱔魚同食，不宜熟後久放置。吃前應先用開水燙一下，把焯菠菜水去掉，然後去湯用菜，草酸就可以除掉，以防草酸鈣結晶，對人體不利。

⑦ 芫荽：俗稱香菜，又名「胡荽」。具有一種獨特的香味，有健胃、祛風解毒、促進血液循環的作用，可以辟一切不正之氣、散風寒、消穀食停滯、利大小便、去目翳。芫荽含有蛋白質、碳水化合物、脂肪、礦物質、鈣、鐵、胡蘿蔔素、維生素C以及硫胺素、維生素B_2、尼克酸等。另外還有揮發油、右旋甘露糖醇、黃酮甙等。中醫藥學認為，芫荽性溫味辛，功能解表。

⑧ 莧菜：莧菜為莧科植物莧的莖葉，有紅、白、斑3種。性涼味甘。含有甜菜鹼、草酸鹽、蛋白質、脂肪、糖類、胡蘿蔔素、菸酸、維生素C、鈣、鐵。具有清熱利竅、解毒清熱、補血止血、通利小便等功效，適用於赤白痢疾、二便不通等症。尚含有高濃度賴氨酸，有利於健康。

⑨ 洋白菜：洋白菜學名叫結球甘藍或甘藍，又稱捲心菜、蓮花白、圓白菜、包心菜。性平味甘。含有維生素U、維生素E及能分解亞硝胺的酶，能消除亞硝酸的突變作用，因此具有一定的抗癌作用。捲心菜具有止痛、生肌的功效，適用於胃及十二指腸潰瘍，能改善許多老年症

狀，對衰老症有一定的療效。

⑩蘿蔔：蘿蔔古稱萊菔，是有名的佳蔬良藥。蘿蔔的維生素C含量在一般蔬菜中名列前茅，是梨和蘋果的10倍。含有的礦物質有鈣、磷、鐵等，尚含有粗纖維、木質素、甲硫醇、氫化黏液素、膽鹼、組織氨基酸、萊菔腦、碘、溴、葡萄糖、澱粉酶及鉀、錳、硼等有益物質。蘿蔔中還有芥子油。蘿蔔具有健胃消食、止咳化痰、順氣利尿、清熱解毒等作用。有促進腸胃蠕動的功能，幫助消化、增加食慾、消脹、抗癌、殺菌，能預防夜盲症、乾眼症、軟骨病、壞血病及呼吸道疾病。蘿蔔又是防治矽肺病的首選佳蔬，這是因為蘿蔔有順氣、止咳、化痰、清熱解毒、消炎的功用，蘿蔔的散瘀功能，可使肺部纖維性變化逆轉。蘿蔔下氣，有去痰癖作用，能幫助清除肺塵，可使黑色痰減少，咳嗽減輕，胸痛、胸滿消除。蘿蔔性平味辛甘，主治食積腹脹、咳嗽痰喘。

⑪胡蘿蔔：胡蘿蔔為傘形科植物胡蘿蔔的根。性平味甘，微溫。含有大量維生素A、維生素B群、糖類、脂肪油、揮發油、咖啡酸、綠原酸、沒食子酸、對羧基苯甲酸等成分。具有明目、健脾、化滯的功效。適用於消化不良、久痢、咳嗽、夜盲症、乾眼病、皮膚乾燥、頭髮乾脆易脫落等症。蘿蔔被譽為「防癌蔬菜」。

⑫辣椒：辣椒為茄科一年生草本植物辣椒的果實，又名榛椒、番椒、辣子、辣茄。原產墨西哥、秘魯等地，最早種植食用它的是印第安人，後傳入歐洲，中國的辣椒是由歐洲引種過來的。目前品種、產量居世界第一位。辣椒形態大小不一，尖圓有別，味道亦有稍辣、不辣、大辣三

種差異。辣椒含多種營養成分，如蛋白質、脂肪、胡蘿蔔素、維生素C、維生素P及鈣、磷、鐵等礦物質。尚含辣椒素，所含維生素C極其豐富，居蔬菜之首，每5 g鮮辣椒含維生素C高達518 mg。一人一天只要吃100 g鮮椒，就可以滿足身體對維生素C的需要。

辣椒性大熱味苦辛。具有祛寒健胃、消食化滯、祛風、行血、散寒解鬱的功效，且有興奮、發汗的功能。適用於胃寒飽脹、消化不良、食慾不振、胃納欠佳、傷風感冒，對防治風濕痛、關節炎、凍傷、動脈硬化、壞血病和消滅致癌物質均有作用。

⑬ 茄子：茄子為茄科植物茄的果實，又名茄瓜。茄子古稱酪酥。品種有白茄、紫茄、青茄三種，論其品質，以白茄、紫茄為好。茄子性涼味甘，有清熱、解毒、活血、止痛、利尿、消腫等功效。茄子含多種營養成分，其中蛋白質及鈣的含量比番茄高3倍多。每500 g紫茄子維生素P含量可高達3.6 g以上，這不僅在蔬菜中是出類拔萃的，也是一般水果望塵莫及的。茄子還含有葫蘆巴鹼、水蘇鹼、膽鹼、龍葵鹼等多種生物鹼。茄子中維生素B_1含量也較高。常吃茄子可預防黃疸病、肝腫大、痛風和動脈硬化、高血壓、壞血病及促進傷口癒合。茄子中所含的維生素P和皂草甙，能提高微血管抵抗力，防止小血管出血、降低血膽固醇。維生素B_1是營養大腦的物質，它有助於增強大腦和神經系統的功能，對保持良好的記憶、緩解腦部疲勞非常有益。臨床上常用茄子來治療腸風下血、血淋疼痛、熱毒瘡痛、皮膚潰瘍等症。

⑭ 番茄：番茄為茄科植物番茄的新鮮果實，又稱西紅

柿。番茄原產南美洲，味甘酸，性微寒。含有蘋果酸、檸檬酸、腺嘌呤、葫蘆巴鹼、膽鹼、葡萄糖、果糖、甲乙酸、反烏頭酸、蘋果酸脫氫酶、抗壞血酸氧化酶、果膠溶解酶、鈣、磷、鐵、胡蘿蔔素、維生素（A、B_1、B_2、C）、尼克酸等成分。具有生津止渴，健胃消食，降低血壓等功效。適用於口渴、食慾不振、口舌生瘡、高血壓、心臟病、肝炎、腎病等病症。

⑮黃瓜：黃瓜原稱胡瓜，係張騫出使西域時帶回種子的。黃瓜為葫蘆科植物黃瓜的果實。性寒味甘。含有糖類、甙類、氨基酸、蛋白質、鈣、磷、鐵、維生素（A原、B_1、B_2、C）等成分。具有清熱、解渴、利尿、提神、抗腫瘤等功能。能使人面膚潔嫩、延緩衰老、降血壓和降低膽固醇，適用於小便不利、四肢浮腫、黃疸等症。

⑯絲瓜：絲瓜為葫蘆科植物絲瓜或奧絲瓜的鮮嫩果實，又叫蠻瓜。性涼味甘。含有皂甙、絲瓜苦味質、多量黏液、瓜氨酸、蛋白質、木聚糖、鈣、磷、鐵、維生素C、維生素B群等成分。具有清熱化痰、涼血、解毒、殺蟲、通經絡、行血脈等功效。適用於熱病、身熱煩渴、痰喘咳嗽、筋脈酸痛、氣血阻滯、乳癰腫痛等症。

絲瓜的醫用價值較高，瓜果、瓜根、瓜藤、瓜葉、瓜花、瓜絡均可入藥。

⑰冬瓜：冬瓜為葫蘆科植物冬瓜的果實，又稱白瓜、枕瓜。味甘淡，性微寒。含維生素C較多，鉀的含量也不少。中國《本草備要》中記載：冬瓜「寒祛熱，甘益脾，利二便，消水腫，止消渴，散熱毒痛腫」。《食療本草》中記載：冬瓜「熱者食之佳，冷者食之瘦人……欲得體瘦

輕健者，則可常食之」。冬瓜具有清熱解毒、利尿化痰、消暑止咳的功效。適用於慢性胃炎、腎炎、小便不利、中暑高熱、昏迷、鎮咳祛痰，一般體弱或腳氣引起的輕度浮腫、小便不利等症，多吃些冬瓜有一定療效，也可用於防治矽肺病。

⑱ 南瓜：南瓜為葫蘆科植物南瓜的果實，也稱「飯瓜」，原產亞洲南部，如今已在中國廣泛種植。味甘溫，性平。含有葫蘆巴鹼、南瓜子鹼、腺嘌呤、精氨酸、天門冬氨酸等成分，也含豐富的鈣、鐵、胡蘿蔔素、維生素C。具有除濕祛蟲、退熱止痢、補中益氣、消炎止痛、解毒殺蟲的功能。尚可促進人體胰島素的分泌，有助於肝腎細胞的再生。南瓜中的瓜氨酸能驅逐腹中的寄生蟲，南瓜子中所含的南瓜子醇液具有殺死條蟲的能力，南瓜子粉還可以治療膀胱炎、前列腺炎。適用於條蟲、蛔蟲患者，燙火傷，乳癌，糖尿病，高血壓以及肝腎的一些病變。

⑲ 北瓜：北瓜也稱筍瓜、金瓜。性溫，味甘平，可作藥用。具有潤肺止喘功效，對治療支氣管炎、哮喘等病症均有很好的效果。

⑳ 苦瓜：苦瓜為葫蘆科植物苦瓜的果實，味苦鹹。果實含苦瓜甙、5－羥色胺和多種氨基酸（谷氨酸、β－丙氨酸、苯丙氨酸、丙氨酸、瓜氨酸）、半乳糖醛酸、果膠、α－氨基乙酸、鈣、磷、鐵、胡蘿蔔素、維生素B、維生素C等成分。具有除邪熱、解勞乏、清心明目、益氣壯陽的功效。青者有燥熱清心、明目解毒的功效，熟者有養血滋肝、潤脾補腎的效力。苦瓜瓤肉具有清暑滌熱、明目解毒之功效，尚能降低膽固醇及血糖，可預防中暑煩熱、心

血管系統的疾病和糖尿病的發生。

㉑ 地瓜：地瓜為豆科植物豆薯的塊根，性涼味甘。塊根含蛋白質 0.56%，脂肪 0.13%，糖類等。具有生津止渴的功效。適用於熱病口渴等症。

㉒ 倭瓜：目前食用尚少，但所含維生素 A 較多，每 100 克倭瓜含維生素 A 高達 0.57 mg。維生素 A，人稱「防癌維生素」，多吃倭瓜可預防食管癌、肺癌、子宮癌的發生。

㉓ 葫蘆：葫蘆別名「蒲蘆」，又叫「瓠瓜」，原產印度，後傳入中國。葫蘆性平味甘，具有利水消腫功能。主治水腫腹脹等症，尚可用於治療腎炎。

㉔ 萵苣：萵苣為菊科植物萵苣的莖葉，也稱萵筍。含有蛋白質、脂肪、糖類、鈣、磷、鐵、胡蘿蔔素、維生素 C、維生素 B_1、維生素 B_2、尼克酸、鉀等成分。萵苣性冷味苦，有微毒。具有利五臟、通經脈、開胸膈、利氣、堅筋骨、明目、通乳汁、利小便等功效。適用於小便不利、尿血、乳汁不通、高血壓、心臟病、腎臟病等病的食療，有利於增加血管通透性，加強利尿，改善心肌收縮功能等。此外萵苣對治療神經衰弱也有益處。

㉕ 茭白：茭白，又名菰筍、茭筍。性涼味甘，具有止渴、利尿、降血壓、去煩熱、除目黃、利大小便、開胃、解毒的功能。茭白營養豐富，含有較多的糖、蛋白質、維生素 B_1、維生素 B_2、維生素 C 以及多種礦物質。

㉖ 藕：藕為睡蓮科植物蓮的肥大根莖。性寒味甘。含有澱粉、蛋白質、天門冬素、維生素 C、多種酚化合物、過氧化酶。具有健脾胃、涼血、止血、止瀉、去瘀、補肺

的作用。適用於熱病煩渴、吐血、衄血、熱淋等症，還有解渴、解酒毒的功能。

㉗蕹菜：又稱空心菜、藤藤菜、㽝菜。蕹菜為旋花科植物蕹菜的莖葉，性味甘平。含蛋白質、脂肪、糖類、鈣、磷、鐵、菸酸、胡蘿蔔素、維生素（B_1、B_2、C）。適用於鼻出血、便秘、淋濁、便血、痔瘡、癰腫、蛇蟲咬傷等症。

㉘紫菜：紫菜為紅毛科植物甘紫菜的葉狀體。味甘鹹，性寒。含有蛋白質（24.5%）、脂肪（0.9%）、糖類、粗纖維、鈣、磷、鐵、胡蘿蔔素、維生素（B_1、B_2、C）、尼克酸、碘、多種自由氨基酸、葉黃素等。具有軟堅化痰、清熱利尿的功效。適用於癭瘤、腳氣、水腫、淋痛等症。

㉙蘆筍：蘆筍又名石刁柏、龍鬚菜。屬於高檔蔬菜，被稱為健康食品。含有豐富的蛋白質、碳水化合物和大量特有的天門冬醯胺和天門冬氨酸。還含有9種留體皂甙和天門冬素，具有降血壓、加強心肌收縮、擴張血管、利尿的作用，可以治療水腫、膀胱炎、心動過速、排尿困難等症，還具有治療高血脂、心臟病、高血壓、動脈硬化、癌症等特殊功能。

㉚竹筍：竹筍屬菜中珍品，有山珍之譽。唐代名醫孫思邈《千金要方》記載，其「味甘，微寒，無毒。主消渴，利水道，益氣力，可久食」。鮮竹筍營養價值很高，除含有蛋白質、脂肪、糖類外，還含有胡蘿蔔素、維生素（B_1、B_2、C）以及鈣、磷、鐵、鎂等多種無機鹽。竹筍的蛋白質中，至少含有16～18種氨基酸，特別是人體必需的

賴氨酸、色氨酸、蘇氨酸、苯丙氨酸以及在蛋白質代謝過程中佔有重要地位的谷氨酸和有維持蛋白質構型作用的半胱氨酸，都有一定的含量。竹筍具有清熱消痰、利膈爽胃的功效，肺熱咳嗽、胃熱嘈雜者食竹筍頗為有益。

㉛茼蒿：茼蒿又叫蓬蒿、菊花菜。含有的營養成分比較全，其中胡蘿蔔素的含量為最高。其味甘辛，性平，無毒。可治療脾胃不和、記憶力減退、習慣性便秘、咳嗽多痰等症。茼蒿中的芳香精油及膽鹼等物質具有開胃健脾、降壓補腦等作用。

㉜洋蔥：洋蔥又名「玉蔥」，俗稱蔥頭。原產中亞，後傳入中國。洋蔥含有二烯丙基二硫化物、硫氨基酸等物質，還含有較多的半胱氨酸，是一種抗衰老物質。具有降血脂、防治心血管病、治失眠、風濕關節炎疼痛、腳氣腫痛、防癌等功效。最近發現洋蔥裏還含有一種物質——硒，硒是一種抗氧化劑，所以洋蔥還是抗癌的藥用食物。

㉝扁豆：扁豆又叫南扁豆、娥眉豆。含有較豐富的蛋白質、碳水化合物、粗纖維、鈣、磷、鐵，還有一定量的鋅、維生素 B_1、維生素 B_2、尼克酸、泛酸、氰酶、酪氨酸酶以及胰蛋白酶抑制物、澱粉酶抑制物、血細胞凝聚素（A、B）和豆甾醇、磷脂、蔗糖、葡萄糖等。扁豆具有健脾和中、化清降濁、除濕止渴的功用。食用扁豆時應充分加熱，煮爛熟的扁豆具有增強精力、防止老化的功效。

㉞馬鈴薯：馬鈴薯又名土豆、山藥蛋、洋芋，性平味甘。含有大量澱粉、蛋白質、膠質、檸檬酸、乳酸、鉀鹽、維生素 B_1、維生素 C 以及多種無機鹽類。具有健脾和胃、益氣和中的功效。適用於胃痛、便秘及十二指腸潰瘍

疼痛等症。馬鈴薯不宜暴曬，發芽的馬鈴薯不能食用。

㉟芋頭：芋頭學名「芋」。原產東南亞，後傳入中國南方。芋頭含氟量較高，對預防齲齒有益。

㊱茴香：茴香俗稱「小茴香」。有清口的藥香，能促進食慾。含多種營養素，其中鈣、鐵、胡蘿蔔素、核黃素、維生素C的含量尤為可觀。性溫，味辛，具溫肝腎、暖胃氣、散寒結等功能，主治脘腹脹滿、寒證腹痛等症。常吃茴香可以防止口腔潰瘍、口角濕白等病症，還可防治齒齦紅腫、牙齒鬆動及全身皮膚有出血點等症。

㊲大蔥：蔥為百合科草本植物蔥的鱗莖和葉，性溫味辛。含有揮發油、脂肪油、黏液汁、糖、維生素 B_1、維生素 B_2、纖維素、半纖維素、原果膠、水溶性果膠、維生素A原、維生素C和礦物質等，具有健胃、祛痰、發表、通陽、解毒、祛風發汗、消腫散瘀等功效。適用於風寒感冒、頭痛、鼻塞、陰寒腹痛、蟲積、二便不通、痢疾、癰腫、喉痛、凍傷、食慾不振等症。大蔥中提煉出來的蔥素，可治療心血管硬化。經常吃蔥可降低膽固醇，預防流感，減緩慢性鼻炎、鼻竇炎症，防治動脈硬化。常吃大蔥有促進血液循環、增加體溫、發汗以及健腦等功能。

㊳薑：薑也稱生薑。中國栽培歷史十分久遠。薑的營養成分大體和蔥蒜相似，同樣含有蛋白質、糖、維生素等物質。所含的植物殺菌素，其殺菌作用不亞於蔥和蒜。生薑還含有較多的油樹脂，因此它可以抑制人體對膽固醇的吸收，以防血清膽固醇的蓄積。姜還含有揮發性薑油酮和薑油酚，具有活血、祛寒、除濕、發汗、增溫等功能，還有健胃止嘔、辟腥臭、消水腫之功效。適用於傷風感冒、

頭痛、慢性氣管炎、凍瘡等症。

㊴ 大蒜：大蒜為百合科多年生草本植物大蒜的鱗莖，性熱味辛，古稱胡蒜。原產於亞洲西部，由漢代張騫出使西域帶回來種植。含有蛋白質、脂肪、糖、維生素 B、維生素 C 和多種礦物質鈣、磷、鐵、鋅、鍺、硒、銅、鎂等，此外還含有大蒜素（也叫植物素）。大蒜具有消食、開胃、下氣、祛風、解毒、散瘀、驅蟲、止瀉、降壓、止血、利尿、祛痰的功效。適用於癰腫疔毒、惡瘡發背、水氣腫滿、宿食不消，殺鉤蟲、蛔蟲，能降低膽固醇，緩解動脈粥樣硬化等症，防治高血壓，並有強烈的殺菌作用，是一種廣譜抗生素，對黴菌有控制作用。大蒜所含的鍺和硒是人體抗癌不可缺少的物質，可預防消化道腫瘤。

㊵ 綠豆芽：綠豆芽是由綠豆發芽而得的蔬菜。含有綠豆原有的營養物質，兼有綠葉蔬菜的特徵。據測定每 100 g 綠豆芽中含蛋白質 3.2 g，脂肪 0.1 g，碳水化合物 3.7 g，粗纖維 0.7 g，鈣 23 mg，磷 51 mg，鐵 0.9 mg，另外還含有多種維生素，特別是維生素 C 可達到 16～30 mg。可預防壞血病、牙齦出血等病；對小便短少、次數多，小腹及尿道痛有治療作用，尚有解除疲勞，抗癌作用，也可防治尋常疣。

㊶ 黃豆芽：黃豆芽由黃豆泡發而成，含有豐富的維生素 C 和氨基酸等成分。維生素 B_2 增加 2～4 倍、胡蘿蔔素增加 2～3 倍，維生素 B_{12} 竟能增加 10 多倍。豆芽不含膽固醇，可預防心血管疾病，解除疲勞，防止癌症發生，也可防治尋常疣。

㊷ 豆腐：豆腐享有「植物肉」的美稱。豆腐味甘性

涼，入胃、脾二經。營養價值極高。它幾乎含有人體所需要的各種營養成分，其中優質蛋白質 7.4%，脂肪 3.5%，糖 2%～7%。每 100 g豆腐含鈣 277 mg，磷 57 mg，鐵 21 mg，尚有鈉、氯、鉀、鎂、維生素 B_1、維生素 B_2、菸酸、尼克酸，豆腐蛋白質中含有人體自己所不能合成的 8 種必需氨基酸。豆腐在人體消化率可達 92%～96%，是一種既富於營養又易於消化的食品。豆腐為良好的清潤益氣之品。具有以下作用：滋陰潤燥，用於津液不足所致的消渴病；養血增乳，用於產後乳汁少的補養；益氣和胃，用於治療脾胃虛的腹脹、胃氣上逆所致的嘔吐；清熱解毒，用於解硫黃和酒毒。豆腐含蛋白質卻不含膽固醇，有降低膽固醇，防止血管硬化的作用。

㊸ 豆腐渣：豆腐渣是一種健康食品，可以和牛奶媲美。含有大量的鈣質，每 100 g豆腐渣中就含有 100 mg 鈣。這對老年人減緩骨質疏鬆和防止動脈硬化很有好處。豆腐渣還能吸收腸內的膽固醇，將其變成糞便排出體外，降低血液中膽固醇的含量，對冠心病、動脈硬化、中風等病症能起一定的預防作用。豆腐渣對過於肥胖的人減輕體重也是很有好處的，同時對糖尿病也有積極的治療作用。

㊹ 腐竹：人稱腐竹為「植物肉」和「綠色牛奶」。含有高蛋白，每 500 克腐竹的蛋白質含量，相當於 1250 g 雞肉或 1500 g豬肉的蛋白質含量。腐竹所含的不飽和脂肪酸約 97%可為人體吸收。不飽和脂肪酸能使人體膽固醇變為液體，隨尿排出，從而降低了人體中膽固醇的含量。腐竹是高血壓、動脈硬化和肥胖病人理想的藥用保健食物。

㊺ 黑木耳：木耳為木耳科植物木耳的子實體，性平味

甘。營養十分豐富，每100 g幹木耳中，就含有蛋白質10.6 g、脂肪0.2 g、碳水化合物65 g、鈣357 mg、磷201 mg、鐵185 mg，此外含有胡蘿蔔素、維生素B群、尼克酸、卵磷脂、腦磷脂、甾醇等成分。具有涼血、止血、滋陰益胃和補血養營之功用，可治療腰腿疼痛、手足麻木、痔瘡出血和產後虛弱；可以鎮靜、益氣、強身、清滌胃腸、消除毒塵，對防止吞噬細胞變性和壞死、防止淋巴管炎有特殊功能。另外，它對高血壓、血管硬化、便秘、痔瘡出血有一定的療效，也對防治矽肺和腫瘤有一定的功效。

㊻ 蘑菇：蘑菇為黑傘科植物的子實體，性涼味甘。新鮮蘑菇含蛋白質（2.9%）、脂肪（0.2%）、糖類（3.0%），尚含有粗纖維、鈣、磷、鐵、維生素（B_1、B_2、B_6、C、D、E、K）、泛酸、生物素、葉酸、多種氨基酸、多種酶、礦物質、鈉、鉀、銅、鋅、氟、氯、碘、錳等成分。具有開胃、理氣化痰、解毒的功效，可用於白細胞減少症、傳染性肝炎，並具有抗癌的作用，尚可降低血糖。

㊼ 香菇：香菇又叫香蕈，也稱冬菇，性平味甘。有益氣、除風、和血、化痰的功用。含有豐富的蛋白質、碳水化合物、粗纖維、多種氨基酸。其鈣和鐵的含量令人矚目，每100 g香菇含鈣124 mg、鐵25.3 mg，這是一般食品所不可及的。香菇所含的核酸類物質，對膽固醇有溶解作用，能抑制人體中血清膽固醇的上升；所含的30多種酶，可治療人體酶缺乏症。香菇浸出液中，有6種多糖體，其中2種具有強烈的抗癌作用。香菇中的麥角甾醇，經紫外線照射可轉變為維生素D，可促進鈣的吸收。它含有的干擾素誘導劑，可抑制病毒繁殖。香菇可有效地防治各種黏

膜及皮膚炎症。常食香菇，使人產生「益智開心」「堅筋骨，好顏色」「益氣不饑，延年輕身」的奇妙作用。

㊽ 猴頭菇：因其形狀類似猴子頭部，故名猴頭菇。含有多種氨基酸和多種維生素以及多肽、多糖、脂肪族的酰胺物質。其性平味甘，具有助消化、利五臟的功能，能治療消化不良、胃潰瘍、十二指腸潰瘍、神經衰弱等症。此外，還含有治療胃癌、賁門癌、食管癌等消化系統的惡性腫瘤的有效成分。

㊾ 平菇：平菇又叫天菇、側耳。營養豐富，含有18種氨基酸，包括人體所需的8種必需氨基酸。此外，還含有蛋白質、脂肪、碳水化合物、纖維素、多種維生素和礦物質。可治療腰腿疼痛、手足麻木、筋絡不舒等症。平菇中含有的多糖類，具有防癌、抗癌作用，且有追風散寒、舒筋活絡之功效。

㊿ 草菇：草菇又叫蘭花菇，肉質肥嫩。含有維生素C、蛋白質還原糖、礦物質等。草菇性寒味甘，具有降血壓、清熱、消暑、抗癌的功能。其脂肪含量低，不含膽固醇，是心血管系統疾病患者的保健食品。草菇中含有17種氨基酸，人體不能合成的8種氨基酸，它全都含有，營養價值很高。

51 黃花菜：黃花菜又名金針菜，性味甘甜，營養價值很高。每100 g中含蛋白質14.1 g，脂肪1.1 g，碳水化合物62.6 g，鈣463 mg，磷173 mg，以及多種維生素。特別是胡蘿蔔素的含量很多，每100 g乾品中的含量達3.44 mg，在蔬菜中名列前茅。含有冬鹼等成分，具有止血、消炎、利尿、健胃、安神等功能。可治療大便帶血、小便不利、便秘和產後無乳等，對貧血及老年性頭暈也有很好的治療作用。

㊾ 海帶：海帶為海帶科植物海帶或翅藻科植物昆布裙帶的葉狀體，性寒味鹹。含有褐藻膠酸、纖維素、粗蛋白、糖類、甘露醇、鉀、碘等成分。具有消痰軟堅、滲濕利水的功效。適用於高血壓、甲狀腺腫大（缺碘）、小便不暢等症。

㊿ 豇豆：可用於脾胃虛弱、遺精、白帶、瀉痢、小便頻數、食積腹脹、噯氣，也可治糖尿病、尿多等症。

54 蠶豆：蠶豆又名胡豆，漢時張騫出使西域時引入中國。營養價值較高，每 100 g中含蛋白質 28.2 g、脂肪 0.8 g、碳水化合物 49 g、粗纖維 6.7 g、鈣 71 mg、磷 340 mg、鐵 7 mg、維生素 B_1 0.39 mg、維生素 B_2 0.27 mg、尼可酸 2.6 mg 和一定量的磷脂、膽鹼、微量元素等。但對蠶豆過敏、患過蠶豆病的人不宜食用。

55 豌豆苗：豌豆又名胡豆、戎豆、青豆。營養豐富，每 100 g豆苗中含蛋白質 4.5 g、脂肪 0.7 g、碳水化合物 2.9 g、粗纖維 1.3 g、鈣 156 mg，磷 82 mg、鐵 7.5 μg，對人體健康有利。

56 花菜：花菜是清代由西歐傳入中國的。含有較多的營養物質，特別是維生素 C 含量較高，每 100 g中含 88 mg。此外尚含有多種吲哚衍生物，如芳香異硫氰酸、二硫酚硫酮等，可抵抗苯並芘等致癌物質的毒性作用，故列在抗癌食譜中。

（3）常選用的野菜有：

① 芥菜：薺菜為十字花科植物薺菜的帶根全草，性平

味甘。含有草酸、酒石酸、蘋果酸、對氨基苯磺酸、延胡索酸等有機酸以及蛋白質、脂肪、糖、粗纖維，另外尚含鈣、磷、鐵，以及維生素（A、B_1、B_2、C）、胡蘿蔔素、黃酮甙、膽鹼等。具有清熱解毒、止血、降壓、興奮神經、縮短體內凝血時間等功效。適用於痢疾、水腫、淋病、乳糜尿、吐血、便血、月經過多、月經疼痛等症。

② 馬齒莧：馬齒莧為馬齒莧科植物馬齒莧的全草，又名「馬子菜」「麻繩菜」，性寒味酸。含有大量甲基腎上腺素和多量鉀鹽、多種有機酸、蛋白質、脂肪、糖、粗纖維、鈣、磷、鐵、維生素（A、B_1、B_2、PP、C）、生物鹼、香豆精類、黃酮類、強心甙和蒽醌甙。具有清熱解毒、利水去濕、消腫止血等功效。適用於熱痢濃血、熱淋、血淋、痈腫、惡瘡、丹毒，對痢疾桿菌、傷寒桿菌、金黃色葡萄球菌都有抑制作用。有防治矽肺，消除塵毒，防止淋巴管發炎和阻止肺纖維化功效。

③ 髮菜：髮菜又叫龍鬚菜，屬野生藻類植物，人稱「戈壁之珍」。含有較豐富的蛋白質、碳水化合物，以及鈣、鐵，不含脂肪。髮菜味甘性寒，具有清熱消滯、軟堅化痰、理腸除垢等功效。可治療心血管疾病、貧血、慢性氣管炎、營養不良、癌瘤瘻腫、婦女月經不調等症。

④ 薇菜：薇菜是野生蕨類植物，又稱垂水、野豌豆、大巢菜。其營養豐富，藥用價值也頗高。味甘性寒，具有利水道、下浮腫、潤大腸等功能，能止血、生肌。

⑤ 香椿：香椿以香得名，是香椿樹萌發的嫩芽。含有大量的蛋白質、碳水化合物和維生素C。春季裏吃些香椿對身體大有裨益。每100 g香椿頭中含蛋白質9.8 g、鈣143

mg、維生素 C 115 mg、磷 135 mg 和較多的 B 群維生素、鐵等，故對人體健康有益。

6. 淨化血液的常用食品

（1）防治高血脂：大蒜榨汁，芹菜及根榨汁煎水，蘑菇，薏米，山楂，白蘿蔔，大豆及豆製品，綠豆加胡椒研末煎水，玉米油及玉米粉。

（2）通經絡：絲瓜，蔥，胡蘿蔔，蒜，醋，蕎麥，韭菜，山楂，蓮藕，荷葉。

二、空氣淨化

1. 防止室內空氣污染

20 世紀 70 年代初，各國衛生學家開始注意到室內空氣污染的嚴重性，並對健康影響進行研究，一則因為現代人在室內活動的時間日漸加長，二則因為經大量研究發現，室內空氣污染程度往往比室外嚴重。根據專家調查，中國室內空氣污染源主要有以下幾個方面。

（1）燃煤所產生的污染：中國以煤為主要能源，目前中國燃料構成中煤占 72%，其中民用煤占很大比例，燃燒時又不注意通風、排氣，尤其廣大農村炊事用小煤爐多數無煙囪，致使煤燃燒不完全，燃燒效率僅為 20%左右，燃燒時排出大量污染物如顆粒物（煤塵）、二氧化碳、一氧化碳、二氧化氮和苯並（a）芘等。

（2）吸菸的污染：吸菸所造成的空氣污染在中國也十分常見。中國的菸民有增無減，吸菸的空氣污染成為一個重要的污染源。現代研究資料表明，菸草菸氣中至少含有 3800 種成分。經動物致癌實驗及國際癌症研究所專家小組鑒定證明，菸氣中「肯定致癌物」不少於44種。

（3）生物燃料：中國農村大部分使用這種燃料取暖、做飯，這些燃料中含有複雜的有機化合物，當燃燒效率較低時可產生大量的顆粒物和氣象污染物。

（4）氣體燃料：這類燃料在中國城市已非常普及，與煤、柴等燃料相比，氣體燃料易燃燒完全，污染物排放量要小一些，但是中國城市人口密度大，居民住房面積小，廚房不寬敞，通風設備差，因而室內空氣中污染物的濃度也常常超標。

（5）建築材料：由於現代化的建築維修材料、裝飾材料和各種設備的使用，使室內空氣中的污染物發生了很大變化，其中特別值得注意的是甲醛和氡，甲醛存在於房屋防熱禦寒的絕緣材料泡沫塑料內，氡主要來自於磚、混凝土、石塊、土壤及供水系統。

（6）人在室內活動，其本身即是室內某些污染物的來源。據有關研究資料表明，人每天從身上脫落下7000多萬顆粒物，並不斷呼出二氧化碳、水蒸氣，散發出病原菌及種種氣味，因此在擁擠的室內，如教室、影劇院、車廂等處，這種污染尤為嚴重。

另外，室內空氣污染還有來自於室外大氣的污染。

2.空氣淨化的主要措施

（1）保護環境，住宅應建在無空氣污染處。

（2）住宅周圍應有足夠數量的綠化帶、草坪、水源。

（3）住宅應有紗門、紗窗。

（4）室內陳設越簡單越好，空間大一些。室內裝潢材料以木製品、石灰、石塊為佳。儘量不用或少用化纖製品。

（5）勤濕拖地，少用掃帚，定時噴霧，濕化空氣。勤抹，勤洗，勤換衣。

（6）室內應放置綠化盆景，以茉莉花、松樹、常青植物為主。

（7）嚴禁室內吸菸、點燃有害氣體，經常開門更換新鮮空氣。

（8）常去山野、樹林、草地、湖旁度假、休息，少去繁華、熱鬧、人多場所。

3. 戒菸

吸菸有百害而無一利，且嚴重污染周圍空氣，是空氣淨化首先要排除的污染源，故主張戒菸，一點也不要吸，嚴格禁止吸菸。菸草的菸霧中可以分離出 3000 多種有毒物質，其中主要的有尼古丁（菸鹼）、菸焦油、氫氰酸、一氧化碳、丙烯醛和一氧化氮等。菸霧中 90%是氣體，其餘的是菸塵微粒。

尼古丁是一種劇毒的物質，急性尼古丁中毒，可發生呼吸衰竭，能在幾分鐘內死亡。對成年人來說，尼古丁的致死量為 40～60 mg。菸葉中一般含有 2%～8%的尼古丁。一支香菸中大約含有 20 mg 的尼古丁。因吸菸時菸霧是逐漸進入人體的，每次不可能把尼古丁全部吸入和吸收到體內，吸進去的一部分尼古丁被菸霧中的甲醛中和，大部分又被人體解毒，因此一般吸菸不會發生危險，但連續大量吸菸而中毒死亡者是有記載的。

香菸焦油裏面含有多環芳烴、亞硝胺、酚等。這些化學物質都具有致癌作用。多環芳烴是碳氫化合物，3，4–

苯並芘是它的代表，是公認的強致癌物。每支菸中約含 0.1 μg 3，4- 苯並芘。

據統計分析：香菸菸霧中的一氧化碳的濃度，比工業最大允許濃度高 840 倍；丙烯醛比最大允許濃度高 1500 倍。此外，還有大量的二氧化碳氣體。

有人估計，每吸 1 支菸要減少 6 分鐘壽命。

儘管採用了過濾嘴來減少尼古丁和菸焦油的吸入，但吸菸者的死亡率仍較不吸菸者高 70%。

世界衛生組織和一些國家都指出，90%的肺癌與吸菸有關。據資料統計，吸菸者的肺癌死亡率比不吸菸者要高 10 倍左右，每日吸菸 25 支以上者，比不吸菸者要高 30 多倍。

吸菸者的口腔癌、喉頭癌、食管癌、膀胱癌和胰腺癌的發生率，也都比不吸菸者高得多。由於吸菸引起的口唇、口腔的癌前病變———黏膜白斑，為數就更多了。吸菸致癌的原因，主要是菸霧中含有十餘種致癌物質。大氣中 3，4- 苯並芘的含量甚微，如果每 1000 m^3 大氣中的 3，4- 苯並芘增加 1 μg，則肺癌的發生率會增加 5%。假如每天吸 20 支香菸，又全部吸收的話，就會吸入 2μg 3，4- 苯並芘，它長期反覆地對支氣管上皮細胞和肺組織細胞產生刺激作用，就將引起這些細胞內部發生異變，向癌細胞方向發展，最終導致肺癌。

吸菸所產生的菸焦油，它的致癌作用和煤焦油一樣，都可在實驗動物的皮膚上百分之百地引起癌症。吸入的菸焦油附著在支氣管壁上或吸收到某一器官裏邊去，就會與侵犯在動物皮膚上一樣起作用，最終也會引起癌症。菸焦油裏面含有砷及放射性同位素釙（^{210}Po）、鉛（^{210}Pb）、鉍

（^{210}Bi），這些也都是強致癌物。菸草的菸霧中含致癌物質如此之多，吸菸確實是慢性自殺。

長期大量吸菸的人，大腦皮層活動的興奮和抑制過程的平衡失控，植物神經的功能也發生失調。其結果是：出現注意力分散、思考不易集中、容易疲勞、失眠、記憶力減退、心跳、手抖等神經衰弱症狀。吸菸對血管運動中樞和腦血管上的神經末梢也有危害，使腦血管收縮、腦部的血液供應減少，因此產生頭痛、頭昏，這也是記憶力減退的原因之一。吸入的尼古丁和菸霧中的一氧化碳還會影響心臟，使對大腦和肌肉的氧供應減少，這些因素對消除大腦疲勞和體力疲勞都很不利，更不能使人思維敏捷。

吸菸後，心血管系統受到尼古丁、一氧化碳的損害，產生不良作用。尼古丁能直接刺激心臟使其心率加快，使血管收縮，血壓升高。還能通過交感神經，使心率加快，血管收縮。不僅如此，尼古丁還能促進腎上腺釋放兒茶酚胺，該物質也有刺激心跳，收縮血管，升高血壓的作用。因此，吸菸會使心臟的負擔加重，使心臟對氧的需要增多（耗氧量增加），使動脈壁和心肌缺氧，長期的血管收縮能促進全身動脈硬化的形成。

吸菸能使心臟的冠狀動脈發生痙攣（不正常的強力收縮），還能使血液裏面促進動脈粥樣硬化的物質如膽固醇、低密度脂蛋白的濃度升高，並使這些物質沉積在冠狀動脈壁，其結果會促使發生冠心病。據調查，每天吸菸20支以上的那些人當中，冠心病的發病率為不吸菸者的3.5倍，冠心病的死亡率為不吸菸者的6倍。大量吸菸能引起冠狀動脈痙攣，使冠狀動脈中的血流緩慢、減少，血液的黏度增加，心肌缺氧，所以吸菸常使冠心病患者發生心絞痛，嚴重的還能誘發心肌梗塞。尼古丁還能刺激心臟的傳導系統，誘發心動過速和心律失常，甚至可造成嚴重的心臟驟停而猝死。

菸霧中含有1%～5%的一氧化碳，這是引起煤氣中毒的氣體。正常人血液中的血紅蛋白與氧結合，隨血流而達全身各器官組織，再放出氧氣，以供組織需要。一氧化碳與血紅蛋白的親和力比氧大210倍，因此與氧爭奪血紅蛋白，從而影響氧的供應。正常人血中的一氧化碳血紅蛋白只有0.5%～0.7%，而吸菸者血中的一氧化碳血紅蛋白竟達10%～20%。一氧化碳血紅蛋白能使動脈內壁水腫，形成水泡，動脈管腔狹窄，妨礙血流運行，為膽固醇的沉積提供了條件，故一氧化碳也是促進動脈硬化，誘發冠狀動脈缺血、缺氧的一個重要因素。

吸菸能促進全身動脈硬化和高血壓的發展，因而能使腦中風和主動脈病變的死亡率增高，還能造成四肢動脈內血栓阻塞——血栓閉塞性血管病。

吸菸除損害心血管以外，還會造成呼吸道、消化道及五官科的病變。人吸菸時，每吸入1 ml菸霧，可帶進人體50億菸塵微粒。而大氣受到嚴重污染時，每毫升空氣裏才含有10萬多菸塵顆粒。菸塵顆粒越小越能深入人體，一般顆粒直徑在0.01～0.05 μm時，大約有70%可直達呼吸系統的末端細支氣管和肺泡。大量的有害物質黏附於支氣管和肺組織上就會造成慢性支氣管炎。

吸菸者患慢性支氣管炎的要比不吸菸者多2～8倍，每天吸菸25支以上者就要多20倍。吸菸還能引起慢性咽炎、慢性喉炎，吸菸的人還容易發生感冒、鼻炎、副鼻竇炎。吸菸噴出的菸霧中含有氨，能破壞口腔黏膜，使之出血。菸焦油滯留在牙齒上能引起牙周炎、牙根炎，損壞牙齒。由於菸毒對胃腸黏膜的侵害，吸菸者患潰瘍為不吸菸者的 2 倍，患十二指腸潰瘍的為不吸菸者的 11～12 倍。而且吸菸者的潰瘍病死亡率比不吸菸者高 3～4 倍。另外，吸菸還使消化道癌症的發生機會增多。

吸菸是有害的。它不僅對身體各方面造成損害，同時也污染了環境影響他人。世界上許多國家明令禁止吸菸。吸菸是空氣淨化第一敵人，必須廣泛號召戒菸。戒菸的好處非常明顯。

根據科學研究資料，停止吸菸 15 年以上的人，肺癌的發生率下降 70%。冠心病患者戒菸 10～20 年後，其死亡率和不吸菸者差不多。戒菸後，潰瘍病的治癒率得到提高，慢性支氣管炎症狀明顯改善。戒菸還可使神經功能失調的症狀消失。戒菸的方法很多，如市售的有戒菸糖、戒菸茶，還可用單寧酸 gg、甘油 15 g，加水 200 ml 漱口。

第三節　修復醫學在養生抗衰老中的展望

一、修復醫療預防、治療多種中老年慢性疾病

（1）修復醫學是一門系統學說。修復醫療可預防、修復多學科疾病。頭面部的修復：頭髮的養生與修復、面部

的修復——美容法。五官科的修復：恢復聽力、恢復嗅覺、保護視力。口腔科的修復：保護牙齒、預防齲齒、修補缺損。外科修復：肺的保養與修復，腎臟的保養與修復，肝臟的保養與修復，胰腺的保養與修復，十二指腸的保養與修復，小腸的保養與修復，乙狀結腸的保養與修復。骨科的修復：骨骼的保養與修復，關節的保養與修復。泌尿科的修復：膀胱的保養與修復，輸尿管的保養與修復，前列腺的保養與修復，男性生殖系統的保養與修復，女性生殖系統的保養與修復。小兒科的修復：弱智的預防與修復，聾啞的預防與修復，矮小的預防與修復，缺鈣的補充及修復。其他修復內容：淋巴管的保養與修復，經絡的保養與修復，精、氣、神的保養與修復。

（2）修復醫療可以治療多種中老年慢性疾病。修復醫療除預防、超前修復外，尚可用於治療多種中老年慢性疾病，對從頭到腳、從內科到外科、眼科、五官科、皮膚科的慢性病均有治療應用價值。其治療機制有：

① 修復醫療首先改善了微循環，保障了血液供給，從而使病變組織或器官有了恢復其功能的動力、營養。促進機體恢復，達到治療的目的。

② 修復的本身也是治療。修復醫療對中老年常見病，如冠心病、高血壓、糖尿病、腦動脈硬化、骨質疏鬆或增生、呼吸道疾病、腫瘤、皮膚病等均有明顯的療效。

二、修復醫療延長壽命的預測

40 歲以後，每 1～2 年修復醫療 1 次，期望延壽 20～30 年。隨著醫學科學的發展、生命工程的研究深入，修復醫療從保養預防性治療，到小修、大修置換器官，人類期望壽命可達100～120歲。修復醫療將遠期觀察效果，進行5年、10年、20年的縱向觀察。將設對照組，凡經修復醫療者，其資訊將貯存於電腦中，跟蹤隨訪，長期觀察。人如同車輛一樣，也要年審、檢修、保養、小修、大修。我們深信隨著修復醫療不斷完善，不斷發展，人們享其天年（預期壽命100歲）是完全有可能的。

三、爲人類的美好理想——返老還童拉開序幕

正如中國科學院周光召院長所言：「生命科學正處在重大突破的前夕。」「很多科學家預言，生命科學會有突破性的進展。這一方面是因為知識的積累已經為取得突破打下了良好的基礎，同時其他科學的發展為觀測分析生命現象提供了更精確的儀器和更好的分析工具。」

修復醫療的初期是以修復為主，進行預防性的治療，保護人體的健康，積極防治中老年常見病；以後小修，進而大修；將來集中人力和物力來研究、啟動再生功能。隨著醫學科學的發展，各學科的高度現代化，啟動人的再生功能完全有可能，起碼可以啟動一次，也就是返老還童一次。人類要在不遠的將來實現這一宏偉目標，將是十分令人振奮的。中國中醫是個寶庫，將可以發掘出很多返老還童的秘方和方法。中國道教也交替地提供實踐的線索和可行的措施。

以下幾個有利因素，為返老還童提供了可行性。

（1）生物學家已經弄清了遺傳的物質基礎、基因的分

子結構，就是DNA（去氧核糖核酸）的雙螺旋結構，而且投資幾十億美元，世界各國科學家聯合行動，將人的全部遺傳基因，在DNA和染色體中的次序全部分析出來了。如果再找到將不同基因取出來和裝進去的辦法，那麼改變人的衰老和啟動再生功能，是完全有可能的。

（2）人造器官和仿生學的迅速發展，使克隆某一器官再植入自身將成為可能。

（3）分子學的發展，醫藥工業的開拓，中藥的有效成分將會被進一步提取，促進補充生長發育的作用會更趨完善。試管嬰兒所補的營養液，就是一個例證。這為再生提供了營養保證。

（4）道教的深化研究，氣功的探索可為返老還童、激發自身內在潛力尋找途徑。

（5）大腦、心臟的進一步研究，可開拓更新的領域。沒有啟用的腦細胞，潛力很大，未知數也很多，新的功能也將被人們利用。心主神明，要研究的功能也很多。

（6）大腦中的松果體、腦垂體、人的生物電激發因素，也將是研究再生、返老還童的前沿課題。

總之，人類的發展與進步、科學的高速前進已到了關心人、研究人的時候。生命工程已提上科學家的議事日程。修復醫學將為人類的返老還童拉開序幕。

國家圖書館出版品預行編目資料

養生抗衰老指南／馬永興　耿洪森　主編
——初版，——臺北市，品冠文化，2009〔民98.02〕
面；21公分——（休閒保健叢書；11）
ISBN　978－957－468－668－1（平裝）
1.長生法　2.中老年人保健
411.18　　97023622

養生抗衰老指南

主　　編／馬永興　耿洪森
責任編輯／李志成
發 行 人／蔡孟甫
出 版 者／品冠文化出版社
社　　址／台北市北投區（石牌）致遠一路2段12巷1號
電　　話／（02）28233123・28236031・28236033
傳　　眞／（02）28272069
郵政劃撥／19346241
網　　址／www.dah-jaan.com.tw
E-mail／service@dah-jaan.com.tw
承 印 者／國順文具印刷行
裝　　訂／建鑫裝訂有限公司
排 版 者／弘益電腦排版有限公司
授 權 者／安徽科學技術出版社
初版1刷／2009年（民98年）2月

定　價／350元

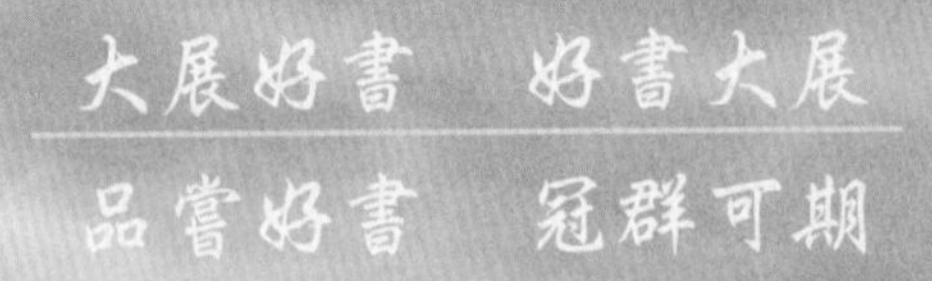
大展好書　好書大展
品嘗好書　冠群可期

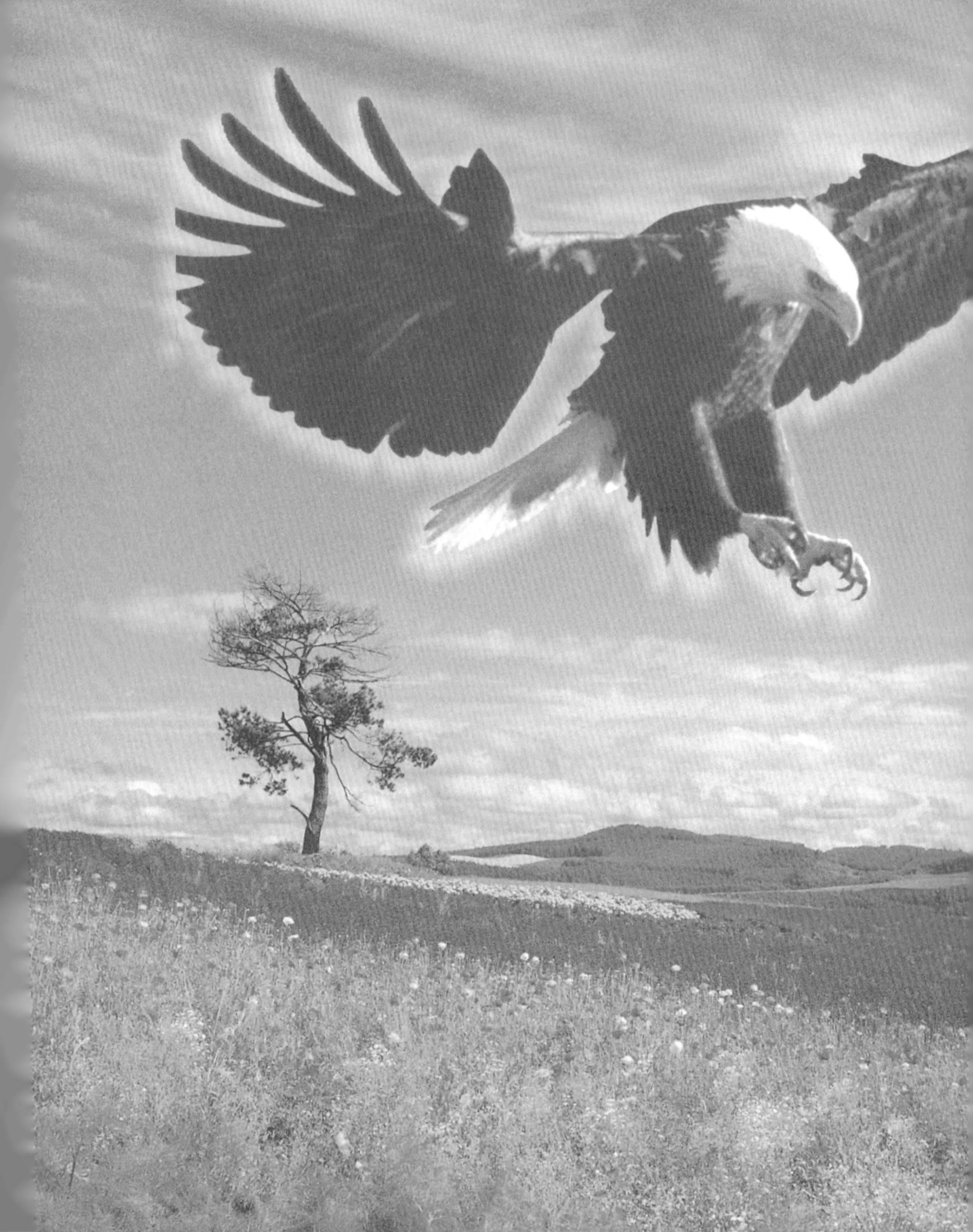